Edward Bullmore

Die entzündete Seele

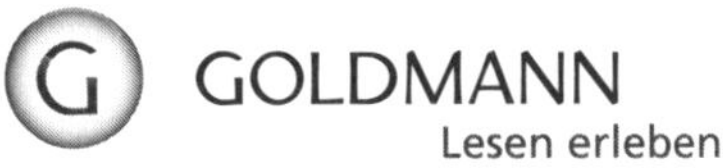

Edward Bullmore

Die entzündete Seele

Aus dem Englischen von
Ursula Bischoff

GOLDMANN

Die Originalausgabe erschien 2018 unter dem Titel »The Inflamed Mind. A radical new approach to depression« bei Short Books, London.

Dieses Buch ist auch als E-Book erhältlich.

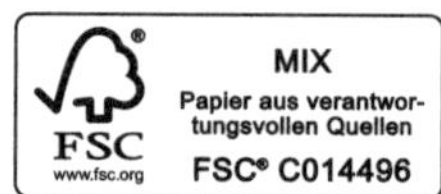

Verlagsgruppe Random House FSC® N001967

1. Auflage

Originalverlag: Short Books, London
Umschlaggestaltung: UNO Werbeagentur München in Anlehnung an den Originalumschlag (Andrew Smith), FinePic®, München
Illustrationen im Innenteil: Helena Maxwell
Redaktion: Antje Steinhäuser
Satz: Buch-Werkstatt GmbH, Bad Aibling
Druck und Bindung: GGP Media GmbH, Pößneck
Printed in Germany
ISBN 978-3-442-31518-5
www.goldmann-verlag.de

Besuchen Sie den Goldmann Verlag im Netz

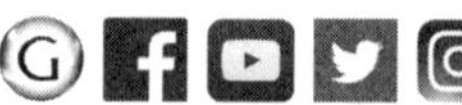

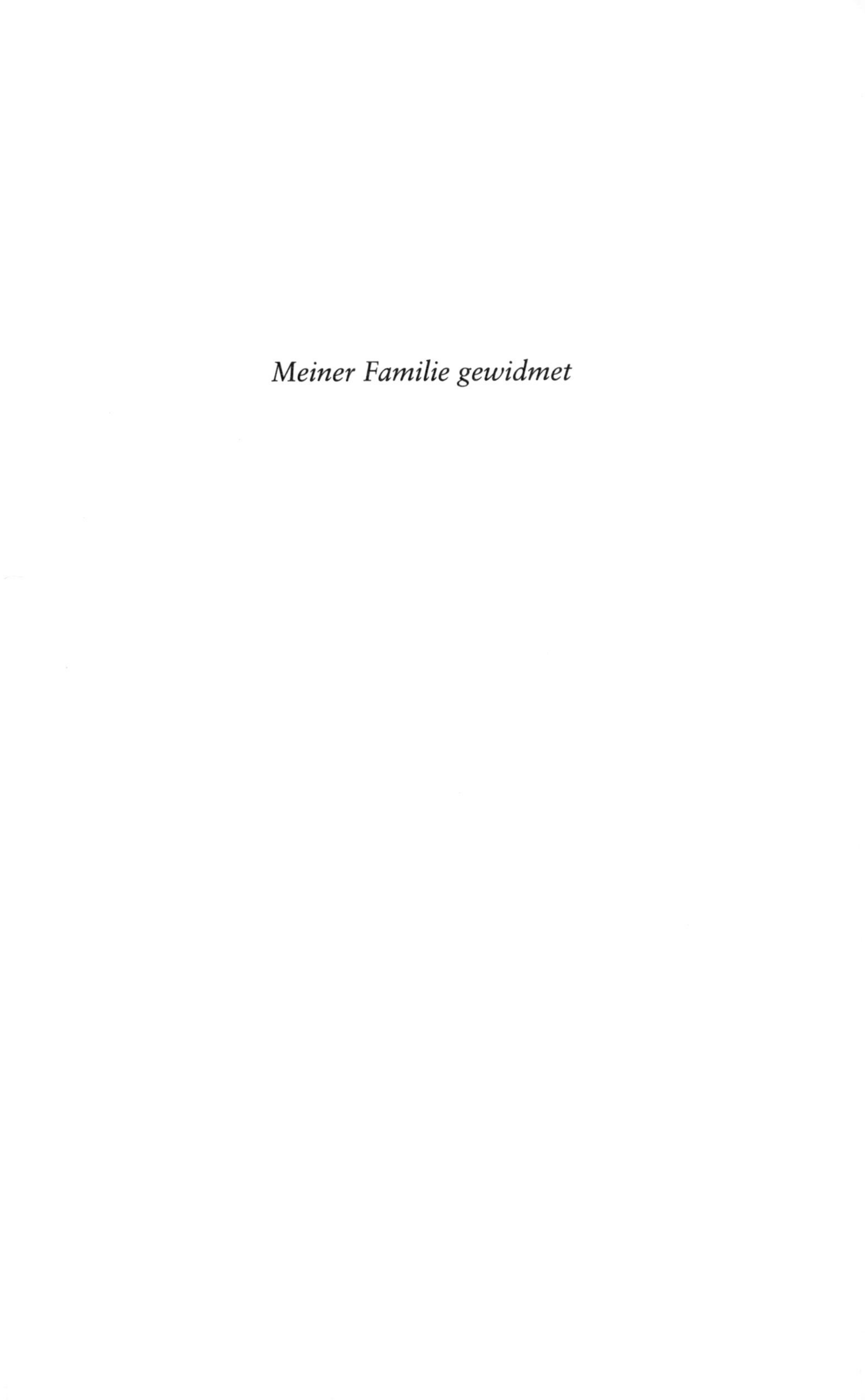

Meiner Familie gewidmet

INHALT

VORWORT

Einer der Aspekte, die vor vielen Jahren mein Interesse an der Psychiatrie weckten, war, dass diese Fachdisziplin menschlichen Leiden, die sich in besonderem Maß auf die Persönlichkeit auswirken, auf den Grund zu gehen versucht: klinisch relevante Störungen, die unser Selbst, unser emotionales Gleichgewicht, unsere Bewusstseinszustände, unser Erinnerungsvermögen und unsere Vorstellungen von der Welt und ihre Beziehung zu uns prägen. Als junger Mediziner schien mir der facettenreiche Inhalt psychischer Gesundheitsprobleme wesentlich interessanter zu sein als physische Gesundheitsprobleme wie geschwollene Knöchel oder Hautjucken. Aus der wissenschaftlichen Perspektive fand ich es außerdem höchst interessant, dass alle diese psychischen Symptome ihren Ursprung offenbar im Gehirn hatten, auch wenn der Zusammenhang zu der Zeit noch nicht bekannt war. Schon damals gelangte ich zu der Schlussfolgerung, dass wir uns bezüglich der Behandlung und Prävention psychischer Störungen in einer erheblich stärkeren Position befinden würden, wenn es uns gelänge, den Mechanismen des Gehirns, die sie hervorrufen, auf die Spur zu kommen. Außerdem würden wir vermutlich mit weniger Schamgefühlen oder Ängsten über psychische Gesundheitsprobleme sprechen, wenn es gesichertes Wissen über ihre Entstehung oder ihre Ursachen gäbe.

Und so wurde das Anliegen, mehr über die Zusammenhänge zwischen Gehirn und psychischen Symptomen herauszufinden, zu einem vorrangigen, langfristigen Ziel meiner beruflichen Forschungstätigkeit, als ich ungefähr dreißig Jahre alt war. Damals, in den 1990er Jahren, richteten viele Psychiater ihre Aufmerksamkeit auf chemische Substanzen im Gehirn wie Dopamin und Serotonin als mögliche Ursache psychischer Störungen, beispielsweise bei Psychosen und Depressionen. Doch es lag auf der Hand, dass noch ein gewaltiger Aufklärungsbedarf bestand. Mir wurde bewusst, dass ich mit meiner Tätigkeit eine Brücke zwischen Forschung und klinischer Psychiatrie, sprich zwischen Theorie und Praxis schlagen musste.

In den 1990er Jahren wurde ich als Doktorand mehrere Jahre lang vom Wellcome Trust unter dem Vorsitz von Professor Michael Brammer am Institute of Psychiatry in London unterstützt. Damals gelangten die ersten Funktionellen Magnetresonanztomografie (fMRT) – Scanner an einigen handverlesenen Orten rund um die Welt in Umlauf, und ich wurde in die mathematische Analyse dieser »neumodischen« fMRT-Messdaten einbezogen; sie sollten dazu dienen, die Hirnfunktionen gesunder Menschen und Patienten mit psychischen Störungen zu kartografieren. Ich begann, als Autor und Co-Autor zahlreiche wissenschaftliche Abhandlungen über Neuroimaging – die bildhafte Darstellung der Anatomie und dynamischen Vorgänge des zentralen Nervensystems beim einzelnen Menschen –, über Neurowissenschaften und psychische Gesundheit zu verfassen. Das war für mich eine außerordentlich spannende Übergangsphase. Ich hatte das Glück, zur richtigen Zeit am richtigen Ort zu sein, um die erste Welle der fMRT-Forschung zu erwischen, die sich seither massiv im globalen Ökosystem der Wissenschaft ausgebreitet hat. Ich dachte, dass die unaufhaltsame Flut neuer Entdeckungen mithilfe von Gehirnscans und der Hirnforschung generell innerhalb weniger Jahre, mit Sicherheit aber bis zu meinem fünfzigsten Lebensjahr, radikale Verbesserungen bei der Betrachtung und Behandlung psychischer Gesundheitsprobleme angestoßen hätte.

In diesem Geiste begann ich 1999 meine Laufbahn als Professor für Psychiatrie an der University of Cambridge. Zunächst setzte ich meine Neuroimaging-Forschungen fort, mit dem Ziel, neue Möglichkeiten zu finden, die hochkomplexe Netzwerkorganisation des menschlichen Gehirns zu entschlüsseln und zu analysieren. Meine wissenschaftlichen Sporen verdiente ich mir vermutlich vor allem in einem Teilbereich der Neurowissenschaften mit meiner Forschungsarbeit über das »Konnektom«, die Gesamtheit der Verbindungen im Nervensystem eines Lebewesens. Doch das ist nicht Thema dieses Buches.

Mit Mitte vierzig konnte ich nicht umhin festzustellen, dass trotz bahnbrechender weltweiter Fortschritte in den Neurowissenschaften noch keine merklichen Veränderungen im Alltagsgeschehen der Krankenhäuser und lokalen Kliniken des NHS, des National Health Service, also des staatlichen Gesundheitssystems in Großbritannien und Irland, zu spüren waren. Es erschien mir wenig erfolgsversprechend, allein durch das Verfassen weiterer Forschungspapiere zum Thema Gehirnscan einen Unterschied in der psychiatrischen Praxis bewirken zu können, und das versetzte mich in Unruhe. Mir wurde bewusst, dass der wirksamste Hebel, um einen grundlegenden Wandel in der Geschichte der Medizin herbeizuführen, stets die Einführung einer neuen Behandlungsmethode gewesen war. Meine Neugierde war geweckt; ich wollte mehr darüber wissen, wie neue medikamentöse Therapien bei Depressionen, Psychosen und anderen psychischen Störungen entdeckt und entwickelt wurden.

Deshalb ergriff ich 2005 die ungewöhnliche Chance, eine

Teilzeitarbeit bei GlaxoSmithKline (GSK) anzunehmen, einem der größten Pharmakonzerne in Großbritannien. Die eine Hälfte der Woche verbrachte ich also in meinem Universitätslabor mit der Entschlüsselung der faszinierenden, nur Eingeweihten zugänglichen Lehren der Netzwerkanalyse, und in der anderen Hälfte war ich als Leiter der klinischen Forschungsabteilung des GSK tätig, bequemerweise weniger als 200 Meter entfernt am anderen Ende der Halle des Addenbrooke's Hospital gelegen. In der GSK-Abteilung führten wir zahlreiche Studien durch, um die Wirkungsweisen neuer Arzneimittelkandidaten für die Psychiatrie, Neurologie und andere Bereiche der Medizin zu testen, die sich in der Phase der klinischen Entwicklung befanden. Die schrittweise Annäherung an vielversprechende neue Behandlungsmethoden war zeitweilig beglückend, doch 2010 beendete GSK unverhofft sämtliche Forschungs- und Entwicklungsprogramme auf dem Gebiet der psychischen Gesundheit. Mir wurde bewusst, dass ich fünfzig Jahre alt, Psychiater und für ein Unternehmen tätig war, dass kein Interesse mehr an der Psychiatrie hatte. Und wenn ein so großer und mächtiger Pharmakonzern wie GSK keine Chance mehr darin sah, in der Psychiatrie nennenswerte therapeutische Fortschritte zu erzielen, welche Aussichten bestanden dann, die radikalen Verbesserungen bei der Behandlung psychischer Störungen in die Wege zu leiten, deren Zeuge ich seit zwanzig Jahren zu werden hoffte? In diesem Augenblick begann ich, ernsthaft über die Ideen und Konzepte nachzudenken, um die es in diesem Buch geht.

Ich verfolgte mit wachsendem Interesse die Arbeit anderer Wissenschaftler, Pioniere in einem neuen Forschungsbereich, Immunpsychiatrie oder Neuroimmunologie genannt, der das menschliche Gehirn und Bewusstsein mit der Funktionsweise des Immunsystems verknüpfte. Als ich das erste Mal von dieser wissenschaftlichen Disziplin hörte, hielt ich sie ehrlich gestanden für Mumpitz, und das aus mehreren guten Gründen. Doch als ich mich eingehender damit beschäftigte, verstärkte sich mein Eindruck, dass sie sich beträchtlich von allen anderen Lösungsansätzen unterschied und allein deshalb eine wissenschaftliche Strategie darstellen könnte, die eine neue Chance bot, therapeutische Fortschritte in der Psychotherapie zu erzielen. Ich sprach mit vielen Leuten darüber, und wieder einmal hatte ich Glück. Mein Vorgesetzter bei GSK stimmte mit mir überein, dass es sich lohnen könnte, genauer hinzuschauen, und ab 2013 erhielten wir vom Medical Research Council und dem Wellcome Trust die Mittel, um Forschungspartnerschaften mit anderen Unternehmen und akademischen Experten einzugehen, um mehr über die Verbindung zwischen Entzündung und Depressionen herauszufinden. Ich hoffe, das erklärt, wie ich in den Forschungsbereich der Immunpsychiatrie gelangte, in dem ich heute noch tätig bin; doch es erklärt nicht, was mich bewog, ein Buch über diese wissenschaftliche Disziplin zu schreiben. Wissenschaftler sind in der Regel hochmotiviert, Abhandlungen für fachlich versierte Leser aus dem Kollegenkreis zu verfassen, statt Bücher zu schreiben, die allgemein verständlich sind. Doch da ich die letzten fünf Jahre damit verbracht habe, mehr über das ausgeklügelte Zusammenspiel von Immunsystem und Nervensystem zu erfahren und der Frage nachzugehen, auf welche Weise Entzündungen im Körper psychische Symptome, beispielsweise Depressionen auslösen können, hatte es ganz den Anschein, als würden diese Themen weithin Widerhall finden. Sie beziehen sich auf einige unserer grundlegenden Vorstellungen von der Beziehung zwischen Körper und Geist, aber auch auf die traditionellen Unterschiede zwischen Psychiatrie und dem Rest der Medizin. Und sie deuten nicht nur auf einige neue Medikamente gegen Depressionen hin, sondern auch auf einen grundlegend neu ausgerichteten – und ich wage zu behaupten, grundlegend besseren – Umgang mit psychischen und physischen Erkrankungen, die nicht wie derzeit getrennt, sondern ganzheitlich betrachtet werden.

In diesem Buch sind einige Fachbegriffe enthalten, vor allem in Zusammenhang mit dem Immunsystem; wenn ich diese Einzelheiten ausgelassen hätte, wäre die Geschichte, die ich erzählen möchte, jedoch nicht mehr nachvollziehbar. Und nach meiner Auffassung handelt es sich um eine ungeheuer spannende Geschichte, die zeigt, wie eine neue wissenschaftliche Disziplin einen überraschenden Unterschied für die psychische Gesundheit zu bewirken beginnt. Ich hoffe, dass sie Ihnen gefällt.

Ed Bullmore
Cambridge, GB
März 2018

1. KAPITEL
Eine neue, wagemutige Denkweise

Depressionen kennen wir alle. Fast jede Familie auf diesem Planeten kommt damit auf die eine oder andere Weise in Berührung. Doch erstaunlicherweise wissen wir sehr wenig darüber.

Zu dieser Erkenntnis gelangte ich eines Tages während meiner ersten Ausbildungsjahre zum Psychiater, als ich ein Aufnahmegespräch mit einem Patienten in einer ambulanten Klinik führte, die dem Maudsley Hospital in London angeschlossen war. Auf meine strikt nach Lehrbuch formulierten Fragen zur Erfassung seiner Krankengeschichte vertraute er mir an, dass er sich in einem emotionalen Tief befand, dass ihm jede Lebensfreude abhandengekommen war, dass er nachts aufwachte und nicht wieder einschlafen konnte, dass er unter Appetitlosigkeit litt und abgenommen hatte, dass er Schuldgefühle wegen seiner Vergangenheit verspürte und die Zukunft pessimistisch betrachtete. »Ich glaube, dass Sie eine depressive Störung haben«, eröffnete ich ihm. »Das weiß ich bereits«, erwiderte der Patient geduldig. »Deshalb habe ich meinen Hausarzt ja gebeten, mich an diese Klinik zu überweisen. Was ich wissen möchte, ist, warum ich depressiv bin und was Sie dagegen tun können.«

Ich versuchte, ihm die Wirkungsweise von Antidepressiva zu erklären, beispielsweise von Selektiven Serotonin-Wiederaufnahmehemmern, kurz SSRI genannt. Ich stellte fest, dass ich das Lehrbuchwissen über Serotonin und die Theorie nachplapperte, dass eine Depression durch einen Mangel an diesem Neurotransmitter und sogenannten Wohlfühlhormon verursacht wurde. Psychiater mit mehr Erfahrung in solchen Situationen pflegten mit unerschütterlicher Selbstsicherheit den Begriff Ungleichgewicht zu erwähnen. »Ihre Symptome werden höchstwahrscheinlich von einem Serotonin-Ungleichgewicht im Gehirn ausgelöst; die SSRI stellen das homöostatische Gleichgewicht wieder her und balancieren den Serotonin-Haushalt aus«, erklärte ich dem Patienten und wedelte mit den Händen, um zu demonstrieren, wie man etwas ins Lot bringen konnte, was aus dem Lot geraten war, und die Stimmungsschwankungen auszugleichen vermochte. »Und woher wissen Sie das?«, hakte der Mann nach. Ich begann, sämtliche Informationen abzuspulen, die ich den Lehrbüchern über die Serotonin-Theorie der Depression entnommen hatte, bevor er mich unterbrach: »Nein, ich meine, woher wissen Sie, was mir fehlt? Woher wissen Sie, dass der Serotoninspiegel in meinem Gehirn aus dem Gleichgewicht geraten ist?« Um der Wahrheit die Ehre zu geben: von Wissen konnte keine Rede sein.

Das war vor 25 Jahren, doch noch heute fehlen gesicherte oder übereinstimmende Antworten auf diese und viele andere Fragen, die sich auf die Entstehung und Behandlung von Depressionen beziehen. Spielt sich die Depression ausschließlich im Kopf ab? Ist sie »einzig und allein« von negativen Denkmustern abhängig? Doch warum wird sie dann so oft mit Medikamenten behandelt, die sich auf die Nervenzellen auswirken? Ist sie wirklich nur im Gehirn verortet? Freunde und Familienmitglieder, die unter Depressionen leiden, mögen wir nicht darauf ansprechen, denn wir wissen nicht, was wir sagen könnten. Und wenn wir selber depressiv sind, schämen wir uns vielleicht, es offen einzugestehen.

Die Mauer des Schweigens, die Depressionen und andere psychische Störungen umgibt, ist heute nicht mehr derart undurchdringlich wie früher. Wir verstehen uns inzwischen besser darauf, das Thema anzuschneiden, auch wenn die Meinungen der Experten nicht immer übereinstimmen. Uns ist bewusst, dass Depressionen weit verbreitet sind, dass sie die Betroffenen in vielfacher Hinsicht erheblich beeinträchtigen und sowohl die Lebensqualität mindern – ein Merkmal schwerer Depressionen ist die Unfähigkeit, Freude zu empfinden – als auch die Lebenszeit verkürzen: Depressive Menschen haben einer geringere Lebenserwartung. Es überrascht daher nicht, dass die wirtschaftlichen Kosten von Depressionen und ähnlichen Erkrankungen gewaltig sind[1,2]: Wäre Großbritannien ab dem Beginn des nächsten fiskalischen Jahres in der Lage, die Depression im Lande vollständig auszumerzen, würde sich das Bruttoinlandsprodukt ungefähr um 4 Prozent erhöhen oder die geschätzte jährliche Wachstumsrate von 2 Prozent auf 6 Prozent verdreifachen. Könnte sich gleich welches Land auf wundersame Weise von der Volkskrankheit Depression befreien, würde das jeweilige Volksvermögen massiv steigen.

Doch trotz der wachsenden Aufmerksamkeit, die den zunehmenden depressiven Episoden und psychischen Störungen der Menschen im eigenen Umfeld zuteilwerden, und der gewaltigen Ausmaße der Herausforderung, die Depressionen weltweit für das öffentliche Gesundheitswesen darstellen, sind die Therapiemöglichkeiten noch immer begrenzt. Zwar gibt es einige weithin zugängliche und mäßig wirksame Behandlungsmethoden, doch in den letzten dreißig Jahren wurden keine bahnbrechenden Fortschritte erzielt. Die Mittel, die uns in den 1990er Jahren zur Bekämpfung der Depression zur Verfügung standen – die umsatzstarken Blockbuster-Medikamente wie Prozac (Fluoxetin) und die Psychotherapie – sind auch heute noch ungefähr alles, was wir therapeutisch einsetzen können. Und sie sind offensichtlich nicht gut genug: andernfalls wäre die Depression nicht auf dem besten Weg, sich bis zum Jahre 2030 weltweit zur größten einzelnen Krankheitsursache zu entwickeln.

Was fehlt, ist eine neue, wagemutige Denkweise.

1989, vor der Ausbildung zum Facharzt für Psychiatrie, als ich den klinischen Teil meines Medizinstudiums absolvierte, wurde eines Tages eine Frau Ende fünfzig mit einer rheumatoiden Arthritis, einer entzündlichen Erkrankung der Gelenke, bei mir vorstellig. Ich werde sie Mrs P. nennen. Sie litt seit vielen Jahren unter »rheumatischen« Beschwerden. Die Gelenke der Hände schmerzten, waren geschwollen und durch Narben deformiert. Die kollagenen Strukturen und die Knochen in den Knien waren zerstört, sodass die Gelenke nicht mehr einwandfrei funktionierten und das Gehen erschwerten. Gemeinsam arbeiteten wir uns durch die lange Liste der physischen Anzeichen und Symptome, die auf der Standard-Checkliste für die Diagnose der rheumatoiden Arthritis aufgeführt waren. Danach stellte ich ihr einige Fragen, die sich nicht auf die standardisierten Klassifikationsmerkmale bezogen. Ich informierte mich über ihre Geistesverfassung und ihre Gemütslage, und im Verlauf der nächsten etwa zehn Minuten berichtete sie leise, aber ohne Umschweife, dass sie unter Antriebslosigkeit und Schlafstörungen litt, keinerlei Freude mehr zu empfinden vermochte und ständig negative Gedanken und Schuldgefühle hatte. Sie war eindeutig depressiv.

Ich war zufrieden mit mir. Ich dachte, ich hätte eine kleine medizinische Entdeckung gemacht, indem ich die erhobenen Befunde verdoppelte. Sie war mit einer rheumatoiden Arthritis zu mir gekommen; ich hatte eine depressive Störung hinzugefügt. Ich beeilte mich, den Oberarzt der Station von dieser wichtigen Neuigkeit in Kenntnis zu setzen: »Mrs P. leidet nicht nur unter Arthritis, sondern auch unter Depressionen.« Er zeigte sich unbeeindruckt von meinem diagnostischen Scharfsinn. »Depressionen? Kein Wunder, würde Ihnen in dieser Situation genauso ergehen, oder?«

Wir konnten beide erkennen, dass Mrs P. sowohl unter Depressionen als auch unter einer entzündlichen Erkrankung litt. Doch die konventionelle medizinische Lehrmeinung lautete in jener Zeit, dass sie nur deshalb Depressionen hatte, weil sie wusste, dass eine chronische entzündliche Erkrankung vorlag. Depressionen spielten sich ausschließlich im Kopf ab, wie man damals glaubte. Keiner von uns beiden kam auf die Idee, dass es primäre körperliche Ursachen für ihren Zustand geben könnte. Dass Mrs P. depressiv sein könnte, *weil Entzündungsprozesse in ihrem Körper stattfanden*, und nicht etwa, weil der Gedanke an ihre chronische Erkrankung sie depressiv machte. Als Mrs P. die Klinik verließ, war die Wahrscheinlichkeit, dass sich die depressiven Episoden oder Erschöpfungszustände wiederholten, um keinen Deut geringer als bei ihrer Ankunft. Wir hatten nicht gewagt, anders zu denken und nichts getan, um einen entscheidenden Unterschied zu bewirken.

Ungefähr dreißig Jahre später waren wir erheblich besser darauf eingestellt, die Verbindungen zwischen Depressionen und Entzündung und zwischen Körper und Geist aus einer neuen wissenschaftlichen Perspektive zu betrachten, wie ich unlängst nach einem Zahnarztbesuch selber feststellen konnte.

Wurzelkanal-Blues

Vor ein paar Jahren war eine alte Füllung in einem meiner Backenzähne porös geworden, sodass sich das darunterliegende Gewebe entzündete und meine Zahnärztin das Loch bis zu den Zahnwurzelspitzen aufbohren musste. Eine Wurzelkanalbehandlung ist ein operativer Eingriff und gehört nicht gerade zu meinen bevorzugten Freizeitaktivitäten, aber ich wusste, dass kein Weg daran vorbeiführte. Ich war dennoch einigermaßen wohlgelaunt, als ich folgsam auf dem Behandlungsstuhl Platz nahm und den Mund aufsperrte. Doch sobald die Prozedur vorüber war, wollte ich nur noch nach Hause, mich in meinem Bett verkriechen und mit niemandem reden. In der Abgeschiedenheit meiner häuslichen vier Wände versank ich in eine Grabesstimmung, bis mich der Schlaf übermannte.

Am nächsten Morgen stand ich auf, ging zur Arbeit und vergaß das Thema Sterblichkeit wieder. Ich hatte das Aufbohren des Zahns ertragen, eine Zahnfleischverletzung davongetragen und kurzfristig ein paar denkwürdige psychische und Verhaltenssymptome entwickelt: Antriebslosigkeit, sozialer Rückzug, morbide Gedanken. Man könnte sagen, dass es sich um den Anflug einer Depression gehandelt hatte, aber Moment mal – wer geht schon gerne zum Zahnarzt?

An dieser Abfolge von Ereignissen scheint nichts ungewöhnlich zu sein – ist es auch nicht –, doch wie sich herausstellen sollte, ist diese herkömmliche Erklärung nicht die einzig mögliche.

Die traditionelle Denkweise hinsichtlich dieser kleinen Krankheitsepisode beginnt mit der Immunantwort meines Körpers auf die Infektion und Verletzung. Mein Zahn war von irgendwelchen Bakterien befallen worden; infolge dieser Infektion hatte sich mein Zahnfleisch entzündet. Das Bohren und Entfernen des entzündeten Gewebes rund um den Wurzelkanal hatte langfristig eine Heilung durch einen chirurgischen Eingriff zum Ziel, doch kurzfristig zur Folge, dass sich mein Zahnfleisch noch stärker entzündete und die Gefahr bestand, dass sich die Bakterien ausbreiteten und von meinem Zahn in die Blutbahn gelangten. Der Grund meines Zahnarztbesuchs und die Behandlung, die ich dort über mich ergehen lassen musste, stellten eine Herausforderung für die Unversehrtheit meines Körpers, eine urzeitliche Bedrohung für mein Überleben und einen Weckruf für mein Immunsystem dar, seine Entzündungsreaktion zu verstärken.

Dass wir inzwischen mehr über die Mechanismen dieser Ursache-Wirkungs-Kette herausgefunden haben, die von einem Angriff auf den Körper, beispielsweise einer Verletzung oder Infektion, zu einer Entzündungsreaktion des Immunsystems führt, ist ein spielentscheidender, wegweisender Triumph der wissenschaftlichen Medizin. Es ist ein Triumpf der Immunologie, einer wissenschaftlichen Disziplin, die inzwischen in unser Verständnis von fast allen Krankheitsbildern Eingang gefunden hat und den Behandlungserfolg von Impfungen, Transplantationschirurgie und wirksamen neuen Medikamenten bei Krankheiten wie rheumatoider Arthritis, Multipler Sklerose und in zunehmendem Maß auch bei verschiedenen Krebsarten untermauert. Diese ungeheuer wirkungsmächtige Wissenschaft kann eine bis in alle Einzelheiten minutiöse Erklärung liefern, wie meine Zahnentzündung eine lokale Zahnfleischentzündung auslösen und der chirurgische Eingriff die Entzündung akut verstärken konnte.

Doch die Immunologie kann bisher weniger dazu sagen, wie sich die Entzündung für den betroffenen Patienten anfühlt oder wie sie sich auf seine Gedanken und sein Verhalten auswirkt. Warum wollte ich unbedingt alleine sein? Warum wollte ich mich in meinem Bett verkriechen? Warum war meine Stimmung so düster? Die Antworten auf Fragen wie diese wurden herkömmlicherweise nicht von der Immunologie, sondern von der Psychologie beantwortet.

Deshalb erzählte ich mir eine psychologische Geschichte; ich redete mir ein, dass die intensive Begegnung mit meiner Zahnärztin mich vermutlich daran erinnert hatte, dass nicht nur meine Zähne dem Verfall preisgegeben waren, sondern ich selbst in die Jahre kam. Und die Bestätigung dieser abgedroschenen Metapher für die eigene Sterblichkeit hatte wahrscheinlich eine einleuchtende pessimistische Phase ausgelöst, in der ich mir auszurechnen versuchte, wie lange ich noch zu leben hätte. Um meine Selbstdiagnose zu umschreiben: Ich fühlte mich in diesem Augenblick am Boden zerstört, weil ich über die Folgen meiner Wurzelkanalbehandlung *nachsann*. Mein psychischer Zustand war ein Spiegelbild meines physischen Zustands oder dem Grübeln darüber geschuldet, aber nicht unmittelbar durch ihn verursacht worden.

Sollte diese Geschichte Sie kaum überraschen, sind Sie vermutlich Dualist. Weil die konventionelle Erklärung für das Geschehen dualistisch ist – sie bezieht sich auf zwei voneinander getrennte Bereiche, den physischen und den psychischen, mit einem nebulösen Verbindungspunkt zwischen beiden. Alles, was im Vorfeld und während meines Zahnarztbesuchs geschah, lässt sich bis in alle Einzelheiten auf der körperlichen Ebene erklären, und zwar anhand der biomedizinischen Erkenntnisse über Infektionen und Immunreaktionen. Alles, was meine Stimmung und mein Verhalten nach dem Zahnarztbesuch betraf, lässt sich auf der geistig-seelischen Ebene erklären, anhand der psychologisch bedeutungsvollen Geschichte über Verfall und Vergänglichkeit, die ich mir selbst erzählte.

Damals, im Jahr 2013, als ich mir meine persönliche Erfahrung mit Entzündungen und Depressionen auf diese Weise erklärte, fand ich es einigermaßen tröstlich »zu wissen«, was es damit auf sich hatte. Rückblickend bin ich schlussendlich verblüfft. Verblüfft angesichts der Erkenntnis, wie unvollständig und verschachtelt die standardmäßige dualistische Erklärung erscheint – da ich inzwischen weiß, dass es auch eine andere Erklärung für die Geschehnisse geben könnte. Eine andere Art, meinen Wurzelkanal-Blues zu betrachten. Möglicherweise wurde die Niedergeschlagenheit zu diesem Zeitpunkt ausschließlich von der Entzündung in meinem Körper ausgelöst und nicht etwa dadurch, dass ich mir den Kopf über die Folgen zerbrach. Das kurze, vorübergehende Aufflammen der Entzündung in meinem Mund hatte vielleicht zur Veränderung der Stimmungslage, des Verhaltens und der Wahrnehmung geführt, die ich unmittelbar nach dem chirurgischen Eingriff bemerkte.

Diese neue Erklärung ist logischerweise einfacher als die vertraute dualistische Begründung, die ich mir lieferte, als ich mir die deprimierende Geschichte von Verfall und Vergänglichkeit erzählte. Der Fluss der Erzählung, der das Geschehen erklären soll, versandet aber nicht auf der physischen Ebene, wenn ich den Behandlungsstuhl des Zahnarztes verlasse, um dann wie von Zauberhand auf der psychischen Ebene wieder aufzutauchen, sobald ich zu Hause bin und mich trübsinnig im Bett verkrieche. Die Ursache-Wirkungs-Kette kann dabei von Anfang bis Ende auf der physischen Ebene verbleiben – von der ursprünglichen Ursache einer Zahninfektion bis zur schlussendlichen Wirkung, dem Stimmungstief.

Doch die Beziehung zwischen Ursache und Wirkung ist wissenschaftlich schwer zu erfassen. Um ganz sicherzugehen, dass Entzündungen Depressionen auslösen können, müssen wir die Antworten auf zwei wichtige Fragen kennen:

Wie genau, Schritt für Schritt, lösen entzündliche Veränderungen im Immunsystem des Körpers Veränderungen in der Funktionsweise des Gehirns aus, die ein Stimmungstief zur Folge haben?

Warum leidet ein depressiver Patient unter einer Entzündung? Und warum löst die Entzündungsreaktion des Körpers, die eigentlich eine Schutzfunktion ist und sich im Verlauf der Evolution entwickelt hat, um uns im Kampf gegen Krankheiten zu unterstützen, ein Stimmungstief aus?

Als ich vor rund dreißig Jahren Mrs P. begegnete, standen dieses Fragen über den Zusammenhang zwischen Ursache und Wirkung nur selten auf der Tagesordnung, und der Wissenschaft oder Medizin fehlten schlüssige Antworten.

Als ich mich 2013 der Wurzelkanalbehandlung unterzog, wurden diese Fragen häufiger und präziser gestellt; dank der Aktivitäten einer revolutionären neuen wissenschaftlichen Disziplin, die in den vergangenen fünf Jahren rapide Fortschritte zu verzeichnen hat,[3,4,5,6] gewannen die Antworten ebenfalls an Klarheit.

Wie viele andere neue Wissenschaften war auch diese an den Schnittstellen zwischen den etablierten Wissensbereichen aufgetaucht. Sie ist an den Grenzen zwischen Immunologie, Neurowissenschaften, Psychologie und Psychiatrie verortet. Sie wurde unter einer Reihe sperriger Namen bekannt, die sich oft aus zwei Fachbegriffen zusammensetzen – wie Neuroimmunologie oder Immunpsychiatrie – und Zeugnis sowohl von der hybriden Herkunft als auch von dem bereichsübergreifenden, ehrgeizigen Bestreben ablegen, Gehirn, Körper und Geist durch die Mechanismen des Immunsystems miteinander zu verknüpfen. Die Neuroimmunologie geht der Frage nach der Wechselwirkung zwischen Gehirn und Nervensystem auf den Grund; die Immunpsychiatrie konzentriert sich in stärkerem

Maß auf die Wechselbeziehung zwischen Immunsystem, Geist und psychischer Gesundheit.

Neuroimmunologie und Immunpsychiatrie

Die ersten, die den Mut bewiesen, sich als Neuroimmunologen zu bezeichnen, gehörten zu einem kleinen Stoßtrupp, dem die Mainstream-Wissenschaftler durchaus gelegentlich mit Herablassung und Misstrauen begegneten. In Fachkreisen galt es als wenig anerkennenswert, die Verbindungen zwischen dem menschlichen Gehirn, der Domäne der Neurowissenschaften, und dem Immunsystem, der Domäne der Immunologie, zu erforschen. Wenig anerkennenswert nicht zuletzt deshalb, weil im 20. Jahrhundert allseits bekannt war, dass Gehirn und Immunsystem nichts miteinander zu tun hatten. Die weißen Blutkörperchen und Antikörper des Immunsystems zirkulierten im Blutkreislauf und konnten problemlos Milz, Lymphknoten und verschiedene andere, immunologisch wichtige Organe des Körpers passieren. Die Zellen und Proteine des körpereigenen Immunsystems waren dagegen nicht in der Lage, ungehindert zum Gehirn vorzudringen, weil es durch die sogenannte Blut-Hirn-Schranke (BHS) geschützt war, wie man glaubte. Die BHS wurde während meines Medizinstudiums in den 1980er Jahren als eine festgefügte Struktur wie die Berliner Mauer beschrieben, die das Immunsystem vollständig vom Nervensystem trennte. Die Theorie von der Undurchlässigkeit der BHS hatte zur Folge, dass sich die im Entstehen befindliche Neuroimmunologie dem vernichtenden Hohn derjenigen Wissenschaftler ausgesetzt sah, die einer eher konservativen Denkweise anhingen. Wie konnten Neuroimmunologen ernsthaft behaupten – wie es ab 1990 geschah –, dass ein Zusammenhang zwischen der Anzahl der Entzündungsproteine, die sich in Blutuntersuchungen messen ließ, und dem Gehirn oder menschlichen Geist bestand, obwohl allerorts bekannt war, dass Proteine unfähig waren, die Barriere zwischen Blut und Gehirn zu überwinden? Solche Thesen waren nicht nur falsch, sondern völlig absurd.

Das BHS-Konzept der Berliner Mauer stellte die physische Verkörperung wirkungsmächtiger älterer Theorien dar; sie stützten sich auf dualistische Vorstellungen, die auf den französischen Philosophen, Mathematiker und Naturwissenschaftler Descartes zurückgingen, der überzeugt war, dass Leib und Seele oder Körper und Geist, wie wir heute sagen würden, zwei Systeme sind, die sich grundlegend voneinander unterscheiden. Die Philosophie des cartesianischen Dualismus, die im 17. Jahrhundert entstand, war und ist bis heute das felsenfeste Fundament der wissenschaftlichen Medizin des Westens. Und die Entkörperlichung des Gehirns durch die starre Abschirmung der BHS war eine konkrete Umsetzung dieser Philosophie. Als die Neuroimmunologen im Zuge ihrer Pionierarbeit also behaupteten, dass Entzündungsproteine sehr wohl imstande sind, die BHS zu überwinden und Einfluss auf den menschlichen Geist zu nehmen, wurde ihre Meinung nicht nur als Fehlauffassung hinsichtlich biologischer Prozesse angesehen, sondern als tiefste Missachtung der philosophischen Grundfesten einer Medizin, die auf wissenschaftlichen Erkenntnissen beruht.

Inzwischen steht fest, dass einige der Lehren, die mir im Medizinstudium vermittelt wurden, falsch sind. Es ist inzwischen hinreichend belegt, dass die BHS den immunologischen Austausch zwischen Gehirn und Körper keineswegs verhindert. Wir wissen heute, dass Entzündungsproteine im Blut, die sogenannten Zytokine, Signale über die Blut-Hirn-Schranke hinweg senden und somit die Kommunikation zwischen Körper, Gehirn und Geist in Gang bringen können. An späterer Stelle werden die Zytokine näher beschrieben, aber man kann sie sich wie Hormone vorstellen, die in der Blutbahn zirkulieren und hochwirksame Entzündungsprozesse im gesamten Körper hervorrufen, das Gehirn eingeschlossen. Als die Zahnärztin begann, mein Zahnfleisch aufzuschneiden und die Bakterien auszuschaben, um den Wurzelkanal zu desinfizieren, aktivierte sie die Immunzellen in meinem Mund, die umgehend Zytokine produzierten; diese gelangten in die Blutbahn meines Körpers und sandten Entzündungssignale aus, denen es gelang, die angeblich undurchdringliche BHS zu überwinden, die Nervenzellen in meinem Gehirn zu erreichen und dort eine Entzündungsreaktion hervorzurufen.

Die Merkmale einer Gehirnentzündung

Gehirnentzündungen, dachte ich, ohne allerdings wirklich eingehend darüber nachzudenken, könnten Ähnlichkeit mit einer Entzündung im Körper aufweisen. Wie wir seit der Römerzeit wissen, sind die entzündeten Stellen des Körpers gerötet und geschwollen. Deshalb stellte ich mir ein entzündetes Gehirn im übertragenen Sinn rot und geschwollen vor, sprich hochgradig erregt und überbordend, heißblütig, außer Kontrolle geraten und potenziell gefährlich, in der psychiatrischen Fachsprache mit dem Zustand der Manie vergleichbar. Doch das Bild einer Gehirnentzündung, das ich heute heraufbeschwöre, ist beinahe ein Gegenentwurf: Die Betroffenen sind weder cholerisch noch bedrohlich, sondern vielmehr trübsinnig und in sich gekehrt. Sie ähneln Mrs P. mit ihren geschwollenen und von der entzündlichen Gelenkerkrankung deformierten Händen, die sich insgeheim fragte, warum sie sich derart bedrückt und ausgelaugt fühlte. Heute bin ich überzeugt, dass sie unter einer Gehirnentzündung litt, nicht im übertragenen Sinn, sondern aus mechanistischer Sicht.

Die Verlagerung von den Metaphern auf die Mechanismen der Gehirnentzündung beginnt mit der Berücksichtigung der überwältigenden Indizien, die für einen starken Zusammenhang zwischen Entzündung und Depression sprechen. Sich diesen bisweilen verborgenen, wenngleich offenkundigen Zusammenhang einfach nur bewusst zu machen, ist die richtige Ausgangsposition. Doch die spielentscheidende Frage betrifft die Kausalität, die Beziehung zwischen Ursache und Wirkung. Damit eine neue, postdualistische Denkweise Fuß fassen kann, muss wissenschaftlich anerkannt sein, dass nicht nur ein Zusammenhang oder eine Verbindung zwischen Entzündung und Depression besteht, sondern dass die Entzündung imstande ist, eine Depression unmittelbar auszulösen.

Eine Möglichkeit, Ursache und Wirkung voneinander zu trennen, besteht darin, die zeitliche Abfolge der Ereignisse genauer zu betrachten. Die Ursache muss der Wirkung zwangsläufig vorausgehen. Wenn die Entzündung also eine Ursache der depressiven Symptome ist, müsste es Indizien dafür geben, dass sie vor der Depression auftritt; Untersuchungen jüngeren Datums erbrachten diesen Nachweis. Eine Studie aus dem Jahr 2014, an der 15 000 Neunjährige aus der Stadt Bristol im Südwesten Englands teilnahmen, belegt beispielsweise, dass Kinder, die keine Depressionen, aber eine leichte Entzündung hatten, zehn Jahre später, im Alter von achtzehn Jahren, signifikant häufiger unter Depressionen litten.[7] Dieses Forschungsprojekt gehört zu den zahlreichen Studien an Menschen und Tieren, in denen nachgewiesen wurde, dass eine Entzündung eine Depression oder depressive Verhaltensweisen vorankündigen oder depressiven Störungen vorausgehen kann.

Doch die Vorzeitigkeit allein reicht nicht aus, um die Entzündung als Auslöser einer Depression ernst zu nehmen. Skeptische Wissenschaftler und Ärzte müssen genau wissen, Schritt für Schritt, welche biologischen Mechanismen bewirken, dass eine Entzündung Depressionen verursacht, angefangen von den Zytokinen im Blut bis hin zu Veränderungen im Gehirn, die ihrerseits einen depressiven Stimmungswandel herbeiführen können. Und auch hier gibt es unterstützende Belege aus neueren Experimenten mit Menschen und Tieren.

Wenn man einer Ratte im Labor ansteckende Bakterien injiziert, verhält sie sich ähnlich wie ich nach meinem Zahnarztbesuch. Sie meidet den sozialen Kontakt mit ihren Artgenossen, bewegt sich kaum, und ihre Schlaf- und Nahrungsaufnahmezyklen sind gestört. Mit anderen Worten: Infektionen verursachen verlässlich das sogenannte Krankheitsverhalten, in der Fachsprache *sickness behaviour* genannt, das ähnliche Muster aufweist wie die Depressionserfahrungen beim Menschen. Fakt ist, dass man eine Ratte nicht einmal mit Bakterien infizieren muss, um sie in diesen Krankheitsmodus zu versetzen. Es reicht aus, Zytokine zu spritzen, was beweist, dass nicht der Erreger das Krankheitsverhalten verursacht, sondern die Immunreaktion auf eine Entzündung dafür verantwortlich ist. Entzündungen lösen unmittelbar und über jeden Zweifel hinaus depressionsähnliche Verhaltensweisen bei Tieren aus.[8] Wir wissen heute auch, dass eine Entzündung Auswirkungen auf das Gehirn von Ratten und Mäusen haben kann. Es ist bekannt, dass Nervenzellen, die mit Zytokinen in Berührung kommen, mit höherer Wahrscheinlichkeit absterben und sich nicht mehr regenerieren. Es ist gleichermaßen bekannt, dass die Kontaktstellen oder Synapsen zwischen entzündeten Nervenzellen in ihrer Fähigkeit beeinträchtigt sind, Informationsmuster zu erlernen und dass die Entzündung die Produktion des Neurotransmitters Serotonin verringert, der als Botenstoff zwischen den Zellen dient. Zumindest bei Experimenten mit Tieren nimmt eine lückenlose Erklärungskette Form an, die einen direkten Zusammenhang zwischen Entzündungen im Körper und Veränderungen in der Funktionsweise der Nervenzellen im Gehirn herstellt, die ihrerseits ein Krankheitsverhalten auslösen, das einer Depression gleicht.

Eine entsprechend lückenlose Kette beim Menschen zu entwickeln ist nicht so einfach. Wir können weder Experimente durchführen, bei denen Menschen mit gefährlichen Bakterien infiziert werden, noch Zytokine (oder andere Substanzen) in das Gehirn gesunder Probanden injizieren, und bisher ist es uns nicht gelungen, genau zu erkennen, welche Auswirkungen Entzündungen auf jede einzelne lebende menschliche Nervenzelle haben. Die überwiegende Mehrheit der Nervenzellen – ungefähr hundert Milliarden an der Zahl – befindet sich dicht gebündelt im Gehirn; und das Gehirn ist durch den knochigen Schädel außerordentlich gut vor der Außenwelt geschützt. Wir können nur mithilfe von bildgebenden Verfahren wie der Magnetresonanztomografie »sehen«, was im Schädel eines lebenden Menschen vor sich geht. Und die jüngsten fMRT-Forschungen belegen zunehmend, dass Entzündungen im Körper eine direkte, ursächliche Wirkung auf das menschliche Gehirn und die menschliche Stimmungslage haben können. Als beispielsweise gesunde junge Probanden gegen Typhus geimpft wurden, reagierte ihr Immunsystem ähnlich wie das Immunsystem einer Ratte, der man Bakterien injiziert hatte, und die Zytokinwerte im Blut stiegen steil an. Die geimpften Probanden entwickelten außerdem eine leichte Depression, die man mit einer vermehrten Aktivierung derjenigen Hirnregionen in Verbindung bringen konnte, die bekanntermaßen auf die Steuerung des emotionalen Ausdrucks programmiert sind.[9]

Die Wissenschaft der Immunpsychiatrie hat inzwischen einen Reifegrad erreicht, der bei der Beantwortung der Frage helfen kann, warum nach dem Zahnarztbesuch eine mir vollkommen neue und logischerweise nahtlos erfolgende depressive Verstimmung auftrat. Ich brauche kein »Gespenst in der Maschine« (wie der Schriftsteller Arthur Koestler, der die Wahnideen des Menschen auf die falsche Richtung zurückführt, die das Gehirn im Verlauf der Evolution eingeschlagen hat). Ich kann mit Fug und Recht behaupten, dass der Anstieg der Zytokine, verursacht durch die Wurzelkanalbehandlung, ein Entzündungssignal im Körper auslöste, das die Blut-Hirn-Schranke überwand und eine Veränderung im Netzwerk derjenigen Nervenzellen im Gehirn herbeiführte, die für die Verarbeitung von Gefühlen zuständig sind; diese Veränderung löste ihrerseits eine depressive Episode aus, die zur Folge hatte, dass ich mich in düsteren Gedanken über Verfall und Vergänglichkeit verlor. Es gibt glaubhafte, durch Experimente bestätigte Indizienbeweise für jeden einzelnen Schritt dieser außergewöhnlichen Erklärung, die sich der dualistischen Sichtweise widersetzt. Doch das Rätsel ist damit nicht vollständig gelöst. Es gibt wohlgemerkt noch Lücken und Anomalien im bestehenden Fundament der empirisch erbrachten Nachweise, wie in jeder wissenschaftlichen Disziplin, die rapide Fortschritte verzeichnet. Doch selbst wenn wir die Frage nach dem »Wie« vollständig klären könnten, müssten wir der Antwort auf die Frage nach dem »Warum« noch auf den Grund gehen.

Die einzige wissenschaftlich annehmbare Antwort auf diese Frage leitet sich aus der Evolutionsgeschichte her. Warum löst eine Entzündung Depressionen aus? Der Grund kann nur mit der natürlichen Auslese in Verbindung stehen. Es muss irgendwie Sinn ergeben, dass eine depressive Reaktion auf eine Entzündung oder eine andere inflammatorische Herausforderung für das Überleben der Art vorteilhaft ist (oder war).[10,11] Wir müssen Gene geerbt haben, die in vorherigen Generationen aus einer natürlichen Auslese hervorgegangen sind, um die Wahrscheinlichkeit zu erhöhen, dass wir von einer depressiven Reaktion auf eine Entzündung profitieren. Wenn ich möchte, kann ich mit Fug und Recht spekulieren, dass meine zeitweilige Depression nach dem Zahnarztbesuch dem Erbgut geschuldet ist, das meinen Vorfahren in grauer Vorzeit half, Infektionen zu überleben. Dieses genetische Erbe könnte mir geholfen haben, mich durch eine aggressive Abwehr aller ansteckenden Krankheitserreger von der leicht traumatischen Erfahrung der Wurzelkanalbehandlung zu erholen und für die nötige Bettruhe und den Erhalt meiner Energie gesorgt haben.

Natürlich liegt die wahre Bedeutung der miteinander verknüpften neuen Wissenschaften der Neuroimmunologie und Neuropsychiatrie nicht darin, dass sie mir anders geartete Erklärungen dafür liefern, warum ich nicht gerne zum Zahnarzt gehe. Wesentlich stärker fällt die Erkenntnis ins Gewicht, dass wir eigentlich in der Lage sein sollten, vollkommen neue Möglichkeiten des Umgangs mit psychischen Störungen zu entdecken, wenn wir erst einmal begonnen haben, den Weg durch den Körper aufzuzeichnen, dem wir über das Immunsystem bis zum Gehirn und Geist des Menschen folgen können, und ein post-dualistisches Konzept von einer Gehirnentzündung entwickelt haben.

Die Revolution wird nicht im Fernsehen übertragen

Depression, Schizophrenie, Autismus, Suchtverhalten, Alzheimer-Krankheit ... Es gibt eine lange und beklagenswerte Liste von Störungen, die Psychiater, klinische Psychologen und Neurologen normalerweise in einer Weise behandeln, als hätten sie ihren Ursprung ausschließlich »im Kopf« oder »im Gehirn«. Angenommen, ich wäre am Tag nach dem Zahnarztbesuch nicht zur Arbeit erschienen. Stellen Sie sich vor, ich hätte mich zunehmend abgekapselt und wäre trübsinnig geworden, bis mich meine Frau irgendwann überredet hätte, einen Arzt aufzusuchen. Wie wäre es dann weitergegangen? Mein Hausarzt hätte mir vermutlich Fragen gestellt, um etwas über meinen Gemütszustand herauszufinden, und mir dann eine Psychotherapie empfohlen (um meine Probleme mit der eigenen Sterblichkeit zu lösen) oder Antidepressiva verordnet (um vermeintliche Unausgewogenheiten im Serotoninhaushalt oder bei anderen Neurotransmittern im Gehirn zu beseitigen). Es ist unwahrscheinlich, dass er der Wurzelkanal-Geschichte erhöhte diagnostische Aufmerksamkeit geschenkt hätte. Und es ist so gut wie sicher, dass er keine Blutuntersuchung in Betracht gezogen hätte, um die Zytokinwerte zu messen oder herauszufinden, ob genetische Risikofaktoren für die depressive Reaktion auf die Entzündung verantwortlich sein könnten. Es ist unvorstellbar, dass er ein entzündungshemmendes Medikament (wie Aspirin) statt Psychopharmaka (wie Prozac) zur Behandlung der Depression eingesetzt hätte. Mit hoher Wahrscheinlichkeit wäre ich vernünftig, kompetent und traditionell behandelt worden, als hätte meine Stimmungslage nichts mit dem Immunsystem zu tun. Genau wie ich Mrs P. behandelt hatte.

Auf rein wissenschaftlicher Ebene mag es noch ungelöste Fragen zum Zusammenhang zwischen Ursache und Wirkung geben, doch die Verknüpfung zwischen Entzündung und Depression ist unanfechtbar. Warum bin ich dann der festen Überzeugung, dass der Arzt, den ich wegen meiner post-dentalen Depression aufgesucht hätte, meinem Immunsystem keinerlei Aufmerksamkeit gewidmet hätte? Die Antwort lautet unter anderem, dass die Medizin ein konservatives, hochgradig reguliertes Tätigkeitsfeld ist. Es kommt nicht selten vor, dass Veränderungen in der ärztlichen Praxis den konzeptionellen Fortschritten in den Biowissenschaften (die Gesamtheit der Forschungsrichtungen, die sich mit Prozessen und Strukturen von Lebewesen oder deren Beteiligung daran beschäftigen, auch Lebenswissenschaften genannt) um mehrere Jahrzehnte hinterherhinken. Ein anschauliches Beispiel für die medizinischen Fortschritte, die manchmal langsamer als erhofft erfolgen, ist die Auswirkung der DNA-Doppelhelix im realen Leben.

Der amerikanische Biochemiker James Watson und der britische Physiker Francis Crick veröffentlichten 1953 ein Manuskript, in dem ein Strukturmodell der Desoxyribonukleinsäure (DNS)[12] beschrieben wurde. Damit eröffneten sie völlig neue Forschungsfelder auf dem Gebiet der Genetik und Molekularbiologie. Die Entdeckung wurde zum wegweisenden Wendepunkt für die Entstehung einer zentralen Lehrmeinung der Biologie – die Theorie, dass Erbinformationen durch die Sequenz der DNA-Moleküle verschlüsselt werden und unterschiedliche DNA-Sequenzen durch das kettenförmige Aneinanderreihen von Hunderttausenden Aminosäuren (die Bausteine der Proteine) die Anordnung der einzelnen Proteine genau festlegen. Da Proteine eine riesige und vielfältige Gruppe von Molekülen im menschlichen Körper darstellen – zu der auch Antikörper, Zytokine, Enzyme und viele Hormone gehören –, gilt die Entdeckung, dass die Proteinsynthese, sprich die Erzeugung von Proteinen in Lebewesen von den DNA genetisch gesteuert wird, als einer der wichtigsten Fortschritte in der Geschichte der Biologie.

Ungefähr fünfzig Jahre später, als der amerikanische Präsident Clinton im Januar 2000 anlässlich der Sequenzierung des menschlichen Genoms eine Gedenkfeier im Weißen Haus abhielt, erklärte er mit dem grenzenlosen Optimismus der Jahrtausendwende, die Aufzeichnung der Gesamtheit der materiellen Träger vererbbarer Informationen sei »ohne Zweifel die wichtigste, erstaunlichste Landkarte, die der Mensch jemals zustande gebracht habe.«[13] Er sah darin einen wissenschaftlichen Fortschritt, der die Chance bot, medizinische Durchbrüche in außergewöhnlichem Maßstab und Tempo zu erzielen. »Nun ist es vorstellbar, dass unsere Enkelkinder den Begriff Krebs nur noch als Sternzeichen kennen.« Annähernd zwanzig Jahre nach seiner Rede ist Bill Clinton Großvater, aber wir sind immer noch weit davon entfernt, das Wort im allgemeinen Sprachgebrauch auf Horoskope zu beschränken. 2018 bewirkte die Genetik den Unterschied zwischen Leben und Tod bei einigen an Leukämie oder Brustkrebs erkrankten Patienten des NHS, des staatlichen Gesundheitssystems in Großbritannien und Nordirland, die das Glück hatten, dass ihr genetisches Profil mit höherer Wahrscheinlichkeit auf die neuen Krebsmedikamente anzusprechen versprach. Doch es bedarf etlicher weiterer Generationen, bis sich das therapeutische Potenzial der Vererbungslehre im gesamten Spektrum des Gesundheitswesens auszubreiten vermag.

Deshalb ist es sinnvoll, davon auszugehen, dass die Immunpsychiatrie in der Praxis nur langsam Fuß fassen wird. 2018 hat die Immunologie für NHS-Patienten mit Depressionen,

Psychosen oder Alzheimer-Krankheit keinerlei Veränderungen gebracht. Es gibt keine zugelassenen Arzneimittel oder anderen Behandlungsoptionen bei Depressionen, die sich primär auf das Immunsystem auswirken. Aber es gibt faszinierende neue Erkenntnisse, die besagen, dass hochgradiger psychosozialer Stress Entzündungsprozesse im Körper verstärkt. Und immer mehr Forschungsergebnisse belegen, dass Menschen, die in ihrer Kindheit negativen Lebens- oder Gewalterfahrungen ausgesetzt waren, im Kindes- und Erwachsenenalter eine höhere Anfälligkeit für Entzündungen entwickeln.[14,15,16] Auch wird zunehmend klar, dass depressive Patienten, die zugleich an Entzündungen leiden, schlechter auf eine Behandlung mit konventionellen Antidepressiva ansprechen.[17] Doch bis jetzt besteht für Ärzte oder andere Fachkräfte im Bereich der psychischen Gesundheit keine weithin bekannte Möglichkeit, dieses neue Wissen zu nutzen, um depressiven Menschen zu helfen. Und bis mein Hausarzt in der Lage sein wird, Depressionen immunologisch zu behandeln, kann ich nicht davon ausgehen, dass er viel Zeit auf Überlegungen verwendet, wie man mit einer ausgefallenen neuen Denkweise, die auf die Immunologie fokussiert ist, der Entstehung depressiver Symptome auf die Spur kommen könnte.

Ich persönlich denke, dass sich das ändern wird. Ich kann mir eine Zukunft vorstellen, in der die althergebrachten Trennlinien zwischen psychischen und physischen Erkrankungen aufgehoben sind, in der die 400 Jahre alte Gewohnheit der dualistischen Diagnose über Bord geworfen wurde und das Immunsystem bei der Betrachtung – und Behandlung – von psychischen und Verhaltenssymptomen wie der Depression eine wesentlich größere Rolle spielen wird. Ich kann mir ohne Weiteres vorstellen, dass schon im Verlauf der nächsten etwa fünf Jahre einige entscheidende Schritte in diese Richtung erfolgen. Die Geschichte hat uns gelehrt, dass Revolutionen in der Medizin keine fernsehtaugliche Reality-Show abgeben. Doch unter der Oberfläche des medizinischen Praxisalltags sind wissenschaftliche Veränderungen in Gang gekommen, die unseren Umgang mit Depressionen und anderen psychischen Störungen von Grund auf verwandeln könnten. Und genau das ist der Gedanke hinter diesem Buch. Wir können die alte polarisierte Denkweise, dass Depressionen ausschließlich im Kopf oder Gehirn entstehen, hinter uns lassen und uns bewusst machen, dass sie gleichermaßen im Körper verwurzelt sind, dass sie eine Reaktion des gesamten Organismus oder des menschlichen Selbst auf die Herausforderung des Überlebens in einer feindlichen Welt darstellen.

2. KAPITEL
Die Funktionsweise des Immunsystems

Um zu dieser neuen Denkweise über die Depression zu gelangen, müssen wir an einem fremd anmutenden Ort beginnen: In der Domäne der Lymphknoten, der Milz und der weißen Blutkörperchen. Das ist der Herrschaftsbereich der Immunologie, der Wissenschaft vom Immunsystem, die erklärt, welche Mechanismen und Grundprinzipien sich hinter einer Entzündung verbergen. Dank der Immunologie wissen wir, was geschieht, wenn das Immunsystem aktiviert wird, um feindliche Eindringlinge abzuwehren.

Der Umgang mit Entzündungen war stets von zentraler Bedeutung für die Medizin, und während meines Medizinstudiums und meiner späteren Facharztausbildung zum Psychiater befasste ich mich bis etwa 1990 intensiv mit dem Bereich der klinischen Immunologie. Danach verschwand sie von meinem Radarschirm, bis 2012, als ich wieder einmal ein Immunologie-Lehrbuch oder eine wissenschaftliche Abhandlung zur Hand nahm und vollkommen geblendet war von der Entwicklung, die in der Zwischenzeit stattgefunden hatte.

Die Immunologie des 21. Jahrhunderts stützt sich noch auf dasselbe Grundwissen, das schon im 20. Jahrhundert vermittelt wurde – auch die Grundstrukturen einiger Lehrbuch-Diagramme haben sich nicht verändert–, doch wunderbarerweise ist das Gesamtbild heute in jeder Hinsicht detaillierter und vielschichtiger. In dieser Zeitspanne wurden einige völlig neue Entdeckungen gemacht. Und einige der alten Gewissheiten wurden ausgehebelt. Die neue und noch immer wachsende Disziplin der Immunologie ist ein wissenschaftlich und therapeutisch beispielloser Machtfaktor.[18] Soweit es die Allgemeinheit betrifft, ermächtigt sie uns vor allem, den Zusammenhang zwischen Immunsystem, Gehirn, Verhalten und psychischer Verfassung aus einer ganz neuen Perspektive zu betrachten. Der Entzündungszustand des Körpers und das Ausmaß der Immunaktivierung als Reaktion auf eine gesundheitliche Bedrohung können einen unmittelbaren Einfluss auf unsere Gefühle und Gedanken ausüben. Um es wissenschaftlich präziser auszudrücken: Entzündungen im Körper können Veränderungen in der Funktionsweise des Gehirns auslösen, die ihrerseits Veränderungen in der Stimmungslage, in den kognitiven Prozessen und im Verhalten bewirken, Veränderungen, die im Allgemeinen der Depression zugeordnet werden.

Entzündung und Infektion

Um den Ablauf von Anfang an zu verfolgen, beginnen wir mit den Grundbausteinen des menschlichen Körpers – den mikroskopisch kleinen Zellen –, die in Millionen unterschiedlichen Spielarten vorkommen, von denen eine jede auf eine bestimmte Aufgabe spezialisiert ist. Nervenzellen kommen vor allem im Nervensystem vor, weiße Blutkörperchen nehmen eine Vorrangstellung im Immunsystem ein, und die sogenannten Endothelzellen formen die Innenwände der Arterien und Venen im Herz-Kreislauf-System. Noch stärker spezialisierte Immunzellen wie die Makrophagen, Lymphozyten und Mikrogliazellen bilden eine Untergruppe der weißen Blutzellen, auch Leukozyten genannt. Diese Zellen sind die Hauptakteure auf der Besetzungsliste des Immunsystems. (Abb. 1)

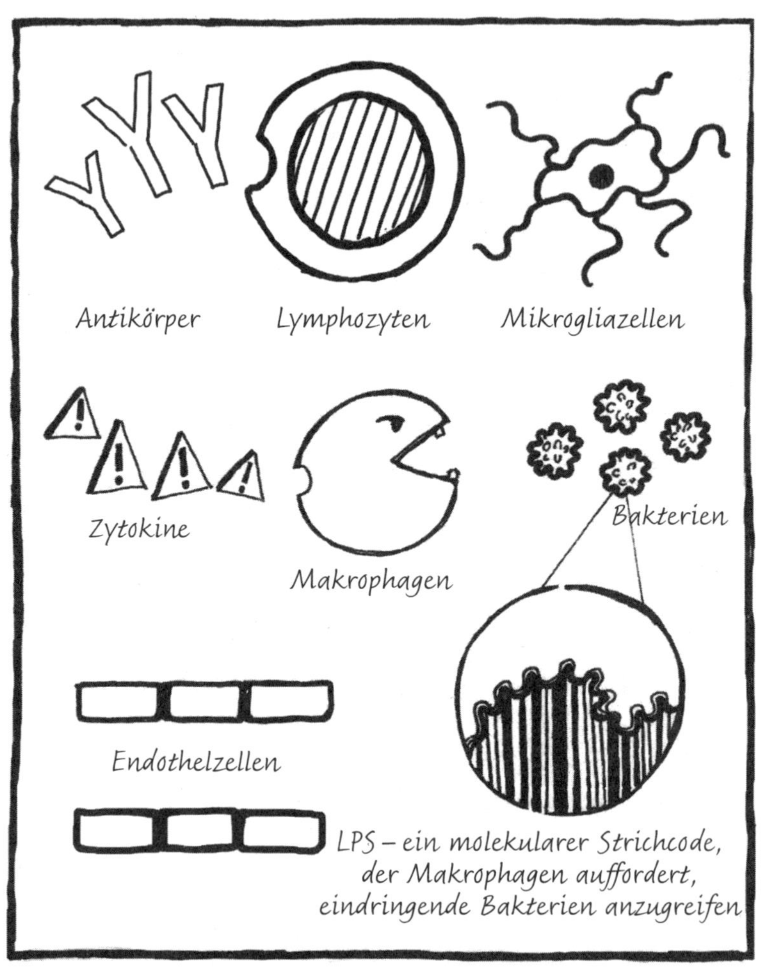

Abb. 1: Immunzellen. Diese »Immunojis« stellen die Hauptakteure im Immunsystem dar. Makrophagen sind Riesenfresszellen, die Bakterien vernichten und Zytokine, oder proinflammatorische Hormone, produzieren. Sie kommen überall im Körper vor. Mikroglia oder Mikrogliazellen gehören zu den Makrophagen, die ausschließlich im Gehirn verortet sind. Lymphozyten produzieren Antikörper, um die Makrophagen bei der Abwehr von Infektionen zu unterstützen. Endothelzellen bilden die innerste Schicht von Arterien und Venen.

Das Rohmaterial, aus dem sämtliche Zellen bestehen, ist Protein; es gibt Milliarden unterschiedlicher Proteine im menschlichen Körper, deren Strukturen dem DNA-Code entsprechen, den wir von unseren Eltern geerbt haben. Zu den Proteinen gehören alle Antikörper und Enzyme, Zytokine und viele Hormone, beispielsweise Insulin. Viele Proteine sind biologische Signalmoleküle, die Informationen innerhalb einer Zelle oder zwischen den Zellen übertragen, indem sie ein sogenanntes Rezeptorprotein, das diese Signale empfangen kann, erkennen und daran binden. Diese hierarchisch geordneten biologischen Systeme, Zellen, Proteine und letztendlich der DNA fügen sich zu einem Organismus zusammen, beispielsweise einem Menschen wie Sie und ich. Es ist unvermeidlich, dass der Mensch den Angriffen nicht-menschlicher Organismen ausgesetzt ist, beispielsweise durch Bakterien, die man unter der Sammelbezeichnung Antigene oder artfremde Substanzen bezeichnet. Eine Entzündung wird durch das Immunsystem hervorgerufen, das unseren Organismus gegen artfremde Substanzen abschirmt und schützt.

Entzündungen sind schon seit Urzeiten bekannt. Der erste unverkennbare Bericht über entzündliche Prozesse wird Celsus zugeschrieben, einem römischen Arzt der Antike; er genoss in Fachkreisen einstmals derart großes Ansehen, dass sich 1500 nach seinem Tod einer der innovativsten und ruhmreichsten europäischen Ärzte des Mittelalters Paracelsus nannte (über Celsus hinaus).

Es war Celsus, der ursprünglich die Entzündung als Syndrom beschrieb, als eine Kombination diagnostischer Symptome und Krankheitszeichen: in diesem Fall Rötung, Überwärmung, Schwellung und Schmerzen. Er erkannte, dass Entzündungen oft nach einer Verletzung entstanden. Wenn sich ein Mann beispielsweise eine Stichwunde in der Hand zuzog, war der verletzte Bereich gerötet, geschwollen und schmerzhaft (Abb. 2). Die Hand wies eine akute Entzündung auf – wie sich bei einer ärztlichen Untersuchung herausstellte; seither hat sich das Konzept der akuten Entzündung für die Medizin als nutzbringend erwiesen und blieb erhalten. Nicht ganz so klar war und ist bis heute die Schlüsselfrage nach den Mechanismen, die sich hinter dem Entzündungsvorgang verbergen: Wie und warum reagiert der Körper in dieser spezifischen Weise auf eine Verletzung?

Die Immunologie hat diese Frage mit bemerkenswerter Genauigkeit beantwortet. Wir wissen heute, dass Hunderte von Proteinen in einer Wechselwirkung zueinander stehen, um über vielschichtige Signalwege den traumatischen Reiz einer Wunde in eine Entzündungsreaktion zu übertragen. Wir können Schritt für Schritt die molekulare Ursache-Wirkungs-Kette verfolgen, die erklärt, wie die Entzündungsreaktion auf eine Verletzung die lokalen Blutgefäße erweitert, um die Blutzufuhr in den verletzten Bereich zu erhöhen und das

Abb. 2: Entzündung (Im Uhrzeigersinn von oben nach unten) Seit Menschengedenken waren Kämpfe und Konflikte eine weit verbreitete Ursache physischer Verletzungen und Infektionen. Inzwischen hat die Immunologie entdeckt, dass der Körper auf traumatische Erfahrungen und das Eindringen artfremder feindlicher Bakterien, beispielsweise infolge einer Stichwunde, eine Entzündungsreaktion in Gang setzt. Makrophagen, die Riesenfresszellen, nehmen die Erreger auf, die an der Schneide des Messers haften, und vernichten sie; gleichzeitig setzen sie Zytokine frei, die in den Blutstrom gelangen und weitere Makrophagen »rekrutieren«, die in den verletzten Bereich ausschwärmen, um die Bakterien zu überwältigen und den Organismus vor körperfremden Substanzen zu schützen. Diese mikroskopische Funktionsweise des Immunsystems erklärt die klassischen Symptome und Zeichen einer akuten Entzündung – Schwellung, Rötung und Druckempfindlichkeit der verletzten Hand.

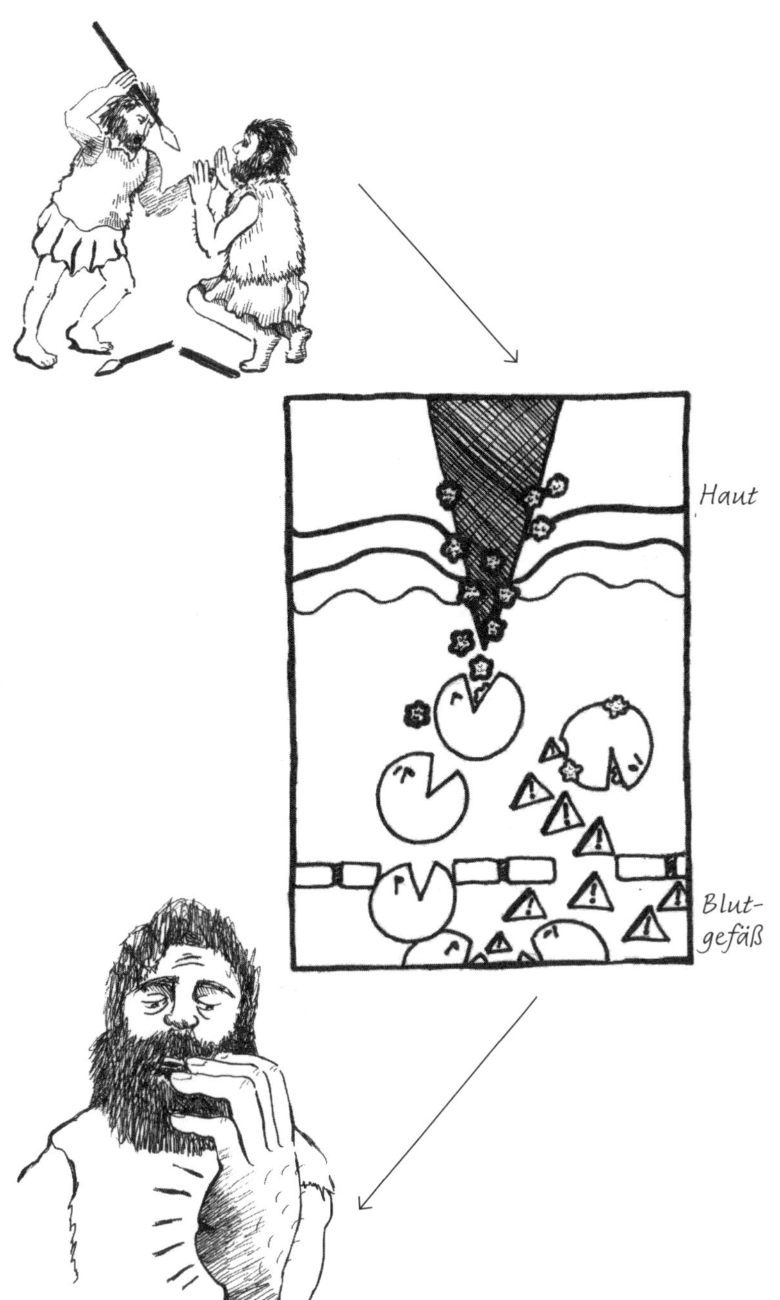
Haut
Blut-
gefäß

altbekannte Symptom der Hitze zu erzeugen. Wir wissen genau, dass die Entzündung eine größere Durchlässigkeit der ohnehin dünnen Blutgefäßwände bewirkt, sodass mehr Blut den Kreislauf verlassen und sich in den Muskeln und anderen Geweben der Hand ansammeln kann, wodurch das klassische Symptom der Schwellung entsteht. Wir kennen diese und zahlreiche weitere Einzelheiten über die Vorgänge im Immunsystem, die eine Entzündungsreaktion auslösen. Und wir wissen auch, warum sie erfolgt.

Entzündung und Immunität – die Unempfänglichkeit für Krankheitserreger – gewährleisten unser Überleben in einer feindlichen Welt. Wir wissen, dass Menschen, die das Pech haben, aufgrund einer seltenen Genmutation ohne ein voll funktionsfähiges Immunsystem geboren zu werden, nach der Geburt oftmals nicht lange leben. Ohne intaktes Immunsystem werden wir zur leichten Beute für unsere Feinde. Und wir sind ringsum von Feinden umgeben, die Celsus, der »Medizinschriftsteller« aus der römischen Antike, nicht sehen konnte: Parasiten, Keime, Pathogene (Mikroorganismen), Viren, Bakterien, Würmer, Protozoen (Einzeller) und Pilze. Es gibt eine lange Liste der überwiegend mikroskopisch kleinen Organismen, die im Verlauf der Evolution erfolgreich waren, indem sie uns infiziert haben. Und ihren Erfolg haben sie im Allgemeinen auf unsere Kosten erzielt.

Wenn das Messer, das in die Hand eindringt, schmutzig war oder auch nur einigermaßen sauber statt rigoros desinfiziert, wimmelt es auf der Schneide von Bakterien aller Art. Die Wunde wird dadurch verunreinigt, und sobald sich die Bakterien im Gewebe der Hand häuslich eingerichtet haben, vermehren sie sich mit atemberaubender Geschwindigkeit. Wie wirkt sich das auf den Organismus aus? Das hängt unter anderem von den Bakterienarten oder Spezies ab, die sich zufälligerweise auf dem Messer befanden. Es gibt weltweit Millionen unterschiedlicher Bakterienarten, und nicht alle sind gleichermaßen gefährlich für Menschen.

Aber nehmen wir einmal an, dass eines der Bakterien auf dem Messer *Clostridium tetani* war. Damit könnte sich eine geringfügige Verletzung in eine Todesursache verwandeln, denn *C. tetani* hat – wie Sie gewiss erraten haben – Tetanus oder Wundstarrkrampf, eine oft tödlich verlaufende Infektionskrankheit, zur Folge. Aus mechanistischer Sicht erzeugt dieser Erreger ein Gift oder Toxin, das in das Nervensystem gelangt und das normalerweise bestehende Gleichgewicht zwischen Erregung und Hemmung der Nervenzellen aushebelt. Die vergifteten Nervenzellen reagieren mit ungehemmter Erregung und leiten unentwegt Signale an die Muskeln weiter, veranlassen sie, sich in langen, schmerzhaften Krämpfen zusammenzuziehen. Eines der ersten typischen Anzeichen ist die Kiefersperre. Die Muskeln, die normalerweise für das Öffnen und Schließen des Mundes zuständig sind, kontrahieren dauerhaft, sodass er nicht mehr geöffnet werden kann: Der Patient ist außerstande, zu sprechen, zu essen oder zu trinken. Krämpfe der Gesichtsmuskulatur lösen darüber hinaus ein Hochziehen der Mundwinkel aus, sodass der Patient trotz der furchtbaren Schmerzen, die ihn zunehmend lähmen und zur vollkommenen Bewegungsunfähigkeit und zum Tod führen können, einen starren Gesichtsausdruck beibehält, der wie eine leicht belustigte Miene oder ein teuflisches Grinsen wirkt.

Das ist eine der Herausforderungen, der wir uns seit Menschengedenken gegenübersehen. Wir werden ständig von Feinden angegriffen, die gefährlich sind und nichts Gutes im Schilde führen. Zum Glück haben wir das Immunsystem, das uns – die körpereigene Materie – in dem biologischen Krieg verteidigt, den uns körperfremde Organismen erklärt haben.

Es gibt Schlüsselmerkmale, die für die Organisation unserer Immun-Streitmacht typisch sind und sie für die Rolle in dieser überlebenswichtigen Abwehr geradezu prädestinieren: die strategische Positionierung, die Kommunikationsmethoden und die Fähigkeit, blitzschnell Verteidigungslinien aufzubauen und zu lernen.

Die strategische Positionierung

Nicht nur die Position ist sehr wichtig für das Immunsystem, sondern auch die Tatsache, dass seine Streitkräfte in vielen Bereichen des Körpers »unterwegs« sind. Beim Nervensystem befindet sich der größte Teil gebündelt im Kopf. Beim Atmungssystem ist der größte Teil im Brustkorb eingeschlossen. Das Immunsystem ist anders geartet. Wir können nicht auf eine bestimmte Stelle im Körper deuten und sagen: »Dort ist der Sitz meines Immunsystems.« Das Immunsystem ist nirgendwo ansässig, weil es überall anzutreffen ist.

Seine Streitkräfte müssen überall zugegen sein, denn ein infektiöser Angriff kann an gleich welcher Stelle erfolgen. Viren und Bakterien können durch eine Vielzahl unterschiedlicher Portale in den Körper gelangen – einige dringen durch die Haut ein, andere befallen die Lunge oder den Darm. Jede Fläche zwischen körpereigener und körperfremder Materie, zwischen Körper und Außenwelt, ist ihren Angriffen ausgesetzt. Und alle diese Flächen stellen Fronten im biologischen Krieg zwischen feindlichen körperfremden Akteuren – wie *C. tetani* – und den körpereigenen Verteidigungslinien dar.

Die Immunzellen, die im Körper am weitesten verbreitet sind und die meisten Verteidigungslinien bewachen, sind die Makrophagen. Der Begriff wurde im neunzehnten Jahrhundert geprägt und besteht aus zwei altgriechischen Wurzeln: Makro bedeutet groß, und phage bedeutet fressen. Makrophagen – wobei die Betonung in der Regel auf der zweiten Silbe liegt – kann man sich als gefräßige Riesenzellen vorstellen (Abb. 1 und 2). Zu ihrer bevorzugten Nahrung gehören Bakterien. Sie beseitigen feindliche, sprich schädliche Keime, indem sie diese mit einer Membran umhüllen und mittels Enzymen zerkleinern und auflösen. Sie stellen einen ungemein effektiven Killermechanismus dar, dessen mächtigste Waffen gegen Infektionen jedoch nur auf kurze Entfernung wirken. Um den Keim aufzunehmen und zu vernichten, müssen die Makrophagen folglich in direkte physische Berührung mit ihm kommen. Eine einzelne Fresszelle ist nur imstande, unverzüglich und in beschränktem Radius aktiv zu werden, um eine Bakterieninfektion zu bekämpfen – nur wenige Millimeter von ihrer Position entfernt. Um die gesamte Verteidigungslinie zu schützen, müssen Millionen von Makrophagen wie Grenzwächter oder Befehlshaber einer römischen Legion in Stellung gebracht werden, die für die Überwachung eines lokalen Gewebebereichs zuständig ist und strategisch an Stellen zusammengezogen wird, an denen mit hoher Wahrscheinlichkeit ein Angriff erfolgen könnte.

Der Darm ist eines der wichtigsten Schlachtfelder, auf denen Infektionen bekämpft werden. Die Innenwand des Darms muss relativ dünn und für die Außenwelt zugänglich sein, damit sie die Nährstoffe aus der Nahrung aufzunehmen vermag. Sie kann nicht vor Infektionen geschützt werden, wie die Haut durch die harte äußere Keratinschicht, die Hornhaut, und kommt ständig mit dem zähflüssigen Brei aus Bakterien und mehr oder weniger verdauter Nahrung in Berührung, die Tag für Tag die Gedärme passiert. Die Darmwand wird ständig von Bakterien durchdrungen; und sie wird stets von der Makrophagen-Legion verteidigt, die fortwährend und dicht an dicht an der Frontlinie zwischen Mund und After stationiert ist.

Eine ähnliche Geschichte spielt sich bei Lunge, Genital- und Harntrakt oder an der Oberfläche der Augen ab: Überall dort, wo der Körper in direktem Kontakt mit der Außenwelt steht, findet man Makrophagen zuhauf, die sich in Alarmbereitschaft befinden und jederzeit auf das erste Anzeichen eines Problems warten. Doch so wirksam die Verteidigungslinien an vorderster Front auch sein mögen, einigen Bakterien gelingt es immer wieder, die Phalanx zu durchbrechen. Sie schaffen es, den Fresszellen nicht unverzüglich zum Opfer zu fallen, vermehren sich in Windeseile, zerstreuen sich und dringen in den Blutkreislauf und in die Lymphbahnen des ganzen Körpers ein. Um zusätzliche Abwehrmechanismen für die inneren Schlüsselorgane bereitzustellen, sind die Makrophagen auch in der Milz, in der Leber, im Gehirn, in den Nieren, in den Muskeln, im Fettgewebe und in den Knochen positioniert. Das A und O dieser Verteidigungsstrategie besteht darin, dass unser Immunsystem, zumindest mit seiner Makrophagen-Armee, überall zugegen ist (Abb. 3).

Kommunikation: Der Botenstoff ist die Botschaft

Eine Schlüsselkomponente in der Abwehrstrategie des Immunsystems ist die Kommunikation. Um seiner Aufgabe als ein homogenes, integriertes, anpassungsfähiges System gerecht werden zu können, müssen die Aktivitäten der einzelnen Makrophagen-Zellen aufeinander abgestimmt werden. Diese Koordination unterscheidet getrennt voneinander operierende

Truppenteile von einer römischen Legion. Die Erforschung der Kommunikation zwischen den Immunzellen ist noch heute das Herzstück des explosionsartigen Wachstums, das die Immunologie seit geraumer Zeit zu verzeichnen hat.

Wir wissen mittlerweile, dass die Makrophagen zwei Möglichkeiten haben, sich mit dem Rest des Immunsystems auszutauschen: durch direkten Kontakt mit einer anderen Zelle oder durch die Freisetzung von Proteinen, den sogenannten Zytokinen, die sich frei im Körper bewegen und Signale an viele Zellen übermitteln können. Der unmittelbare Kontakt von Zelle zu Zelle ist ein Mechanismus, der für die Übertragung sehr spezifischer Informationen über einen besonders gefährlichen Angreifer ungemein nützlich ist. Die Zytokin-Ausschüttung eignet sich dagegen besser für die Übermittlung allgemeiner Botschaften über den aktuellen Status einer Infektion oder die inflammatorische, sprich entzündungsfördernde Immunantwort, die darauf erfolgt.

Zytokine werden von den Makrophagen in den Blutkreislauf ausgeschwemmt, wandern ähnlich wie Entzündungshormone im ganzen Körper umher und lagern sich dann an die entsprechenden Rezeptoren auf der Oberfläche anderer Makrophagen an, um ihnen ein Signal zu übermitteln, das ihren Erregungszustand erhöht oder die Entzündung intensiviert. Für den größten Teil ihres Lebens – und ihre Lebensdauer kann Jahrzehnte betragen – hält eine Fresszelle untätig die Stellung, bewacht den kleinen, ihr zugewiesenen Gewebebereich im Dickdarm oder in der Haut und wartet darauf, dass sich etwas tut. Und plötzlich überschlagen sich die Ereignisse: Eine feindliche Streitmacht ist in die Nachbarschaft eingedrungen, Bakterien, die sich rasend schnell vermehren und die Oberhand zu gewinnen drohen. Die Makrophage muss unverzüglich den Rest des Immunsystems warnen, ohne ihren Wachposten an vorderster Front zu verlassen. Sie fordert Unterstützung an, indem sie starke Zytokin-Signale aussendet, die sich rasch im Blutkreislauf verbreiten und die alarmierende Botschaft, den Ruf zu den Waffen, zu jeder anderen Immunzelle im Körper weitertragen, die das Signal mithilfe der Zytokin-Rezeptoren

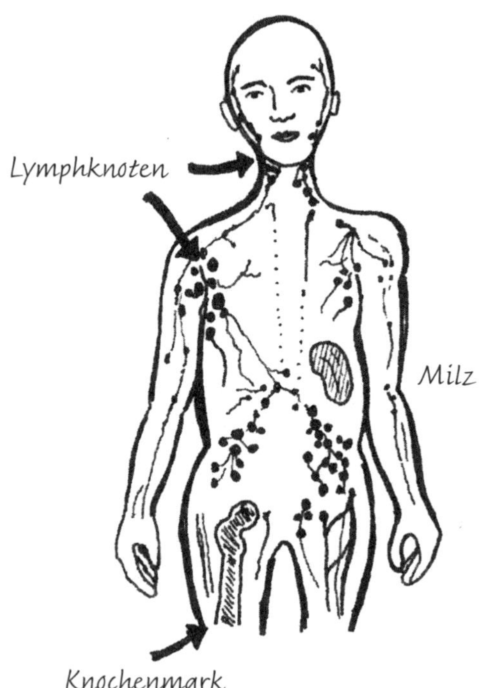

Abb. 3: Das Immunsystem. Wir können das Immunsystem aus der anatomischen Perspektive betrachten und uns fragen: Wo ist es verortet? Die Lymphknoten in der Achselhöhle und an anderen Stellen des Körpers sind durch ein weit verzweigtes Netz von Lymphgefäßen miteinander verbunden, die es den Immunzellen ermöglichen, ungehindert im gesamten Körper zu zirkulieren und in den Blutkreislauf zu gelangen. Die Immunzellen im Blut werden Leukozyten oder weiße Blutkörperchen genannt. Die Immunzellen werden in der Milz gespeichert, und für die Produktion neuer Immunzellen ist das Knochenmark unentbehrlich.

an ihrer Oberfläche aufzunehmen vermag. Makrophagen sind hochempfänglich für die Zytokin-Signale von anderen Makrophagen, die der Hilfe bedürfen. Diese sogenannten inflammatorischen Zytokine aktivieren die Makrophagen, die sich noch in Ruhestellung befinden, bringen sie dazu, dass sie ihren

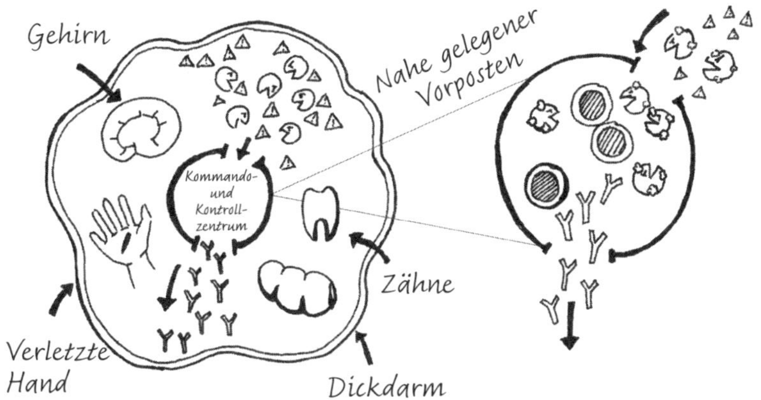

Körpereigene Frontlinie

Wir können das Immunsystem aber auch aus der physiologischen Warte betrachten und uns fragen: Welche Aufgaben hat es? Das Immunsystem trägt zum Überleben des Menschen bei, verteidigt uns gegen die fortwährenden Angriffe, denen wir an allen Fronten ausgesetzt sind. Die Makrophagen bilden die Truppen an der vordersten Verteidigungslinie; sie haben im Zuge der Evolution gelernt, feindliche Erreger auf den ersten Blick zu erkennen und anzugreifen, intrazellulär zu zerkleinern, sprich zu »fressen«, und verdaute Fragmente der Bakterien auf ihrer Oberfläche mit sich herumzutragen. Damit übermitteln sie den Lymphozyten – den Generälen der Immunoji-Streitmacht – genaue Informationen über die Beschaffenheit des Feindes. Die Makrophagen tauschen sich in den Lymphknoten, in der Milz, im Knochenmark und in anderen Kommando- und Kontrollzentren des Immunsystems mit den Lymphozyten aus. Die Lymphknoten können Antikörper in den Blutkreislauf schwemmen, um die Makrophagen unverzüglich und in Zukunft bei der Verteidigung des menschlichen Organismus gegen Angriffe zu unterstützen.

angestammten Beobachtungsposten verlassen und sich eilends zur Quelle des Entzündungssignals zu begeben, um ihren Kameraden beizustehen.

Um die Kommunikation von Zelle zu Zelle zu veranschaulichen, kehren wir noch einmal zu unserem Beispiel von der Hand mit der Stichverletzung zurück. Gehen wir davon aus, dass die Wunde infiziert ist; dadurch wird eine lokale Entzündungsreaktion ausgelöst, die bewirkt, dass die Hand rot wird und anschwillt. Ein paar Tage später macht sich außerdem auf der Körperseite der entzündeten Hand eine Schwellung in der Achselhöhle bemerkbar. Solche Symptome kennen Sie vielleicht aus eigener Erfahrung, wenn Sie Halsschmerzen hatten (eine lokale Rachenentzündung) und einige Tage später Schwellungen im Halsbereich auftreten. Man spricht dann von einer »Drüsenschwellung«, wobei es sich, in der medizinischen Fachsprache, um vergrößerte Lymphknoten handelt. Im Fall der Stichwunde an der Hand sind die Lymphknoten in der Achsel und bei Halsschmerzen die Halslymphknoten betroffen.

Der Grund für diese Reaktion ist, dass die Lymphknoten oder Lymphdrüsen eine Anlaufstelle oder ein Drehkreuz für die Immunzellen bilden, wo sie zusammenkommen und im unmittelbaren Kontakt Informationen austauschen können. Die Achsellymphknoten schwellen nach der Infektion in der Hand an, denn viele der Makrophagen, die sich erfolgreich gegen die bakteriellen Angreifer zur Wehr gesetzt haben, verlassen die Frontlinie und begeben sich auf schnellstem Weg zu dem nächst gelegenen Lymphknoten (der sich in der Achselhöhle befindet, wenn die Hand die Ausgangsbasis ist, oder die Halslymphknoten bei Halsschmerzen). Diese Makrophagen, die zu den Lymphknoten in unmittelbarer Nachbarschaft strömen, sind nicht etwa kampfscheue Deserteure, sondern haben die Aufgabe, in einem der Hauptquartiere des gesamten Lymphsystems Bericht zu erstatten. Sie überbringen lebenswichtige, detaillierte Geheiminformationen, die der Feindaufklärung dienen. Jede von ihnen transportiert kleine Proteinfragmente der Bakterien auf ihrer Oberfläche, die sie aufgenommen, zerkleinert und verdaut haben, Bruchstücke der körperfremden Eindringlinge, die man auch als Antigene, als artfremde Eiweißstoffe, bezeichnet. Diese Fragmente oder Antigene unterscheiden sich voneinander und wurden von den Makrophagen nach dem Zufallsprinzip ausgewählt; sie strömen in hellen Scharen zu den Lymphknoten, auf der Suche nach einer anderen Immunzelle – einer Lymphozyte –, die das von ihnen mitgeführte Teil des Antigen-Puzzles erkennt und weiß, was zu tun ist. Die Makrophagen wirbeln durch die Lymphknoten, stellen wie beim Speed-Dating einen kurzen Kontakt zu einer Lymphozyte nach der anderen her, bis sie buchstäblich auf eine stoßen, vielleicht die einzige ihrer Art in diesem Lymphknoten, die imstande ist, die Botschaft über den Feind zu entschlüsseln, die sie von ihrem Abschnitt der Frontlinie ins Hauptquartier bringen. Wenn man die Makrophage mit dem Befehlshaber einer hundertköpfigen Streitmacht vergleicht, dann bekleidet die Lymphozyte den Rang eines Generals. Oder wenn Sie sich die Makrophage lieber als RoboCop, sprich als roboterhaften Vollstrecker, vorstellen, dann wäre die Lymphozyte als Geheimagent oder Spion tätig.

Sobald die Makrophage die richtige Lymphozyte gefunden hat, der sie Bericht erstattet, bleibt das Paar mehrere Tage lang miteinander verbunden und hält eine Einsatzbesprechung über den genauen Inhalt der Antigen-Botschaft ab, bevor die Lymphozyte die Entscheidung trifft zu handeln. Ihre Strategie besteht oft darin, die Immunreaktion, die ursprünglich von den Makrophagen ausgelöst wurde, auszuweiten oder vielfältiger zu gestalten (Abb. 3)

Der direkte Kontakt zwischen Immunzellen ist für die detaillierte Kommunikation über das Antigen – die Feindaufklärung – von zentraler Bedeutung. Er ist gleichwohl zeitaufwendig (es dauert Tage, bis die Lymphknoten nach einer Infektion anschwellen), von wechselndem Erfolg gekrönt (die meisten Kontakte zwischen den Zellen führen nicht zu einem Informationsaustausch) und erfordert spezielle Anlaufstellen. Die Zellen treffen sich vornehmlich in den Lymphknoten, die sich gehäuft in den Achselhöhlen, in den Leisten, im Nacken und an der Mittellinie zwischen Brust- und Bauchhöhle befinden. Die Zellen kommen auch in bestimmten Bereichen des Lymphgewebes zusammen, beispielsweise in den Mandeln und Drüsen, die entlang des Dickdarms angesiedelt sind. Zu den weiteren Anlaufstellen gehören Milz, Knochenmark und Thymusdrüse. Sie werden bisweilen die Organe des Immunsystems genannt (Abb. 3). Wir können sie uns als Kommando- und Kontrollzentren vorstellen, Versammlungsorte der Immunzellen, an denen sie sich von Angesicht zu Angesicht über die aktuelle Bedrohungslage an der Front und mögliche Reaktionen austauschen.

Rasche Gegenwehr und Lernprozesse

Das Immunsystem besitzt die angeborene Fähigkeit, alle körperfremden und daher potenziell schädlichen Substanzen zu orten und mit außerordentlicher Voreingenommenheit darauf zu reagieren. Diese rasche Abwehr hängt vor allem von der Makrophagen-Armee an vorderster Front ab, die im Verlauf der Evolution gelernt hat, unverzüglich und mit aller Macht auf die ersten Anzeichen einer Infektion zu reagieren.

Die Reaktionsgeschwindigkeit ist deshalb so wichtig, weil

Bakterien und Viren – die Invasoren – sich rasant vermehren können. Ein einziger Erreger des Typs C. *tetani* kann sich innerhalb von zwanzig Minuten zweiteilen, und die Anzahl verdoppelt sich alle zwanzig Minuten. Entsprechend dieser beängstigenden Logik des exponentiellen Wachstums kann sich ein einziges Bakterium binnen weniger Stunden millionenfach vervielfältigen. Das Immunsystem muss den Kampf also schnellstens gewinnen – oder dem Feind zumindest Einhalt gebieten –, bevor sich das Gleichgewicht der Macht verschiebt und der Angreifer entschieden im Vorteil ist.

Deshalb muss jeder Makrophage an der Frontlinie fähig sein, blitzschnell zu entscheiden: Handelt es sich um körpereigene oder körperfremde Materie, um Freund oder Feind? Er muss diese Entscheidung eigenständig treffen, ohne vorherige Beratung mit anderen Zellen, was zu viel Zeit kosten würde. Doch wie kann man erwarten, dass sie so schnell und entschlossen auf eine unvorhergesehene und womöglich noch nie dagewesene Bedrohung reagiert? Es gibt Millionen unterschiedlicher Bakterien- und Virusarten in der feindlichen Außenwelt, und kein einzelner Makrophage kann vorab mit allen in Berührung gekommen sein. Doch alle Makrophagen haben das kollektive Wissen ihrer Vorfahren geerbt. Jeder von ihnen ist von Geburt an darauf programmiert, einen Feind, den er nie zuvor gesehen hat, auf den ersten Blick zu erkennen.

Der biologische Krieg zwischen Menschen und Krankheitserregern tobt ohne Unterlass, seit sich der *Homo sapiens* vor mehr als 150 000 Jahren als eigene Spezies entwickelt hat. Der Krieg zwischen Säugetieren und Bakterien oder zwischen mehrzelligen Organismen und einzelligen Invasoren wird schon seit grauer Vorzeit ausgefochten. Und im gesamten Verlauf der biologischen Geschichte wurde das erste Gebot der Evolution befolgt: Nur die optimal angepassten Individuen überleben. Die Vorfahren, die sich vermehren und ihr Erbgut an nachfolgende Generationen weitergeben konnten, hatten vermutlich zahlreiche Infektionskrankheiten durchgestanden. Genetische Mutationen, die auch nur den geringsten Vorteil bei der Abwehr von Infektionen mit sich brachten, wurden von der natürlichen Auslese begünstigt, und so haben unsere Makrophagen auf dem langen und gewundenen Pfad der spontan auftretenden, dauerhaften Veränderung des Erbguts und einer gnadenlosen natürlichen Auslese gelernt, Gefahren zu erkennen und darauf zu reagieren. Gefahren, mit denen der Mensch während seiner eigenen jahrzehntelangen Lebenszeit vielleicht nie in Kontakt gekommen ist, die aber seine Vorfahren gekannt und überlebt haben, weil sie vom kollektiven Wissen einer langen evolutionären Abstammungslinie profitiert haben, die sich auf das Heraufdämmern des biologischen Zeitalters zurückdatieren lässt.

Angenommen, Sie waren noch nie in Ihrem Leben in Afrika. Doch eines Tages beschließen Sie, dort Urlaub zu machen, und Ihr Immunsystem, vor allem das Immunsystem in Ihrem Darm, wird plötzlich mit exotischen Bakterienstämmen konfrontiert, die ihm nicht vertraut sind. Da diese biologische Bedrohung massiv und Ihnen völlig unbekannt ist, könnte der Kontakt tödlich sein. Doch im Verlauf der Evolution hat Ihr Immunsystem ständig dazugelernt und nützliche Informationen über Bakterien gespeichert. Ihre Makrophagen wurden im Zuge der natürlichen Auslese wie Roboter vorprogrammiert. Sie wurden bereits im Vorfeld mit einer hochentwickelten Software versehen, die sie befähigt, viele unterschiedliche Bakterienarten auf Anhieb zu identifizieren und zu vernichten.

Der Makrophage weiß, dass die meisten Bakterien, die in Afrika oder anderswo den Darm befallen, eines gemein haben: Sie verfügen über eine ähnliche biologische Struktur. Sie verfügen über eine strapazierfähige äußere Membran, die Moleküle namens Lipopolysaccharide, oder kurz LPS enthält und sie davor schützt, dem Verdauungsprozess im Darm zum Opfer zu fallen. Leider werden und wurden die LPS weder in unserem Körper noch im Körper unserer Säugetier-Vorfahren produziert. Sie werden nur beim Zerfall von Bakterien abgegeben. Deshalb stellen sie einen äußerst verlässlichen und praktischen Leitfaden dar, mit deren Hilfe sich Freund und Feind auf der molekularen Ebene identifizieren lassen. Wenn eine Zelle LPS-Moleküle auf ihrer Außenfläche enthält, muss die Makrophage nichts weiter über sie wissen – dieser molekulare Strichcode oder das Muster reichen aus, um zu erkennen, dass es sich nicht um eine körpereigene Zelle, sondern um eine feindliche Zelle handelt, die unschädlich gemacht werden muss. Das alles weiß ich, weil ich es in den Lehrbüchern der Immunologie gelesen habe. Die Makrophagen in Ihrem Darm »wissen es« infolge der natürlichen Auslese.

Der Identifizierungs- und Vernichtungsprozess feindlicher Angreifer vollzieht sich in Nullkommanichts: Es handelt sich um eine algorithmische Reaktion, die automatisch erfolgt, sobald das Muster erkannt wird – bei Sichtkontakt wird scharf geschossen. Jeder Makrophage in Ihrem Körper hat im Zuge der Evolution gelernt und geübt, ausgerüstet mit LPS-Strichcodelesern und anderen technischen Hilfsmitteln, eine angeborene Immunreaktion auszulösen. Dieses tief verwurzelte, von Ihren Vorfahren übermittelte Wissen – in der genetischen und molekularen Maschinerie der Makrophage zum Ausdruck gebracht – dient unserem Schutz und hat zur Folge, dass wir weniger ahnungslos sind, als man vermuten könnte, wenn wir zum ersten Mal in unserem Leben nach Afrika reisen.

Das Immunsystem besitzt nicht nur ein angeborenes Wissen über den Feind, sondern ist auch intelligent genug, um neues Wissen zu erwerben oder während seiner Lebenszeit mehr über ihn in Erfahrung zu bringen. Das bekannteste Beispiel für die Lernfähigkeit des Immunsystems ist vermutlich die Impfung. Nehmen wir an, ich lasse mich vor meinem Afrika-Urlaub gegen Tetanus impfen, weil ich weiß, dass in tropischen Ländern ein höheres Infektionsrisiko besteht. Das bedeutet, ich lasse mir freiwillig eine abgeschwächte Form des Erregers injizieren, der todbringend sein könnte, wenn ich ihm zum ersten Mal »auf freier Wildbahn« begegnen würde. Was geschieht dabei aus immunologischer Sicht?

In den ersten Stunden oder Tagen nach der Impfung machen sich wahrscheinlich Schmerzen und Schwellungen an der Stelle bemerkbar, an der die Spritze gesetzt wurde. Diese klassischen Anzeichen einer Entzündung deuten auf eine angeborene Immunreaktion der Makrophagen im betroffenen Bereich hin, ausgelöst durch die gezielte Injektion von möglicherweise antigenischen körperfremden Bakterien, die einen Reiz darstellen. Doch das ist nur eine Nebenwirkung der Impfung, nicht der vorrangige Zweck. Sinn und Zweck der Impfung besteht darin, die Lymphozyten des Immunsystems zur Produktion von Antikörpern anzuregen, das heißt, von Proteinen, deren spezifische Aufgabe darin besteht, ein Antigen zu erkennen und zu binden. Und da diese Antikörper für die Massenproduktion ausgewählt wurden, weil sie darauf spezialisiert sind, das Tetanus-Antigen zu identifizieren, und die Antikörper-Produktion oft jahrelang wie am Fließband erfolgt, sobald sie in Gang gesetzt wurde, ist mein Immunsystem zweifellos auf die nächste Begegnung mit *C. tetani* vorbereitet. Zusätzlich zur angeborenen Immunabwehr, die eine Reaktion der Makrophagen bei Sichtkontakt auslöst und von meinen Vorfahren im Zuge der Evolution vererbt wurde, habe ich damit eine weitere Verteidigungslinie in Stellung gebracht. Mein Immunsystem hat etwas über die Beschaffenheit der Welt während meiner eigenen Lebenszeit gelernt und sich eingeprägt: Es hat sich an die aktuelle Situation angepasst. Meine Lymphozyten haben anhand der Impfung gelernt, dass es da draußen in der großen weiten Welt den *C. tetani* gibt, dass dieser Erreger eine echte Bedrohung darstellt und dass sie auch weiterhin vor ihm auf der Hut sein müssen, damit sie durch die fortlaufende Produktion von Antikörpern für eine Konfrontation gerüstet sind.

Autoimmunität: Die Kehrseite der Medaille

Bisher hatte es den Anschein, als wäre das Immunsystem ein wirkungsmächtiger Verteidigungsmechanismus, ein absolut zuverlässiger Verbündeter, der die Aktivitäten in seinen weit verzweigten strategischen Schlüsselpositionen durch klare Kommunikationslinien zwischen Millionen zugehöriger Zellen steuert, hochkomplexe Aufgaben wie die unverzügliche Abwehr feindlicher Kräfte koordiniert, adaptives, sprich situationsangepasstes Lernen koordiniert und uns hilft, in einer Welt voller Mikroorganismen, die es auf uns abgesehen haben, zu überleben. Das alles entspricht den Tatsachen, aber es ist nicht die ganze Wahrheit. Das Immunsystem hat auch eine Schattenseite.

Dass ich den Krieg als Metapher für Entzündungen gewählt habe, könnte Sie zu der Annahme veranlassen, das Immunsystem würde seine inflammatorischen Kampfhandlungen stets gewinnen, ähnlich wie moderne Hightech-Streitkräfte, die rein theoretisch einen militärischen Sieg nach dem anderen erringen: durch »saubere«, mit der Präzision eines chirurgischen Eingriffs durchgeführte Angriffe auf Ziele, die im Zuge ausgeklügelter Geheimdienstaktivitäten vorab identifiziert wurden.

Doch Fakt ist, dass inflammatorische Kampfhandlungen, genau wie militärisch geführte Kriege, unvermeidlich massive Kollateralschäden bei unbeteiligten Dritten anrichten; und die Waffen des Immunsystems können, wie Geschütze und Raketen auf dem Schlachtfeld, in die falsche Richtung weisen, wo der irrtümliche Beschuss Todesopfer in den eigenen Reihen zur Folge hat.

Makrophagen folgen dem strikten, vorprogrammierten Befehl, biologische Fremdstoffe, die von molekularen Strichcodes wie den LPS auf Anhieb erkannt werden, aufzuspüren und zu vernichten. Wenn sie die eindringenden Bakterien »umfließen« und aufnehmen, setzen sie große Mengen von Verdauungsenzymen und bakterielle Fragmente in das umgebende Gewebe frei. Diese Makrophagen-Absonderung ist toxisch für unbeteiligte Dritte – beispielsweise Knochen, Muskeln oder Nervenzellen –, die sich zufälligerweise in der Nachbarschaft der bakteriellen Infektion befinden, aber nicht zu den Hauptakteuren der Immunabwehr zählen. Da immer mehr Makrophagen rekrutiert werden und sich infolge der Signalübertragung der Zytokine am Kriegsschauplatz einfinden, werden die schädlichen Auswirkungen auf die Zellpopulationen im Entzündungsbereich größer. Die unerbittliche Kriegsführung der Makrophagen hat ähnliche Folgen wie die Taktik der Verbrannten Erde oder der Bombenteppiche in der menschlichen Kriegsführung. Es kann ein massiver Kollateralschaden bei Unbeteiligten entstehen, die keiner der beiden Konfliktparteien angehören. Die Makrophagen können vielleicht verhindern, dass sich die Infektion der verletzten Hand im gesamten Körper ausbreitet, jedoch mit tödlicher Wirkung. Und wenn die Infektion nicht vollständig beseitigt, sondern lediglich eingedämmt wird und die Makrophagen-Streitkräfte sich über Monate oder Jahre in ihren Stellungen verschanzen, wird das gesunde Gewebe der verletzten Hand für immer geschädigt. Muskeln, Haut und Knochen werden zerstört oder bestenfalls durch hartes, faseriges Narbengewebe ersetzt. Die massive Makrophagen-Abwehr kann zur Folge haben, dass der verletzte Mensch zwar sein Leben retten, aber dafür seine Hand nicht mehr gebrauchen kann.

Während die Kollateralschäden der Makrophagen eine querbeet verlaufende Schneise der Verwüstung bei den unbeteiligten Zellen in der Nachbarschaft hinterlassen, ist der irrtümliche Beschuss der eigenen Streitkräfte durch die Lymphozyten in stärkerem Maß darauf ausgerichtet, zwischen körpereigener und körperfremder Materie zu unterscheiden. Das Immunsystem versteht sich hervorragend darauf, die Unterschiede zu erkennen. Dennoch ist es vor Fehleinschätzungen nicht gefeit. Manchmal sind die Antigene, die von den Makrophagen aufgelesen und zu den Lymphozyten transportiert werden, keine Partikel von bakteriellen Eiweißstoffen, sondern menschliche Proteine, molekulare Bestandteile unserer körpereigenen Gewebe. Und aufgrund dessen leiten die Lymphozyten, denen irrtümlicherweise körpereigene Proteine als potenziell feindliche Strichcodes präsentiert wurden, mitunter eine Immunabwehrmaßnahme gegen die eigene Mannschaft ein. Anstatt Antikörper gegen Bakterien und andere körperfremde Antigene zu erzeugen, produzieren sie wie am Fließband Antikörper, die sich gegen körpereigene Proteine richten, Autoantikörper genannt.

Die Krankheiten verursachenden Auswirkungen dieser Autoantikörper können genauso dramatisch sein wie die heilenden oder vorbeugenden Auswirkungen der Antikörper, die sich gegen Bakterien und Viren richten. Die »guten« Antikörper, die bei der Abwehr von *C. tetani* zum Einsatz kommen, können mich vor einer tödlichen Tetanus-Infektion schützen; die »schlechten« Autoantikörper, die sich gegen meinen eigenen Körper richten, können zu ebenso lebensbedrohlichen Erkrankungen führen. Manchmal geraten die Zellen in der Bauchspeicheldrüse, die Insulin produzieren, irrtümlicherweise unter den Eigenbeschuss des Immunsystems. Sie werden von den Autoantikörpern angegriffen und vernichtet, wobei alle anderen Zellen in der Bauchspeicheldrüse vollkommen unversehrt bleiben. Es entsteht keine sichtbare Narbenbildung, aber eine möglicherweise tödliche Selbstverletzung. Ohne die Insulin produzierenden Zellen verliert der Körper die Fähigkeit, den Glucosegehalt im Blut und viele andere Aspekte des normalen Stoffwechsels zu regulieren, und der Blutzuckerspiegel steigt. Vor der Entdeckung der Insulintherapie fielen zahlreiche Diabetes-Patienten unversehens ins Koma und starben infolge dieses verborgenen, verheerenden Angriffs, den das Immunsystem gegen den eigenen Körper führte.

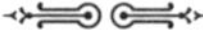

Inzwischen fragen Sie sich vielleicht, was das alles mit Depressionen zu tun hat. Es war oft die Rede von Infektionen und Traumata, während Gemüts- oder Geistesverfassungen nur am Rande erwähnt wurden. Welcher Zusammenhang besteht zwischen diesen glücklicherweise detaillierten Kenntnissen über weiße Blutkörperchen, Lymphknoten, Makrophagen, Zytokine und psychischer Gesundheit?

3. KAPITEL
Verborgen, aber offensichtlich

Krank sein macht depressiv

Erinnern Sie sich noch an Mrs P.? Die Frau mit Arthritis, die depressiv war; kein Wunder, das würde Ihnen in einer solchen Situation vermutlich genauso ergehen, oder? Wenn ich auf die damals gängigen medizinischen Behandlungsmethoden in der NHS-Klinik zurückdenke, bin ich verblüfft über die Vielschichtigkeit der Anschauungen, die das tiefgründige Fundament der Annahme darstellen, dass Sie genauso reagieren würden. (Wenn Sie an ihrer Stelle wären). Damit wird kurz und bündig angedeutet, dass Mrs P. ihre Situation gründlich durchdacht hatte. Sie wusste, dass sie unter rheumatoider Arthritis litt, sie wusste, dass sich die Symptome unausweichlich verschlimmern würden, dass die körperliche Beeinträchtigung zunehmen und es nicht mehr lange dauern würde, bis sie an den Rollstuhl gefesselt wäre. Sie konnte mit Sicherheit die schrittweise Verschlechterung ihres Zustands bis zum trostlosen Ende voraussehen. Und dieses Wissen hatte zu ihrer Depression beigetragen. Was bei jedem Menschen der Fall wäre, der wüsste, dass er ihr Schicksal teilt.

So lautete zumindest die theoretische Analyse eines Oberarztes, den ich hinzuzog, um mich mit ihm über die bei Mrs P. bestehende Kombination aus Depressionen und Entzündung zu beraten. Natürlich enthielt sie ein Körnchen Wahrheit. Er hatte recht mit der Annahme, dass es deprimierend ist zu wissen, dass man an einer Krankheit leidet, die sich aller Wahrscheinlichkeit nach verschlimmern wird. Doch er befand sich auf dem Holzweg mit seiner stillschweigenden Vermutung, dass physische Erkrankungen nur dann eine Depression auslösen, wenn man fortwährend »darüber nachgrübelt«. In der Praxis bedeutete das, Mrs P.s Depression war nicht sein Problem. Er war Mediziner, eine Gattung, die ausschließlich mit den körperlichen Aspekten der Gesundheit befasst ist. Mrs P.s Depression war nach seiner Auffassung eine nachvollziehbare psychische Reaktion auf eine physische Erkrankung, sie war nicht in ihrem Körper verwurzelt und stand in keinem Zusammenhang mit der pathologischen Ursache der Gelenkschwellungen. Ihre Beschwerden fielen nicht in seinen Fachbereich – dafür waren »Seelenklempner« oder Priester zuständig.

Ich gebe zu, diese Begebenheit ist frei erfunden, aber kein Ausnahmefall. Zwei Aspekte der Erfahrungen, die Mrs P. machte, kennen viele Patienten mit rheumatoider Arthritis. Zum einen sind die psychischen Symptome keineswegs ungewöhnlich. Ungefähr 90 Prozent der Arthritis-Patienten berichten, dass ihr Hauptproblem ein Zustand der chronischen Erschöpfung sei, und 40 Prozent der Betroffenen macht die depressive Stimmungslage am meisten zu schaffen. Das Gefühl, »benebelt« zu sein – eine kognitive Störung, in der Fachsprache »Brain Fog«, also Gehirnnebel, genannt – oder nicht mehr klar denken und planen zu können, tritt ebenfalls häufig auf. Die psychischen Symptome überwiegen auf den Listen der »unerfüllten medizinischen Leistungsanforderungen«, die von den namhaften Arthritis-Gesellschaften und Selbsthilfegruppen zusammengestellt wurden. Die Kombination aus Depression und rheumatoider Arthritis, die mir bei Mrs P. auffiel, kommt häufig vor, wie sich herausstellte, auch wenn sie noch heute weitgehend unsichtbar ist.[19]

Der zweite Aspekt ihrer Erfahrung, den viele Arthritis-Patienten aus eigener Anschauung kennen, ist das offenkundige Desinteresse ihrer Ärzte. Die Spezialisten, Rheumatologen genannt, die solche Fälle behandeln, achten in erster Linie auf Anzeichen der physischen Erkrankung – sichtbar gemacht durch bildgebende Verfahren wie die fMRT –, um sich einen Überblick über die Zerstörung in den Gelenken zu verschaffen, und die Ergebnisse der Blutuntersuchungen. Das haben sie im Zuge ihrer Ausbildung gelernt, und darauf verstehen sie sich. Den psychischen oder Verhaltenssymptomen widmen sie erheblich weniger Aufmerksamkeit. Rheumatologen erkundigen sich bei ihren Patienten nur selten nach ihrem Energieniveau, ihren Gefühlen oder Gedanken. Wenn Patienten aus eigenem Antrieb Informationen über ihren Zustand der Antriebs- und Freudlosigkeit preisgeben, wissen sie oft nicht, was zu tun ist oder wie sie darauf reagieren sollen. Weil sie ihren Patienten mit Sicherheit nicht sagen können, was sie, wie Mrs P.s behandelnder Arzt, wahrscheinlich automatisch denken: Verständlich, ich wäre an Ihrer Stelle auch zutiefst deprimiert.

Was geht in ihren Köpfen vor? Warum wird ein so weit verbreiteter und für die Patienten so wichtiger Aspekt ihrer Erkrankung von Ärzten beinahe reflexartig vernachlässigt? Warum wird die enge Verbindung zwischen Depression und Arthritis, die offensichtlich ist, so häufig übersehen?

Cogito, Gott und die menschliche Maschine

René Descartes war ein berühmter französischer Mathematiker und Philosoph des 17. Jahrhunderts und kein Rheumatologe oder Immunologe. Dennoch üben seine Theorien nach wie vor einen bemerkenswert großen Einfluss auf die moderne

Medizin aus. Der sogenannte cartesiansche Dualismus, seine medizinisch wichtigste philosophische Lehre, beruht auf der Vorstellung, dass in der Welt zwei verschiedene »Substanzen« existieren, Geist und Materie, zwei voneinander getrennte Erfahrungsbereiche. Es gibt eine äußere physische Welt, in der die Objekte, bestimmten Regeln entsprechend, in einer mechanistischen Wechselwirkung zueinanderstehen, die sich experimentell nachweisen lässt. Und es gibt eine innere, geistige Welt, in der subjektive Ideen und Gefühle den Inhalt des Bewusstseins oder Ichbewusstseins bilden. Jeder Mensch wird durch diesen Dualismus in zwei voneinander unabhängige Ebenen des Seins unterteilt. Unser Körper wird in der physischen, objektiv messbaren und unbewussten Domäne verortet, und unser Geist der mentalen, subjektiven und bewussten Domäne zugeordnet.

Descartes gelangte auf ebenso seltsame wie urtümliche Weise zu dieser Sichtweise. Es begann mit tiefgreifenden Zweifeln. Er stellte seine eigene Erkenntnisfähigkeit infrage, alles, was er über die Welt zu wissen glaubte. Er misstraute sensorischen Informationen als verlässliche Quelle des Wissens, denn die Sinneswahrnehmungen in seinen Träumen waren eindeutig irreführend. In seinen Träumen konnte er Dinge sehen, hören und spüren, die in Wirklichkeit nicht existierten, wie er beim Aufwachen feststellen musste. Deshalb fragte er sich, ob die allem Anschein nach realen Gegenstände, die er im Wachzustand wahrzunehmen glaubte, wenn er mit offenen Augen durchs Leben ging, tatsächlich auch nur einen Deut realer waren als das, was er mit geschlossenen Augen im Traum erblickte. Wie konnte er sicher sein, dass die Welt, die ihn umgab, kein Traum war, aus dem er lediglich noch nicht erwacht war?

Am Ende gelangte Descartes zu der Schlussfolgerung, dass

die einzige Gewissheit, die dem Ansturm derart extremer Zweifel standhielt, der Zweifel selbst war. Während er unentwegt, rigoros und skeptisch darüber nachdachte, was er wusste, nicht wusste, zu wissen oder nicht zu wissen meinte … und so weiter und so fort, wusste Descartes nur eines über jeden Zweifel hinaus, dass er nämlich nachdachte. Ich bezweifle alles, ich denke, dass nichts real ist, ich denke, alles ist nur ein Traum. Ich kann denken, was immer ich will. Doch wie skeptisch oder verachtungsvoll ich die Welt auch betrachten mag, dass mein zweifelndes Selbst existiert, kann ich nicht in Zweifel ziehen. »Ich denke, dass ich nicht real bin« wäre ein begrifflicher Widerspruch. Wenn ich mir das allen Ernstes einrede, weiß ich ohne jeden Zweifel, dass diese Auffassung falsch sein muss. Das bedeutet im Umkehrschluss: *Cogito ergo sum.* Ich denke, also bin ich.

Das sind die Worte seines wichtigsten philosophischen Grundsatzes, den er verfasste, doch Descartes gilt auch als einer der wichtigsten Architekten der wissenschaftlichen Revolution, als einer der Gründerväter der modernen Wissenschaften; sein Name wird im gleichen Atemzug wie Galileo und Newton genannt, die ungefähr zur gleichen Zeit lebten. Dennoch ist nicht auf Anhieb offensichtlich, wie sich diese beiden Aspekte seiner Reputation auf einen Nenner bringen lassen. Wie kann ein Mann, der zu der Erkenntnis gelangt, dass er sich nur seiner eigenen Existenz und seiner eigenen Gedanken gewiss sein kann, derjenige sein, der die Welt auf den Weg zu gesicherten wissenschaftlichen Erkenntnissen in nahezu allen Wissensbereichen geführt hat?

Descartes war tiefgläubiger Katholik und verfasste seine Schriften zu einem Zeitpunkt, unmittelbar nach der Reformation, als Glaubensüberzeugungen in stärkerem Maß dem kulturellen Mainstream angehörten und häufiger im Mittelpunkt von öffentlichen Debatten und Diskursen standen. Descartes glaubte an eine unsterbliche Seele ohne materielle Substanz, die seinen Gedanken, seinen Zweifeln und allen anderen Erscheinungsformen seines Bewusstseins Leben einhauchte, die Augenblicke der Vereinigung mit Gott eingeschlossen. Einem mittelalterlichen Gedankengang folgend erklärte er, seine kosmische Vision von einem vollkommenen und unendlichen Gott könne weder von ihm erfunden noch falsch gedeutet worden sein, denn Gott übersteige die menschliche, sterbliche und endliche Vorstellungskraft. Ein Mensch könne sich Gott nicht vorstellen, wenn Gott nicht existiere. Die Tatsache, dass ausgesprochen vernunftbegabte Menschen wie er, Descartes, sich Gott üblicherweise vorstellen konnten, sei ein positiver Beweis für die Existenz Gottes. Sein Glaube an einen gütigen Gott war unerschütterlich: Gott war nicht nur real, sondern musste real sein.

Und Descartes war überzeugt, dass ein gütiger Gott ihn und seinesgleichen vor Irrtümern bewahren würde, wenn sie so umsichtig und kritisch wie möglich von ihren geistigen Fähigkeiten Gebrauch machten, um einen Sinn in der Realität zu entdecken. Es war Gott, der Descartes ermöglichte, den Rest der Welt zu erkennen, der ihn aus der Isolation des einzig gesicherten Wissens – *Cogito ergo sum* – befreite und seinen Geist für die experimentelle Wissenschaft öffnete.

Als Descartes die Mathematik heranzog, um die physikalischen Mechanismen zu erklären, die das äußere Erscheinungsbild materieller Substanzen festlegten, begann er die Welt als Maschine zu betrachten. Er beschrieb den menschlichen Körper als Gliedermaschine, zusammengesetzt aus vielen einzelnen Bestandteilen – wie Nerven, Blutgefäße und Muskeln –, die in Wechselwirkung zueinander standen und den gleichen physikalischen Gesetzen gehorchten, die den Mechanismen von Tieren und seelenlosen Maschinen zugrunde lagen. Die Physik war nach seinem Dafürhalten der Stamm des Baumes, an dem wissenschaftliche Erkenntnisse reiften, die Metaphysik (alias Gott) die Wurzel, und alle anderen Wissenschaften waren vom Stamm ausgehende Zweige. Diese Vorstellung vom menschlichen Körper als physikalische Maschine, die Descartes – es ist vertretbar, das zu sagen – als Erster entwickelte und überzeugend zur Sprache brachte, stellte das Fundament der Lehre dar, auf das sich der sagenhafte Erfolg der Biologie und wissenschaftlichen Medizin bis heute stützt.

Natürlich hatte Descartes zum damaligen Zeitpunkt keine Ahnung, was tatsächlich im menschlichen Körper vorging. Das Wissen um die Strukturen der Körpermaschine war Sache der Anatomie, was in der Praxis bedeutete, Leichen zu sezieren. Doch die Autopsie war aus religiösen Gründen zumindest in den letzten 2000 Jahren weitgehend verboten. Die ersten anatomischen Zeichnungen vom Herzen und Gehirn, die heute einigermaßen wirklichkeitsgetreu anmuten, tauchten erst rund hundert Jahre vor Descartes auf. Das Wissen, wie die Körpermaschine wirklich funktionierte, gehörte in den Forschungsbereich der Physiologie, der sich in einem noch weniger entwickelten Zustand befand. William Harvey, ein englischer Arzt und Anatom, hatte kurz zuvor die erste zutreffende Theorie über den Blutkreislauf veröffentlicht, ungefähr zur gleichen Zeit, als Descartes fälschlicherweise davon ausging, dass Blut aus dem Herzen freigesetzt wird, weil es sich auf irgendeine Weise erhitzt und ausdehnt.

Auch wenn die ersten Beschreibungen der cartesianischen Körpermaschinen rückblickend vor Irrtümern und Absurditäten bezüglich der Einzelheiten nur so strotzen, scheinen sie auch heute noch bemerkenswert ehrgeizig und breit gefächert zu sein. Descartes hat im Vergleich zu dem, was uns heute bekannt ist, vermutlich so gut wie nichts über die Körpermaschine gewusst, aber er war überzeugt, dass am Ende alles mit dem Verstand fassbar und jede Form des tierischen Lebens mithilfe der physikalischen Mechanismen des Körpers erklärbar sein würde. Bei Tieren war das einfach. Sie besaßen keine Seele, waren nur Maschinen. Bei Menschen war die Sache komplizierter. Die mechanistische Physik des Körpers konnte nicht alle Merkmale des Menschen erklären, denn das würde die Metaphysik der Seele ausschließen. Und die Seele war eine Gegebenheit für Descartes; sie war real, musste real sein. Deshalb sah er sich zu dem Kompromiss genötigt, dass es eine Körpermaschine und eine Seele geben musste, zwei voneinander getrennte, miteinander kombinierte Bereiche, die den Menschen kennzeichneten. Doch welche Fähigkeiten besaß die Seele, die dem Leib fehlten? An welcher Stelle des Leibes befand sich der Sitz der Seele? Und welche Wechselwirkung bestand zwischen Leib und Seele?

Seine eigenen Bemühungen, Antwort auf diese Fragen zu finden, befriedigten Descartes nicht.[20] Intellektuelle Glanzleistungen und göttliche Vereinigung waren gewiss spiritueller Natur; doch was war mit den Gefühlen und Erinnerungen – konnten sie ausschließlich triebhaft und letztlich durch die Gesetze der Physik erklärbar sein? Der Sitz der Seele im Körper war anatomisch ebenfalls schwer zu bestimmen. Descartes zog eine Reihe möglicher Kandidaten in Betracht, bevor er sich für die Zirbeldrüse entschied, eine kleine und ansonsten rätselhafte Struktur, die erst kurze Zeit zuvor beim Sezieren im menschlichen Gehirn entdeckt worden war. Ihm gefiel das äußere Erscheinungsbild der Zirbeldrüse, weil sie einzeln vorkam und eine zentrale Position einnahm, während der Großteil des Gehirns symmetrisch angeordnet war. Die Gehirnhemisphären waren paarig, rechts und links angelegt, und die meisten

Komponenten des »Gehirnapparats« waren in doppelter Ausführung, das heißt, in beiden Hirnhälften vorhanden. Als Sitz der Seele schieden sie daher aus, weil die Seele einzigartig und nicht teilbar ist. Es gibt nur wenige andere singuläre Strukturen im Gehirn, beispielsweise die Hirnanhangdrüse, die der Seele vorstellbarerweise eine angemessene Unterkunft bieten könnte; doch Descartes bevorzugte die Zirbeldrüse, vermutlich deshalb, weil er sie für beweglicher hielt.

Diese anatomischen Halbwahrheiten unterstützten seine mechanistische Theorie über die Wechselwirkung zwischen Körper und Seele, die auf tönernen Füßen stand. (Abb. 4). Er stellte sich vor, dass sich der »luftige Lebensgeist« mit dem Blut im Körper ausbreitete und in die Zirbeldrüse gelangte, und dass die von den Augen erfasste visuelle Szenerie ebenfalls auf die Innenwände der Drüse projiziert und bewusst wahrgenommen wurde. Die Zirbeldrüse war folglich der Ort, an dem die Körpermaschine mit der Seele kommunizieren konnte. Descartes stellte sich außerdem vor, dass die Bewegungen der Zirbeldrüse einen Mechanismus lieferten, mit dessen Hilfe die Seele imstande war, die Befehlsgewalt über den Körper zu übernehmen. Er hielt die Zirbeldrüse für eine Art Ventil oder Zapfhahn, der ständig aktiv und darauf ausgerichtet war, das menschliche Verhalten zu steuern, indem er den Fluss des Lebensgeistes durch die Nervenbahnen zu den Muskeln im Körper regulierte.

Diese Einstellung kennzeichnet mehr oder weniger das Ende seiner abenteuerlichen intellektuellen Entdeckungsreise, die zwanzig Jahre andauerte: sie führte vom Zweifel zum *cogito,* durch Gott zurück zum mechanistischen Weltbild, und schließlich zum konzeptionell und anatomisch sperrigen Erscheinungsbild eines *deus ex machina,* – einer außenstehenden Macht, die unverhofft auftaucht, Konflikte löst und ver-

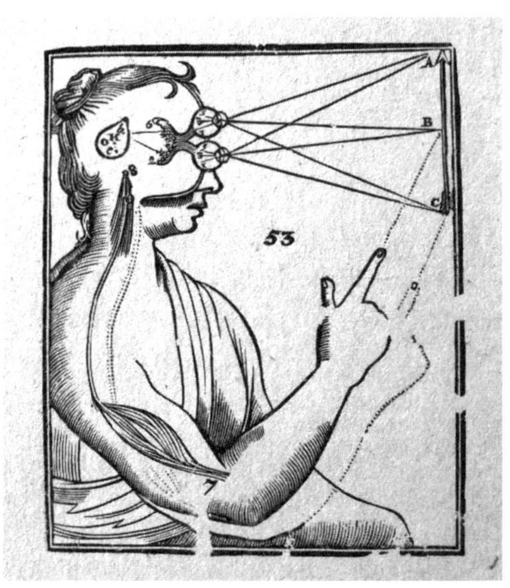

Abb. 4: Ein Versuch, die Zirbeldrüsen-Theorie vom menschlichen Körper und Geist zu erklären. Das ist eine der Gravuren in Descartes letztem Werk, einer medizinisch-philosophischen Abhandlung mit dem Titel »Über den Menschen«[21]; darin erläuterte er, wie das Licht von einem Pfeil durch die Linsen der Augen gebrochen wird und entlang dem Sehnerv (an der Rückseite jedes Augapfels beginnend) ein optisches Signal an die Zirbeldrüse übermittelt. Die Zirbeldrüse hat die Form eines großen Tropfens oder Zapfens, ist mit einem H gekennzeichnet und etwa an der Stelle angesiedelt, an der sich das rechte Ohr der Dame befinden müsste. Optik und Geometrie sind einwandfrei dargestellt. Die Idee, einen visuellen Reiz durch einen physiologischen Schaltkreis mit einer motorischen Reaktion zu verknüpfen, ist für die damalige Zeit ungemein fortschrittlich und weist bemerkenswerte Ähnlichkeit mit der Reflextheorie aus dem 19. Jahrhundert auf, die das Verhalten bzw. Funktionen des Zentralnervensystems auf Reflexe zurückführte. Doch mit seiner Anatomie des Gehirns stellt er sich ein Armutszeugnis aus, selbst an den Standards des 17. Jahrhunderts gemessen. Die Zirbeldrüse befindet sich an der falschen Stelle, ist ungefähr zehnmal größer als in Wirklichkeit, existiert völlig losgelöst vom Rest des Gehirns und ist nur durch die Tintenlinien auf der Seite mit den Augen und Muskeln verbunden. Der Sitz der Seele wird zwar erwähnt, aber nicht verortet.

mutlich ein menschliches Wesen ist. Descartes zweifelte nicht umsonst an seinen eigenen Ideen. Er wusste, dass der Dualismus genauso viele Fragen aufwarf wie er beantwortete, und er arbeitete noch immer an einer Lösung, als er völlig unverhofft starb.

Descartes war finanziell unabhängig, hatte Liegenschaften geerbt und sah sich daher nicht gezwungen, seinen Lebensunterhalt mit Tätigkeiten zu verdienen, die ihm nicht behagten. Er zog es vor, alleine zu leben, und pflegte häufig den Wohnort zu wechseln, um seine Privatsphäre zu schützen, bis er sich unvermeidlicherweise genötigt sah, an drei Tagen in der Woche von 5 bis 10 Uhr morgens bei der Königin von Schweden zur Audienz zu erscheinen, um ihr seine Philosophie zu erklären. Während dieser Zeit wäre es ihm verständlicherweise lieber gewesen, in seinem Bett zu liegen und nachzudenken. An einem eiskalten, dunklen Februarmorgen in Stockholm zog er sich allem Anschein nach eine Lungenentzündung zu und starb innerhalb von zehn Tagen im Alter von 54 Jahren. Einige Jahre später wurde seine letzte, aber wenig aufschlussreiche Abhandlung über das Körper/Geist-Problem veröffentlicht, das sich vor seiner Zeit weniger klar abzeichnete, ein Problem, das er thematisierte, aber nicht lösen konnte.

Ein langer Schatten

Wir wissen heute, dass die Einzelheiten des cartesianischen Dualismus in seiner ursprünglichen Form ausnahmslos falsch sind. Die Zirbeldrüse spielt eine wesentlich bescheidenere Rolle in der menschlichen Körpermaschine und hat keineswegs die führende, dynamische Aufgabenstellung inne, die Descartes ihr in seiner Theorie zuschrieb. Sie gleicht einer biologischen inneren Uhr, reagiert feinfühlig auf die täglich und jahreszeitlich wechselnden natürlichen Tageslichtzyklen und ist Bestandteil des physiologischen Systems, das einen regulären, circadianen Schlaf-Wach-Rhythmus mit einer Periodenlänge von etwa 24 Stunden aufrechterhält. Die Zirbeldrüse ist wichtig, aber nicht von kosmischer Bedeutung. Sie setzt nicht viel in Bewegung, ihre Aufgabe besteht nicht darin, die Körperflüssigkeiten durch die Herz- und Hirnkammern zu lenken, sie ist weder mit jeder Nervenfaser im Körper verbunden noch als Sitz der Seele darauf programmiert, das Verhalten zu steuern. Wird die Zirbeldrüse durch eine Krankheit beeinträchtigt oder verletzt, klagt die Patientin vielleicht über Störungen im Schlaf-Wach-Rhythmus, aber sie hat nicht das Gefühl, dass ihr Bewusstsein körperlos ist, reiner Geist, ohne Wissen oder Prägung durch die Geschehnisse in der physischen Welt.

Wäre der cartesianische Dualismus eine gewöhnliche wissenschaftliche Theorie gewesen, hätte man sie schon vor langer Zeit verworfen, weil die Unvereinbarkeit zwischen den von Descartes fälschlicherweise angenommenen und den tatsächlichen Aktivitäten der Zirbeldrüse zutage getreten wäre. Doch der Dualismus war mächtig und hat überlebt, weniger als wissenschaftliche Theorie, sondern vielmehr als Vorstellung – man könnte beinahe von einer Ideologie sprechen –, welche Aspekte der menschlichen Erfahrung wissenschaftlich erfassbar und daher medizinisch anerkennenswert sind.

Die cartesianische Sichtweise vom menschlichen Körper als Maschine feiert in der Medizin bis heute Triumphe. Es herrscht weltweit Übereinstimmung, dass der Körper aus Atomen und Molekülen, Zellen und Organen besteht. Wir können ihn in Maßeinheiten wie Millimetern und Sekunden ausloten. Wir können davon ausgehen, dass er den universellen Gesetzen der Physik entspricht und sich mit den biologischen

Strukturen und Funktionen anderer tierischer Lebewesen vergleichen lässt. All das trägt dazu bei, diese Sichtweise wissenschaftlich erfassbar zu machen. Man kann sie vielleicht noch nicht bis in alle Einzelheiten wissenschaftlich erklären, aber es gibt keinen Grund zu der Annahme, dass das für immer so bleiben muss. Und da die wissenschaftlichen Erkenntnisse bezüglich des menschlichen Körpers aus der historischen Warte ständig wachsen, haben wir auch einige therapeutische Schlachten im Kampf gegen Krankheiten gewonnen. Wir dürfen uns, was die Medizin betrifft, zugestehen, auf der körperlichen Seite der dualistischen Trennlinie die Kontrolle und erhebliche Fortschritte erzielt zu haben.

Doch die andere Seite der menschlichen Natur – nach der dualistischen Definition – steht auf einem ganz anderen Blatt und unterscheidet sich dummerweise von den modernen wissenschaftlichen und medizinischen Lehrmeinungen. Descartes beschrieb sie ungeniert mit spirituellen Begriffen; doch das war vor vierhundert Jahren, zu einer Zeit, als die europäische Kultur noch von religiösen Idealvorstellungen durchdrungen war. Er glaubte auch, dass er Gott brauchte, um vor experimentellen Fehlern gefeit zu sein; doch die dazwischen liegenden Jahrhunderte der brillanten wissenschaftlichen Errungenschaften haben bewirkt, dass wir anmaßender wurden. Heute sind wir überzeugt (aus gutem Grund), dass wir sowohl über die Logik als auch über die Technologie verfügen, uns ungestraft und ohne Gottes Beistand mit wissenschaftlichen Aktivitäten zu befassen. Wir sind generell zu der Ansicht gelangt, dass Gott nichts mit der Wissenschaft zu tun hat und die Wissenschaft uns nichts über Gott zu sagen vermag. Was um alles in der Welt sollen wir also mit der Gottheit in der cartesianischen Maschine anfangen?

Wir können statt von Lebensgeist oder Seele von Verstand,

Psyche oder Bewusstsein sprechen. Wir können, welche auch immer genehm ist, eine Bezeichnung wählen, doch die »Lebensäußerungen« oder »Vorgänge«, die wir meinen, existieren trotzdem nicht in der physischen Sphäre. Es ist nicht klar, wie man sie ermessen kann, sofern sie überhaupt messbar sind. Wir haben keinen Grund für die Annahme, dass sie den Gesetzen der Physik entsprechen oder dass andere tierische Lebewesen spirituelle oder mentale Erfahrungen machen, die denen des menschlichen Geistes vergleichbar sind. Und nach dem schmachvollen Zusammenbruch der Zirbeldrüsen-Theorie ist bis heute unklar, welche Verbindung zwischen diesem Geist-Ding und dem Körper oder Gehirn bestehen könnte. Das alles hat zur Folge, dass der mentale Bereich wissenschaftlich unergründlich scheint, jetzt und in Zukunft. Wir können den menschlichen Geist nicht unter dem Mikroskop betrachten, können die Bestandteile seines Mechanismus nicht sehen und daher auch nicht erwarten, bei der Behandlung geistiger Erkrankungen – falls die Verwendung dieser Bezeichnung überhaupt Sinn macht – genauso erfolgreich zu sein wie bei der Therapie körperlicher Erkrankungen.

Wie sehr wir diese skeptische Einstellung auch bewundern und seine revolutionäre Auffassung vom menschlichen Körper als Maschine feiern mögen, Descartes hat uns ein Rätsel hinterlassen, das die wissenschaftliche Medizin noch nicht knacken konnte. In der cartesianischen Medizin sind Körper und Geist nicht ein und dasselbe, sondern zwei voneinander unabhängig existierende Einheiten, von denen wir immer noch nicht wissen, wie sie zusammenhängen. Der Körper gehört in die Domäne des Arztes, der seine Kenntnisse aus der Physik und anderen hieb- und stichfesten Wissenschaften bezieht. Der Geist/die Seele gehört in die Domäne der Psychiater oder Psychologen, die ihr Wissen nur auf der Grundlage introspektiver Mutmaßungen gewinnen oder ihre Schlussfolgerungen aus dem Verhalten herleiten. Der NHS, der staatliche Gesundheitsdienst in Großbritannien, ist auch heute noch (2018) nach cartesianischen Leitlinien aufgebaut. Die Patienten gehen buchstäblich durch verschiedene Eingangstüren, suchen verschiedene Kliniken auf, um infolge ihrer dualistisch getrennten Probleme mit Körper oder Geist bei unterschiedlich ausgebildeten Ärzten vorstellig zu werden.

Als ich Mrs P. nach ihrem seelischen Zustand befragte, ausgerechnet in einer rheumatologischen NHS-Klinik, überschritt ich unabsichtlich eine philosophische und organisatorische Trennlinie. Der Oberarzt versuchte, mich auf die richtige Spur zu bringen. Mrs P.s Depression war in seinen Augen irrelevant für ihre Gelenkerkrankung; welcher Zusammenhang sollte auch bestehen? Sie war eine Folgeerscheinung, eine »psychische Reaktion« auf eine »tödliche Bedrohung«, entstanden aus der begründeten Sorge angesichts ihrer fortschreitenden körperlichen Beeinträchtigung und der trostlosen Realität, der sie sich gegenübersah. Sie hatte einfach zu viel über ihren Zustand nachgegrübelt. Sich den Kopf über die immer kürzere Zeit zerbrochen, die ihr bleiben würde, bevor sie auf den Rollator oder Rollstuhl angewiesen war. Nach dem Motto: *Ich denke, also bin ich traurig*. Ihre Depression war rein psychisch bedingt. Und wer konnte es ihr verdenken? Ihnen würde es in dieser Situation genauso gehen, oder?

Mrs P. ist kein Einzelfall

Ich begegnete Mrs P. im Jahre 1989. Annähernd dreißig Jahre später ist es möglich, ihre Geschichte auf andere Weise zu erklären. Diese alternative Diagnose ist noch kein gesichertes

Wissen. Es ist nicht als Tatbestand im Lehrplan für angehende Mediziner verankert. Und es gibt viele intelligente Ärzte, die angesichts meiner nachfolgenden Behauptung aus Höflichkeit skeptisch oder unverkennbar ungläubig reagieren.

Ich bin überzeugt, dass Mrs P.s Depression unmittelbar von ihrer Entzündungserkrankung verursacht wurde. Sie war ein Symptom ihrer rheumatoiden Arthritis, genau wie die geschwollenen und schmerzenden Gelenke. Sie litt unter Depressionen, weil sie unter Entzündungen litt. Sobald die Depression einsetzte, verbrachte sie verständlicherweise mehr Zeit damit, in zutiefst pessimistischen und trüben Gedanken über die Zukunft zu versinken und die Minuten anhand der tickenden Rollator-Uhr zu zählen. Die Depression bewirkte, dass sie kognitiv voreingenommen war, vom entzündeten Gehirn darauf ausgerichtet, ständig über ein zukünftiges Katastrophenszenario nachzusinnen.

Ja, Mrs P. wusste, dass sie eine Entzündung hatte. Sie wusste, dass sie unter einer rheumatoiden Erkrankung litt und was das bedeutete. Die Anamnese erwies sich als Kinderspiel, denn sie war aufgrund ihrer eigenen, gelebten Erfahrungen eine echte Expertin geworden, die einem jungen Arzt, dem sie nie zuvor begegnet war, alle medizinisch relevanten Informationen über ihre Krankheit zukommen lassen konnte. Aber ich bin sicher, dass die Depressionen nicht durch die Grübelei über die rheumatoide Erkrankung ausgelöst wurden, wie ein guter cartesianischer Doktor befunden hätte. Ich akzeptiere, dass das Wissen, an einer progressiven entzündlichen Erkrankung zu leiden, zutiefst deprimierend und traumatisch ist. Doch ich glaube, es gibt noch andere Möglichkeiten, Mrs P.s misslichen Zustand zu erklären. Sie war nicht depressiv, weil sie *wusste, dass* sie eine entzündliche Erkrankung hatte, sondern einfach deshalb, *weil* sie eine entzündliche Erkrankung hatte.

Wie kann das sein? Wie kann eine Gelenkerkrankung eine Depression verursachen? Beginnen wir mit den Fakten über die rheumatoide Arthritis, auf die man sich in Fachkreisen weitgehend verständigt hat. Obwohl Arthritis »Gelenkentzündung« bedeutet, gehören die Erkrankungen des rheumatischen Formenkreises grundlegend zu den Erkrankungen des Immunsystems. Die Gelenke sind gewissermaßen Opfer einer Immunstörung, einer Autoimmunstörung, genauer gesagt. Die rheumatoide Arthritis wird durch das Immunsystem verursacht, das den Körper – die körpereigenen Substanzen – angreift, weil es sich einem bedrohlichen, Infektionen übertragenden Feind gegenübersieht – körperfremden Substanzen. Das Immunsystem eines Rheumapatienten produziert wie am Fließband »schlechte« Autoantikörper, die speziell darauf ausgelegt sind, sich an die »guten« Antikörper im Körper des Patienten anzulagern. Ein Teil des Immunsystems scheint davon auszugehen, dass der Körper dem infektiösen Angriff durch einen anderen Teil des Immunsystems ausgesetzt ist. Das Immunsystem beginnt, sich selbst zu bekämpfen, führt »schlechte« gegen »gute« Antikörper zu Felde, und dann greifen, zu allem Unglück, auch noch die Makrophagen ins Geschehen ein. Die Makrophagen, die sich in den Gelenken und an anderen Stellen des Körpers auf ihrem Beobachtungsposten befinden, ziehen die vorschnelle (und falsche) Schlussfolgerung, dass es einen echten Feind in unmittelbarer Nähe geben muss, wenn sich ein ganzes Heer von Autoantikörpern in Umlauf befindet, sprich ein massiver Feindbeschuss begonnen hat. Also produzieren sie schnellstens Zytokine und feuern ihre toxischen Waffen ab, entzünden die Gelenke und belegen die lokale Nachbarschaft mit einem Bombenteppich. Kampfhandlungen dieser Art können Jahre andauern, denn das Immunsystem ist nicht auf Anhieb imstande, einer Bedrohung Herr zu werden, die in den eigenen Reihen ihren Ursprung hat. Die Lymphozyten erzeugen weiterhin Autoantikörper, und die Makrophagen gehen gegen einen falschen Feind vor, zerstören dabei Muskeln, Knochen und Collagen, ein wichtiges Strukturprotein, bis die Gelenke des Patienten chronisch beeinträchtigt sind. Das ist ein klassisches Beispiel für die dunkle Seite des Immunsystems, für seine Fähigkeit, sich selbst zu schädigen.

Das ist eine immunologische Erklärung, warum Mrs P.s Hände so stark durch Narbenbildung verzerrt waren, dass sie nicht einmal den Deckel von einem Marmeladenglas öffnen konnte. Sie gibt indessen keinen Aufschluss darüber, warum sie sich morgens nach dem Aufwachen dermaßen erschöpft fühlte, dass sie nicht einmal zum Frühstücken aufstehen konnte (geschweige denn, ein Marmeladenglas öffnen). Zumindest befreit sie uns von der Fehlannahme, die rheumatoide Arthritis sei eine lokal begrenzte Erkrankung. Sie mag bei klinischen Untersuchungen lokal begrenzt erscheinen: Einige Gelenke sind entzündet, andere nicht. Doch die molekularen Ursachen der Erkrankung sind systemisch und nicht in einem bestimmten Bereich verortet. Autoantikörper und Zytokine zirkulieren im ganzen Körper, sind nicht nur auf einige wenige »Hotspots« beschränkt. Deshalb können Ärzte die Diagnose einer rheumatoiden Arthritis mittels Blutuntersuchungen überprüfen – Zytokine und andere Entzündungsproteine sind im Blut von Patienten wie Mrs P. in weit höherer Konzentration, als es normal wäre, vorhanden. Ihr gesamter Körper war entzündet, nicht nur die Gelenke. Und der gesamte Körper schließt das Gehirn ein.

1989, als ich mit dem Oberarzt darin übereinstimmte, dass Mrs P. angesichts der Sorgen hinsichtlich ihrer düsteren Zukunftsaussichten verständlicherweise in Depressionen verfiel, erinnere ich mich nicht, gefragt zu haben: »Doch was wäre, wenn …?« Ich griff umgehend auf die stillschweigende, unumstößliche cartesianische Lehrmeinung zurück. Damals wusste meines Erachtens niemand genug, um sich die Frage zu stellen: »Doch was wäre, wenn die Depression nur ein weiteres Symptom ihrer systemischen Entzündungsreaktion wäre und in direktem Zusammenhang mit den hohen Zytokinwerten im Blut stünde?« Damals hätte man eine solche Sichtweise als reine Spekulation erachtet, vielleicht sogar als ein bisschen übergeschnappt abgetan. Als junger Arzt, der noch in der Ausbildung steckte, möchte man von einem Oberarzt nicht gerne für verrückt erklärt werden. Vielleicht habe ich deshalb geschwiegen – vermutlich habe ich gespürt, dass jedes weitere Wort das Gespräch auf karriereschädliches Terrain geführt hätte. Doch heute, dreißig Jahre später, geht mir die Frage »Was wäre, wenn?« immer noch im Kopf herum.

Was wäre, wenn Mrs P.s Depression – der Verlust der Antriebskraft und Energie, ihre Traurigkeit und Schuldgefühle, vor allem wegen der Unannehmlichkeiten, die ihre Erschöpfung bei ihrer Familie und ihren Arbeitskollegen verursachte –, was wäre also, wenn ein unmittelbarer Bezug zur körperlichen Entzündung und den hohen Zytokinwerten im Blut bestünde? Dann könnte man davon ausgehen, dass Depressionen nicht nur bei rheumatoider Arthritis, sondern bei vielen Erkrankungen auftreten, die man mit Entzündungen in Verbindung bringt.

Während meines Medizinstudiums galten immunologische Erkrankungen als reichlich ungewöhnlich und undurchsichtig. Wir lernten, dass der systemische *Lupus erythematodes*, auch SLE genannt, Gelenkentzündungen (Arthritis) und entzündliche Erkrankungen der Blutgefäße (Vaskulitis) hervorrufen kann, die in irgendeinem Bezug zu den Autoantikörpern standen, welche die DNA des Patienten angriffen. Wir lernten, dass die Hashimoto-Thyreoiditis eine Schilddrüsenentzündung verursacht (wie Sie vermutlich schon erraten haben), weil die Autoantikörper die körpereigenen Schilddrüsenzellen der Patienten ins Visier nehmen und sie daran hindern, das Hormon Thyroxin zu bilden. Und wir speicherten, oder versuchten es zumindest, Listen mit den wissenschaftlich ungeordneten, aber diagnostisch bequemen Halbwahrheiten über Dutzende anderer Erkrankungen in unserem Gedächtnis ab: Das Sjögren-Syndrom verursachte eine Entzündung der Speicheldrüsen, sodass die Patienten unter dauerhafter Mundtrockenheit litten. Die Spondylitis ankylosans führte zu einer »versteifenden Wirbelentzündung«, sodass sich die Patienten nicht mehr vornüberbeugen konnten. Die Behçet-Krankheit leistete Arthritis und der Entstehung von Geschwüren am Penis Vorschub. Die Schuppenflechte zog eine Arthritis und rote erhabene Hautstellen (Psoriasisplaques) über den Ellenbogen nach sich. Diese und viele andere Lehrmeinungen wurden verbreitet, damit wir die verschiedenen exotischen Symptome einer immunologischen Erkrankung in der anerkannten medizinischen Fachsprache erkennen und benennen konnten, auch wenn so gut wie gar nichts über die biologischen Mechanismen des Immunsystems bekannt war.

Als die wissenschaftlichen Erkenntnisse im Bereich der Immunologie in den letzten rund zwanzig Jahren explosionsartig zunahmen, lernten wir wesentlich mehr über die Ursachen von Erkrankungen wie SLE, die traditionsgemäß, wenngleich vage, mit immunologischen Ursachen in Zusammenhang gebracht wurden. Noch aufrüttelnder war zu erfahren, dass Entzündung und Autoimmunität – die Unfähigkeit des Körpers, seine Strukturbestandteile als körpereigen zu erkennen – an vielen Krankheiten beteiligt waren, von denen man traditionsgemäß glaubte, sie hätte nichts mit dem Immunsystem zu tun.

Die Atherosklerose, eine Art Arterienverhärtung, war nach der gängigen Lehrmeinung des 20. Jahrhunderts eine Verdickung der Arterien durch Einlagerung von Cholesterol und anderen Fetten in der Innenwandschicht der arteriellen Blutgefäße. Sammelte sich immer mehr Cholesterol dort an, drohte eine Gefäßverengung und irgendwann ein vollständiger Arterienverschluss; und wenn diese Arterie zufällig das Herz mit Blut versorgte, erlitt der Patient einen Herzinfarkt. Dieses Wissen wurde oft durch den Vergleich mit Klempnerarbeiten veranschaulicht, und so verlief oftmals auch die Behandlung: Man behob die Störung mit einem chirurgischen Eingriff, bei dem die Blockade beseitigt oder das verengte bzw. verschlossene Teilstück durch einen Bypass überbrückt wurde. Im 21. Jahrhundert lernen Medizinstudenten eine vollkommen andere Version der Geschichte kennen: Die Anhäufung von Cholesterol löst eine Entzündungsreaktion in der Arterienwand aus. Makrophagen, die in diesem Fall unter dem Pseudonym »Schaumzellen« in den Kampf zogen, verleiben sich die Cholesterol-Tröpfchen ein, bis sie prall mit Fett gefüllt sind, wodurch sie unter dem Mikroskop wie Schaum aussehen. Die arteriellen Makrophagen verhalten sich so wie immer, wenn sie eine Gefahr erkannt haben und aktiviert werden: Sie setzen die toxischen Überreste frei und richten mit ihrem Sperrfeuer einen Kollateralschaden unter den Zellen in der Umgebung an. Sie pumpen Zytokine in den Blutkreislauf. Sie sorgen dafür, dass die Innenwand der Arterie noch schleimiger und klebriger wird; und damit erhöhen sie die Wahrscheinlichkeit, dass Blutkörperchen daran haften bleiben statt ungehindert hindurchzufließen, und bilden somit einen ständig wachsenden Verschluss oder Thrombus, der den Fluss irgendwann vollständig unterbindet. Einen Herzinfarkt zu erleiden ist also keine zufällig erfolgende Klempnerkatastrophe, sondern häufig das Endresultat einer Arterienentzündung.

Heutzutage fällt es schwer, eine Krankheit zu benennen, die nicht durch eine Entzündung oder Autoimmunstörung – sprich Immunreaktionen gegen körpereigene Strukturen – verursacht oder verkompliziert wird. Und es fällt gleichermaßen schwer, eine Krankheit zu benennen, die nicht mit Depressionen, anhaltender Erschöpfung, Angst- oder Panikattacken oder irgendeinem anderen psychischen Symptom einhergeht. Bei Menschen, die infolge einer Entzündung der Herzkranzgefäße einen Herzinfarkt erlitten haben, liegt das Risiko, in den nachfolgenden Wochen Anzeichen einer Depression zu entwickeln, bei 50 Prozent; die Wahrscheinlichkeit, dass sich diese zu einer klinisch relevanten Episode, das heißt, zu einer schweren Depression mit Krankheitswert ausweitet, beläuft sich auf 20 Prozent. Bei Menschen mit langfristigen Herzproblemen wurden ebenfalls Ängste und Depressionen in merklich erhöhtem Ausmaß festgestellt. Und die Depression gilt nicht nur als Risikofaktor bei Koronararterien-Erkrankungen, sondern beeinträchtigt auch den Genesungsprozess nach einem Herzinfarkt. Zwischen Depression und Herzerkrankungen besteht eine sogenannte Zweiweg-Interaktion, genau wie zwischen Depression und rheumatoider Arthritis. Herzkrankheit und Arthritis erhöhen das Risiko einer Depression, genau wie Depressionen den Verlauf einer Herzkrankheit und Arthritis erschweren. Wenn Sie Diabetes haben, ist das Risiko einer Depression mindestens doppelt so hoch. Bei Menschen mit Multipler Sklerose ist die Wahrscheinlichkeit, schwerwiegende depressive Episoden zu entwickeln, dreimal so hoch, und es besteht erhöhte Suizidgefahr. Man könnte die Liste endlos fortsetzen: HIV, Tumorerkrankungen, Schlaganfall, chronische Bronchitis und vieles mehr. Bei Patienten mit langfristigen

Gesundheitsbeschwerden, gleich welcher Art ihre physischen Probleme auch sein mögen, besteht ein erhöhtes Risiko, Anzeichen einer psychischen Störung zu entwickeln, am häufigsten Depressionen oder chronische Erschöpfungszustände.[22] Mrs P. ist beileibe kein Einzelfall.

Ein hartgesottener Cartesianer könnte immer wieder in altbewährter Weise betonen: »Na ja, wenn ich wüsste, ich würde an einem grässlichen Höhlenmenschen-Syndrom oder was auch immer leiden, wäre ich vermutlich auch depressiv, panisch oder erschöpft.« Wie immer ist diese Einstellung nicht hundertprozentig falsch, aber auch nicht hundertprozentig richtig oder gar die einzig wahre. Wir können auch die neue Erkenntnis an Bord nehmen, dass Entzündungen bei fast allen schwerwiegenden Gesundheitsproblemen eine tiefgreifende Rolle spielen. Und die Symptome einer psychischen Störung könnten, wie bei Mrs P., durch die gleichen Entzündungsmechanismen ausgelöst werden, die auch die physischen Symptome hervorrufen.

Blockbuster: Arzneimittelforschung, ein Vabanquespiel

In einer post-cartesianischen Welt wäre es durchaus möglich, dass entzündungshemmende Medikamente eine antidepressive Wirkung haben und die Symptome einer Depression lindern, beispielsweise Erschöpfungszustand und kognitive Dysfunktion – sich wie »benebelt« fühlen, nicht mehr klar denken können – bei Patienten, die an rheumatischen Beschwerden oder anderen entzündlichen Erkrankungen leiden. Auf der rein mechanistischen Ebene wissen wir, dass Zytokine in den Blutkreislauf ausgeschwemmt werden und Entzündungsreaktionen im gesamten Körper herbeiführen, ungeachtet dessen, ob die Ausschüttung durch Makrophagen in einem arthritischen Knie, durch einen arteriellen Verschluss oder durch einen morschen Zahn verursacht wird. Zytokine sind wichtige Übertragungsmedien für einen Entzündungsherd, der sich an gleich welcher Stelle des Körpers befindet; sie übermitteln die relevanten Informationen an das Zentralnervensystem des Gehirns. Wir könnten also davon ausgehen, dass Antizytokine – entzündungshemmende Medikamente, die auf eine Bekämpfung der ungebremsten Freisetzung von Zytokinen abzielen – eine besonders starke antidepressive Wirkung auf Patienten wie Mrs P. haben.

1989 gab es diese Arzneimittel noch nicht. Mrs P. hatte im Verlauf der Jahre zahlreiche verschiedene Medikamente ausprobiert. Auf Anraten ihrer Ärzte, die ausnahmslos »Schulmediziner« waren, hatte sie sich sogar Gold in kleinen Mengen einverleibt, was heute wie ein Zaubertrank aus dem Zeitalter der Alchemie anmutet, aber damals als vollkommen seriöse Behandlungsmethode bei Rheumatismus galt. Die Aktionsmechanismen auf der molekularen Ebene des Körpers waren bei allen Medikamenten, die sie eingenommen hatte, zu dem Zeitpunkt noch weitgehend unverstanden. Keines der Medikamente war speziell darauf ausgelegt, die Zytokine unschädlich zu machen. Und wie Mrs P. wusste, aber nicht zu lautstark beklagen wollte, schlug keines von ihnen richtig an.

Angenommen, Sie möchten ein neues Medikament entwickeln, das ein bestimmtes Ziel ins Visier nimmt – eine Stelle des Körpers, an der ein Wirkstoff in das Krankheitsgeschehen eingreifen könnte, in der Hoffnung, damit bei Patienten mit rheumatoider Arthritis wie Mrs P. einen größeren Behandlungserfolg zu bewirken als die derzeit gängigen Arzneien. Dieses sogenannte Target wären in diesem Fall bestimmte Zytokine. Wie würden Sie bei der Entwicklung vorgehen? Sie könnten in die Fußstapfen von Paracelsus treten und die Arzneimittelchemie nutzen, um potenzielle Wirkstoffkandidaten herzustellen, heutzutage möglicherweise Hunderttausende an der Zahl. Im Anschluss müssten Sie jeden einzelnen dieser Medikamenten-Anwärter einer ganzen Batterie von Tests unterziehen, um herauszufinden, welcher bei der Vernichtung der anvisierten Zytokine im Reagenzglas am besten wirkt. In der pharmazeutischen Industrie wird diese Holzhammermethode bei der Entwicklung neuer Arzneimittel als Hochdurchsatz-Screening bezeichnet, ein Massentest, der zunehmend von Robotern durchgeführt wird, die unermüdlich und erschöpfend ein potenzielles Heilmittel nach dem anderen erproben. Doch selbst in einem Labor voller Roboter ist das ein zeitraubender Prozess, und das Endprodukt könnte eine Substanz sein, der es zwar gelingt, die Zytokine im Labor, aber nicht bei Tieren oder Menschen auszuschalten. Oder man hat schließlich einen Wirkstoff gefunden, der zwar die Targetmoleküle, sprich Zytokine, außer Gefecht setzt, aber leider auch andere Proteine, die er gar nicht angreifen soll. Mit anderen Worten: Am Ende eines langen und gewundenen Pfades, gespickt mit chemischen Prozessen, die auf Versuch-und-Irrtum beruhen, erzielt Ihr aussichtsreichster potenzieller Wirkstoff bei Patienten vielleicht nicht den gleichen Behandlungseffekt wie im Labor und ruft unter Umständen auch noch unerwünschte Nebenwirkungen hervor, weil er nicht nur die ausgewählten Targetzytokine aufs Korn nimmt, sondern auch andere Proteine, die keinerlei Schaden anrichten und für die Gesundheit wichtig sein könnten. Seit den 1980er Jahren ist es möglich, in einigen Situationen bessere Ergebnisse zu erzielen, indem man sich einer alternativen biologischen Methode bei der Entwicklung von Arzneimitteln bedient. Und zufälligerweise war der erste große Durchbruch dieser neuen Technologie der Biopharmaka die Entdeckung eines neuen Behandlungsansatzes bei rheumatoider Arthritis.

Sobald klar war, dass die rheumatoide Arthritis keine Primärerkrankung der Gelenke, sondern vielmehr eine Störung des Immunsystems mit hohen Zytokinwerten im Blut ist, die das selbstzerstörerische Verhalten der Makrophagen in Gang setzten, gelangten die Forscher zu der Schlussfolgerung: Wenn die Entwicklung eines Medikaments gelang, das die Zytokin-Signale zum Schweigen zu bringen vermochte, würde es die Makrophagen-Armee entwaffnen und den Kollateralschaden in den Gelenken eindämmen. Im Prinzip bedeutete das, dem weiteren Verlauf der Arthritis mithilfe eines Arzneimittels gegen Zytokine Einhalt zu gebieten. Die Aufmerksamkeit konzentrierte sich auf eine bestimmte Zytokin-Art, Tumornekrosefaktor oder TNF genannt. TNF wurden von Immunologen als einleuchtendes Targetmolekül für einen Wirkstoff bei rheumatoider Arthritis ermittelt, doch die nächste Frage war, wie man eine Anti-TFN-Substanz finden könnte, die das Ziel erreichte und diese spezifischen Zytokine unschädlich machte. Die Antwort auf diese Frage kam ebenfalls aus der Immunologie.

Wenn ein menschliches Protein wie TNF einem anderen Lebewesen, beispielsweise einer Maus, injiziert wird, erkennt das Immunsystem der Maus den menschlichen TNF als Antigen, als körperfremdes Protein, und reagiert abwehrend. Die Maus entwickelt eine Entzündung, und ihre Lymphozyten beginnen mit der Produktion von Antikörpern gegen das menschliche TNF. Die Antikörper der Maus binden an das menschliche TNF und entfernen es innerhalb weniger Tage nach der Injektion wirksam aus dem Körper der Maus. Die Maus ist nun gegen menschliche TNF geimpft, und große Mengen Anti-TNF-Antikörper zirkulieren noch etliche Monate lang in ihrem Blut.

Die biopharmazeutische Schlüsselerkenntnis war, dass diese natürliche Immunreaktion als biologischer Mechanismus bei der Entdeckung und Herstellung von Arzneimitteln genutzt werden kann. Statt eine riesige Anzahl mehr oder weniger aussichtsreicher Wirkstoffkandidaten von Robotern testen zu lassen, konnten Mäuse eingesetzt werden; sie würden binnen kürzester Zeit Antikörper produzieren, die verlässlich und selektiv menschliche TNF ausschalteten. Die von der Maus erzeugten Anti-TNF-Antikörper ließen sich dann Patienten mit rheumatoider Arthritis injizieren, wo sie rein theoretisch die gleiche Wirkung erzielen würden wie bei der Maus, nämlich den menschlichen TNF-Signalstoff im Blut rasch eliminieren.

Wenn das TNF in der Tat ein naheliegendes Targetmolekül wäre, sollte der Beschuss mit einer derart wirkungsmächtigen und selektiven Treffersubstanz wie einem TNF-Blocker rein theoretisch eine therapeutische Wirkung erzielen. Aber TNF ist nicht das einzige Zytokin, das an der rheumatoiden Arthritis beteiligt ist, und keineswegs das einzig einleuchtende Targetmolekül; einige Experten sagten sogar voraus, das Anvisieren eines einzelnen molekularen Signalstoffs im vielschichtigen Kommunikationsnetz des Immunsystems sei therapeutisch von vornherein zum Scheitern verurteilt. Doch Fakt ist, dass es sogar ganz hervorragend wirkte.[23]

Die meisten theoretisch einleuchtenden Ideen bei der Entwicklung neuer Medikamente erweisen sich jedoch am Ende als unbrauchbar. Auf der praktischen Ebene bleiben sie an irgendeiner Stelle des Prozesses stecken. Die Herstellung eines neuen Arzneimittels aus einer biologischen Theorie abzuleiten ist beinahe unmöglich, und erfolgreiche therapeutische Innovationen sind in der Rheumatologie seit Jahrzehnten dünn gesät. Doch die Daten aus den ersten klinischen Tests der Anti-TFN-Antikörper als neue Behandlungsmethode bei rheumatoider Arthritis zeigten, dass man einen Volltreffer gelandet hatte.[24] Vier Wochen nachdem sie nach dem Zufallsprinzip einen TNF-Blocker in hoher oder niedriger Dosierung oder ein Placebo, eine Nachbildung des Medikaments ohne Wirkstoff, erhalten hatten, sprachen 79 Prozent der Patienten gut auf die hohe Dosierung an, 44 Prozent auf die niedrige Dosierung, und nur 8 Prozent auf das Scheinmedikament. Die erste Welle der Anti-TFN-Antikörper, die für die Behandlung der rheumatoiden Arthritis – unter den Markennamen Humira und Remicade – in den Handel kamen, erwiesen sich als umsatzstärkste Produkte in der Geschichte der Pharmaindustrie, als sogenannte Blockbuster. Die Immunologen des Charing Cross Hospital in London, Marc Feldmann und Ravinder Maini, die 1992 die ersten klinischen Tests leiteten, wurden 2003 mit dem Lasker Award ausgezeichnet, einem der »Oscars« in der Medizin. Im Jahre 2009 wurde der weltweite Markt für TNF-Blocker auf mehr als zwanzig Milliarden US-Dollar im Jahr geschätzt. Diese Medikamente waren nicht nur ein Blockbuster, sondern in jeder Hinsicht ein Glücksfall: Sie bewirkten einen echten Unterschied im Krankheitsverlauf vieler Patienten; sie brachten der Branche eine Menge Geld ein, weil sie theoretisch und praktisch eine Neuerung darstellten; und sie enthüllten gewissermaßen eine Landkarte, erwiesen sich als Wegbereiter für eine Behandlungsstrategie, die sich individuell an den Bedarf anpassen ließ und den kritischen Entwicklungspfad für andere Antikörper-Wirkstoffe bei anderen Immunstörungen aufzeichnete. Das Territorium, das mit den ersten Biopharmaka gegen rheumatoide Arthritis erschlossen wurde, hat sich seither als eines der größten und produktivsten Betätigungsfelder der modernen Medizin erwiesen.

Angesichts der massiven Wirkungsweise der Antizytokine-Medikamente auf die physischen Symptome vieler entzündlicher Erkrankungen könnte man meinen, dass man bereits eine Menge über ihre Auswirkungen auf die psychischen Symptome weiß, die Mrs P. mir beschrieben hatte: Depressionen, chronische Erschöpfung und Angstzustände. Angesichts der zahlreichen Patienten mit rheumatoider Arthritis, die chronische Erschöpfung als eines ihrer größten einzelnen Probleme bezeichnen[25], könnte man meinen, dass inzwischen umfangreiche Forschungsprojekte auf den Weg gebracht wurden, um besser zu verstehen, welche positiven Behandlungseffekte mit Anti-Zytokin-Antikörpern auf psychische und physische Symptome gleichermaßen erzielt werden können. Doch damit erläge man einem Irrtum.

Die ersten TNF-Blocker waren im britischen Gesundheitssystem NHS ab 1999 als neues Arzneimittel bei rheumatoider Arthritis verfügbar, ungefähr zehn Jahre nach meiner Begegnung mit Mrs P. Mir ist nicht bekannt, ob sie Jahre später damit behandelt wurde, und, falls ja, ob sie etwas gegen ihre Depressionen oder andere Aspekte ihrer rheumatoiden Arthritis bewirkten. Nach dieser Begegnung sah ich sie nie wieder. Das war mein letzter Arbeitseinsatz in der Medizin gewesen. Danach beschloss ich, in den Fachbereich der Psychiatrie überzuwechseln. Ich war im Begriff, die cartesianische Trennlinie zu überschreiten, die den Ärztestand und den NHS organisatorisch spaltet. Ich war im Begriff, meine Aufmerksamkeit von den physischen Mechanismen auf die psychischen Aspekte des Menschen zu verlagern. Ich hatte daher keine praktischen Erfahrungen als Arzt, der Patienten mit Anti-TNF-Antikörpern behandelt. Ich hatte keine Gelegenheit, aus erster Hand zu verfolgen, was passiert, wenn Patienten wie Mrs P. zum ersten Mal mit TNF-Blockern behandelt werden. Aber ich sprach mit anderen Ärzten und Krankenschwestern, die diese Erfahrung gemacht hatten, und viele erzählten mir die gleiche Geschichte in ihrer speziellen Lesart. Die Patienten schöpften wieder neuen Lebensmut, oft sogar in kürzester Zeit. Es sei vorhersehbar, bekam ich zu hören, dass sich die Krankenschwestern der Rheumastation im University College Hospital in London geradezu darum rissen, die intravenöse Infusion mit einem TNF-Blocker zu legen, weil sie wussten, dass sich die Patienten unmittelbar danach besser fühlten und unendlich dankbar waren. Die lindernde Wirkung sei dermaßen vorhersehbar, erfuhr ich, dass man dafür einen Spitznamen gefunden hatte: Die Remicade-Hochstimmung.

Genau das kann man erwarten, wenn Zytokine die Depression verursachen: dass Substanzen, die Zytokine hemmen, auch die Depression eindämmen, dass eine Spritze mit TNF-Blockern bei Menschen mit Entzündungen im Gehirn eine Hochstimmung auslöst. Doch trotz der Tatsache, dass die Remicade-Hochstimmung Eingang in den Sprachgebrauch des klinischen Alltags gefunden hat, wird sie bisher nicht besonders ernst genommen. Üblicherweise wird sie als Placebo-Reaktion abgetan – was bedeutet, man nahm an, dass selbst wenn die Patienten gar keine Remicade-Infusion (von der sie ausgehen), sondern eine Glukose-Infusion erhielten, dennoch die Hochstimmung bei ihnen eintreten würde. Man betrachtete diese Hochstimmung als psychische Wirkung der ausgefallenen neuen Behandlungsmethode, die eine verbesserte physische Gesundheit versprach. »Hochstimmung? Klar, das würde Ihnen genauso ergehen, wenn Sie überzeugt wären, mit einem neuen wirkungsmächtigen und umsatzstarken Medikament behandelt worden zu sein, das Sie von Ihrer Gelenkerkrankung befreit, oder?« Es gibt nur wenige wissenschaftliche Studien, die dieses Brimborium herausfordern und die postcartesianische Hypothese auf den Prüfstand stellen, die besagt, dass sich Patienten nach einer Anti-TNF-Behandlung schon nach kurzer Zeit besser fühlen, weil sie die Wirkung des Medikaments positiv beurteilen; der Grund ist vielmehr, dass dieses Medikament eine unmittelbar positive, entzündungshemmende Wirkung auf das Gehirn hat.[26] Die Remicade-Hochstimmung könnte uns wichtige Hinweise auf eine neue Möglichkeit geben, Depressionen, chronische Erschöpfung und andere Symptome einer Gehirnentzündung zu behandeln, Hinweise, auf die wir später noch im Einzelnen eingehen. Doch bisher hat die klassische Medizin sie weitgehend als einen Trick des Gehirns verunglimpft. Damit offenbart sich ein weiterer verborgener, wenngleich offensichtlicher Faktor, getarnt vom blinden Fleck der cartesianischen Lehre.

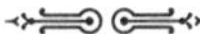

Im nächsten Kapitel wenden wir uns der Welt der Psychiatrie zu. Traditionsgemäß ändert sich dadurch die gesamte Perspektive. In einem dualistischen Universum unterscheiden sich Körper und Geist/Seele so vollständig voneinander wie Feuer und Wasser. Doch beim Wechsel von einer Seite zur anderen, wenn wir die Kluft zwischen den sogenannten »richtigen« Ärzten und den sogenannten »Seelenklempnern« überwinden, versuchen wir, die losen Fäden der Entzündung zu erfassen, die Körper und Geist zu einer Einheit verknüpfen.

4. KAPITEL
Die Melancholie nach Descartes

Von der schwarzen Galle zur klinisch relevanten Depression

Depressionen reichen in der Medizingeschichte weiter zurück als Entzündungen. Wir kennen die Kardinalzeichen einer Entzündung seit der Römerzeit, aber die Melancholie war schon bei den alten Griechen ein Thema. Heilkundige, die etwa 400 Jahre vor Christus in der Schule des berühmten griechischen Arztes Hippokrates ausgebildet wurden, kannten zwei Facetten der Melancholie, die wir heute als emotionale und kognitive Merkmale bezeichnen. Sie sahen darin eine Seelenqual oder *angor animi,* die sich in Angst, Niedergeschlagenheit, Traurigkeit oder Trübsinn äußerte. Und sie beschrieben die Neigung, pessimistische und unrealistische Überzeugungen zu entwickeln, als *cogitatione defixus* (tief in Gedanken versunken), genau wie die Patienten des griechischen Arztes Galen. »Sie glauben, sie hätten sich in eine Art Schnecke verwandelt und müssten jedermann entfliehen, um zu vermeiden, dass ihre Schale zermalmt wird, während andere fürchten, dass Atlas, der das Himmelgewölbe stützt, ermüden und entschwinden könnte.«[27]

Diese emotionalen und kognitiven Symptome wurden physiologisch erklärt, mit Begriffen, die auf gestörte Körperfunktionen hindeuten, beispielsweise durch eine übermäßige Ansammlung schwarzer Galle in der Milz. In der hippokratischen

Physiologie war die schwarze Galle einer der vier Körpersäfte, von denen man glaubte, dass sie viele Aspekte des Temperaments eines Patienten, seine Krankheitsanfälligkeit und die Reaktion auf medizinische Behandlungen steuern. Die vier wichtigsten Körpersäfte, die im Körper zirkulierten, waren schwarze Galle, gelbe Galle, Schleim und Blut; die relative Ausgewogenheit ihres Einflusses in der Beziehung zueinander lieferte eine diagnostische Erklärung für das klinische Erscheinungsbild einer Krankheit. (Mit anderen Worten: Die jeweilige Mischung beeinflusste die Konstitution und den Gesundheitszustand des Menschen.) Ein Übermaß an Schleim machte träge und verursachte rheumatische Beschwerden und Lungenerkrankungen; ein Übermaß an gelber Galle löste Zorn aus und erhöhte das Risiko einer Lebererkrankung; bei einem Übermaß an Blut war der Mensch positiv gestimmt, mit einem sanguinischen Temperament gesegnet, aber auch anfällig für Herzerkrankungen; und bei einem Übermaß an schwarzer Galle neigte der Mensch zur Melancholie. Die damaligen Behandlungsmethoden bei einer Depression zielten darauf ab, das Gleichgewicht zwischen den Körpersäften wiederherzustellen und den schädlichen Einfluss der schwarzen Galle im Körper durch eine entsprechende Ernährung, körperliche Bewegung, Abführmittel und Aderlass einzudämmen.

Solche altertümlichen Vorstellungen der Antike mögen heute absurd erscheinen, da wir inzwischen wissen, dass es keine schwarze Galle im Körper gibt, aber die sogenannte Humoralpathologie überdauerte erstaunlich lange Zeit als vorherrschende Theorie in der europäischen Medizin. Englische Ärzte nahmen in ihrem Praxisalltag noch bis in die 1850er Jahre Bezug auf Hippokrates und seine Lehre von den Körpersäften. Und für einen »melancholischen« Patienten war eine Dosis hippokratische Medizin, die zwar auf fehlerhaften, aber dennoch physiologischen Grundlagen basierte, immer noch besser als die alternativen Behandlungsmethoden, die sich aus der Theologie herleiteten. Celsus, der bereits genannte namhafte Medizinschriftsteller, ist zwar ebenfalls der Antike zuzuordnen, war beispielsweise kein Anhänger der hippokratischen Theorie über die primären Ursachen der Melancholie. Wie viele Menschen, die vor und nach ihm lebten, sah er darin einen Hinweis darauf, dass der Mensch von Dämonen besessen war, ein Zeichen, dass böse Geister von seiner Seele Besitz ergriffen hatten, vielleicht als Strafe für einen Frevel oder moralische Laxheit. Er empfahl Behandlungsmethoden, die gleichermaßen schwerwiegend waren: Teufelsaustreibung, Prügel, Scheiterhaufen, Einzelhaft, Anketten an Händen und Füßen. Seit Menschengedenken, während des gesamten Mittelalters und bis in die Epoche der Hexenjagden im 18. Jahrhundert, waren zahllose Melancholiker im Zuge der Behandlung extremen Grausamkeiten ausgesetzt, abgesegnet vom Glaubenseifer und der Gewissheit, dass nicht der Körper, sondern die vom Teufel besessene Seele Ursache ihres Leidens war.

Erst nach 1850 gewann die mechanistische Revolution in der Medizin nach und nach die Oberhand über die traditionelle hippokratische Lehre, wie rund 200 Jahre zuvor von Descartes auf eindringliche Weise vorhergesagt. (Der Wandel in der Medizin hat sich schon immer langsam vollzogen). In den 1950er Jahren war die prä-cartesianische, prä-dualistische medizinische Theorie des Altertums – die sowohl physische als auch psychische Symptome auf der Grundlage der gleichen Körpersäfte erklärte – fast vollständig widerlegt und durch die Medizin der Körpermaschine ersetzt worden. Heutzutage ist nur noch ein kümmerlicher Bruchteil des *Corpus hippocraticum,* der von Hippokrates und anderen verfassten Schriften, in den modernen medizinischen Nachschlagewerken enthalten.

Das Wort Melancholie wird noch von Psychiatern verwendet, nicht als Hinweis auf die schwarze Galle, sondern als alternative diagnostische Bezeichnung für eine klinisch relevante Depression (MDD = *Major Depressive Disorder*).

Angehende Mediziner lernen nicht nur die Symptome einer Entzündung kennen, sondern auch die äußeren Anzeichen einer Depression mit Krankheitswert, die heute noch genauso offenkundig sind wie vor 2000 Jahren, als man sie erstmals als »Melancholie» diagnostizierte. Die Hauptmerkmale einer Entzündung wurden vom neuen Wissenschaftsbereich der Immunologie tiefgründig ausgelotet und beschrieben, während bei den schweren Symptomen einer Depression auf der kleinteiligen mechanistischen Ebene nach wie vor Klärungsbedarf herrscht. Die Diagnosestellung der klinischen Depression beinhaltet, wie im *Diagnostic and Statistical Manual* (DSM-5)[28], einem Klassifikationssystem der Amerikanischen Psychiatrischen Gesellschaft APA, definiert, das Ankreuzen von Kästchen auf einer Checkliste mit depressiven Symptomen, die auch Galen erkannt hätte, einschließlich Anhedonie (die Unfähigkeit, Freude und Lust zu empfinden) und Anorexie (Appetitlosigkeit/Magersucht). Wenn ein Patient mindestens zwei Wochen, aber nicht länger als zwei Jahre, jeden Tag an Appetitlosigkeit oder Freudlosigkeit leidet und darüber hinaus mindestens vier der fünf weiteren Symptome auf der Liste aufweist, hat er nach Ansicht des Ausschusses der namhaften Psychiater, die den »diagnostischen und statistischen Leitfaden« DSM-5 zusammengestellt haben, eine schwere, sprich klinisch relevante Depression. Bluttests, körperliche Untersuchungen, Röntgenbilder oder fMRT-Scans sind in ihren Augen überflüssig. Den diagnostischen Algorithmen ihres Leitfadens zufolge können wir nichts vom Körper lernen, was uns bei der Diagnose einer schweren Depression helfen würde.

Falls Blutuntersuchungen oder Röntgenbilder auf eine physische Erkrankung hindeuten, würde dieser Tatbestand sogar *gegen* die Diagnose einer schweren Depression sprechen. Laut DSM-5-Entscheid ist eine schwere Depression ausdrücklich auszuschließen, wenn sich die Symptome »den physiologischen Auswirkungen ... eines anderen medizinischen Problems zuordnen lassen«. Demzufolge konnte Mrs P., wie absonderlich es auch klingen mag, keine Depression haben. Sie hätte alle Kästchen auf der DSM-5-Checkliste mit den einschlägigen Symptomen angekreuzt, aber ihre rheumatoide Arthritis hätte den Befund »Depression« ausgeschlossen. Die Depression wurde offiziell auf der psychischen Seite der dualistischen Trennlinie verortet und die Entzündung traditionsgemäß auf die physische Seite beschränkt.

Na und? Wen kümmert es schon, dass die Depression durch den Dualismus mental ausgegrenzt wurde? Was bedeutet die mehr oder weniger akademische, philosophisch geprägte Debatte im realen Leben für Patienten mit Depressionen und für die Psychiater und Psychologen, die sie behandeln?

Das Kreuz, das es zu tragen gilt

Viele Patienten, die an Depressionen leiden, sehen darin ein Zeichen für ihr persönliches Scheitern. Wenn Depressionen rein psychisch bedingt sind, wenn sich alles im Kopf abspielt, wenn es sich nur um eine andere Art des Fühlens, Denkens oder Verhaltens handelt, bin ich dann nicht genauso für meinen Zustand verantwortlich wie für andere rein mentale Vorgänge, beispielsweise meine Ideen oder Entscheidungen? Schuldgefühle, das Gefühl des Versagens, ist bei depressiven Menschen eine weit verbreitete Erfahrung. Klinische Psychologen sehen darin eine kognitive Voreingenommenheit, die Neigung, ein negatives Selbstwertgefühl zu entwickeln, und sind überzeugt, dass man dieses charakteristische Merkmal einer Depression mithilfe der kognitiven Verhaltenstherapie (KVT) in den Griff bekommen kann. Doch in schwerwiegenden Fällen können ständige Selbstkritik oder obsessive Selbstvorwürfe die selbstbestrafenden oder selbstzerstörerischen Handlungen noch anheizen, und die Vorstellung vom persönlichen Versagen kann sich in nihilistische Wahnideen verwandeln – in den Irrglauben der eigenen Nicht-Existenz. Es versteht sich beinahe von selbst, dass diese selbstzerfleischenden, voreingenommenen Gemüts- oder Geistesverfassungen Risikofaktoren für den ultimativen selbstzerstörerischen Akt, den Suizid, darstellen.

Der psychologische Angriff auf das eigene Selbstwertgefühl oder im Fall eines Suizids auf das körperliche Selbst ist daher für viele Menschen ein zentraler und schwerwiegender Teil der Depressionserfahrung. Und das gilt bereits seit mehreren tausend Jahren, also können wir die Schuld nicht allein Descartes zuweisen. Doch ich glaube, dass die ausschließliche Beschränkung der Depression auf den mentalen Bereich – die Annahme, dass sich alles nur im Kopf abspielt – die Schuldgefühle, die eine depressive Erkrankung mit sich bringt, zusätzlich erschwert und die Kultur der Scham und des Schweigens speist, die Depressionen und andere psychische Erkrankungen noch heute umgibt.

Wenn ich mir den Arm gebrochen habe, kann ich zumindest mit aufmunternder Unterstützung bei den Menschen in meiner Umgebung rechnen, ein Tatbestand, der es wert ist, wiederholt zu werden. Vermutlich kann ich mit einer kurzweiligen Geschichte aufwarten, die den genauen Hergang des Unfalls schildert, vielleicht mit ein paar blutrünstigen Einzelheiten gespickt, die ich genüsslich teile; es herrscht kein Mangel an interessierten Zuhörern, die ihr Mitgefühl bekunden und ihre eigenen Abenteuergeschichten zum Besten geben, angereichert mit unbezahlbaren medizinischen Ratschlägen. Doch wenn meine Seele zu Bruch geht, kann ich das alles abschreiben. Wenn ich depressiv bin – ohne Freude, ohne Hoffnung, ohne erholsamen Schlaf und von einem stetigen Gefühl der eigenen Wertlosigkeit geplagt –, ist der soziale Rückzug vorprogrammiert. Ich gehe nicht zum Essen aus, weil ich nur Monologe halten könnte, aus denen unverblümte Verzweiflung spricht. Andere haben keine Lust, sich anzuhören, was mir Seltsames in der psychiatrischen Klinik widerfahren ist. Sie sind keineswegs bestrebt, eigene vergleichbare Erfahrungen beizusteuern; das Thema wird vielmehr abrupt gewechselt, wenn es zur Sprache kommt, selbst meine Freunde wissen vielleicht nicht, »was sie dazu sagen sollen.« Wenn ich berufstätig bin, möchte ich wahrscheinlich vermeiden, dass mein Arbeitgeber das Wort »Depression« in meiner Personalakte vermerkt. Wenn ich mich auf Stellungssuche befinde, muss ich vermutlich nach einigen alternativen Fakten Ausschau halten, um mehrere Monate Krankenstand zu erklären, Fehlzeiten, die an meinem letzten Arbeitsplatz zu Buche schlugen. Wenn ich für ein öffentliches Amt kandidiere, könnte die Enthüllung, dass ich an Depressionen leide, meinen Wahlkampf entgleisen lassen. Und wenn ich in den Stand der Ehe treten möchte, kann das Bekanntwerden meiner Depression in einigen Ländern ausreichen, um mir ein Ehefähigkeitszeugnis zu verweigern und auch die Heiratschancen meiner Brüder und Schwestern beeinträchtigen.

Das nennt man Stigma. Jesus von Nazareth wurde durch die Wunden an Händen und Füßen stigmatisiert, als man ihn kreuzigte; er wurde physisch wie ein gemeiner Verbrecher gebrandmarkt und einer höchst entwürdigenden, demütigenden Strafe unterzogen. Die heutige Stigmatisierung der Depression und andere psychischer Erkrankungen ist nicht ganz so brutal. Wir möchten glauben, dass wir inzwischen zivilisierter geworden sind, und ja, wir haben tatsächlich Fortschritte erzielt. Wir haben mittlerweile auf viele barbarische Aktivitäten verzichtet, denen psychisch Kranke früher ausgesetzt waren. Was bleibt, ist der Mantel des Schweigens. Wir wissen immer noch nicht wirklich, was wir dazu sagen sollen – denn wenn sich alles nur im Kopf abspielt, sind die Betroffenen doch persönlich schuld an ihrem Zustand, arme Teufel, in ihrem eigenen Fegefeuer gefangen, oder? Im 21. Jahrhundert wird die Depression weniger durch Aktivitäten stigmatisiert, durch körperliche Verletzungen oder barbarische Behandlungsmethoden, denen die Patienten ausgesetzt sind, sondern vielmehr durch das, was nicht getan oder gesagt wird. Wir stellen sie gewissermaßen unter Quarantäne, klammern ihre Erfahrungen aus einer gewöhnlichen Unterhaltung aus, überlassen es ihnen, darüber hinwegzukommen, das Problem aufzuarbeiten, sich zusammenzureißen, sich erst dann erneut an uns zu wenden, sobald sie sich wieder auf die richtige Spur gebracht haben.

Wenn die dualistische Absonderung und Verortung der Depression im Kopf auf ein gewisses Maß an persönlicher Schuld bezüglich der Ursache des Problems hindeutet, deutet sie auch auf ein gewisses Maß an persönlicher Verantwortung bei der Suche nach einer Problemlösung hin. Obwohl es zu beschämend sein könnte, das Thema in der häuslichen Sphäre oder am Arbeitsplatz anzuschneiden, gehen wir davon aus, dass ein offenes Gespräch genau das ist, was Patienten brauchen, um ihre Gefühle zuzuordnen, ein Narrativ zu entwickeln, sich selbst zu erklären, wie die Depression entstanden sein könnte und was sie für ihr Leben bedeutet. In der bizarren Welt des

Dualismus wissen wir oft nicht, was wir Freunden, die unter Depressionen leiden, sagen sollen; wir scheuen vor einem Gespräch mit ihnen zurück, aber wir vertreten oft gleichermaßen hartnäckig die Meinung, dass sie sich irgendjemandem anvertrauen sollten, dass sie professionelle Hilfe von jemandem in Anspruch nehmen sollten, der dafür ausgebildet ist, den stigmatisierenden Teufelskreis des Schweigens zu durchbrechen.

Der Super-Seelenklempner

Seit mindestens einhundert Jahren herrscht die weit verbreitete Annahme vor, dass die Depression eine psychische Störung ist und nur auf der psychischen Ebene geheilt werden kann und sollte. Psychische Symptome erfordern folglich eine Psychotherapie und physische Symptome eine physische Therapie. Für einen Arzt, der fest in der cartesianischen Tradition verhaftet ist, ergibt das absolut Sinn.

Der Erfinder der weltweit ersten psychologischen Behandlung war natürlich Sigmund Freud. Ich sage »natürlich«, weil Freuds Ruhm so außergewöhnlich und der Einfluss seiner Ideen so außerordentlich langlebig ist.

> Auch wenn er oft fehlgeleitet und zeitweilig absurd war,
> Ist er für uns nun keine Person mehr,
> Sondern ein ganzes Meinungsklima
> Unter dessen Regie wir unsere verschiedenen Leben führen.

Wir sind inzwischen alle Freudianer[29], zumindest bis zu einem gewissen Grad, ob es uns gefällt oder nicht, behauptete der englische Schriftsteller W. H. Auden. Wir alle sagen oder tun Dinge, die sich, wie angepasst oder obskur auch immer, aus der erstaunlichen Bandbreite und Wirkung seiner Analysen herleiten. Der Höhepunkt Freuds liegt zweifellos hinter uns, aber er ist noch heute der meistzitierte Autor auf Google Scholar, der Literaturrecherche wissenschaftlicher Dokumente, und hat einen meilenweiten Vorsprung vor bibliometrischen Leichtgewichten wie Marx und Einstein. Ich erinnere mich, dass mich der Anblick der blassblauen Buchrücken der 24-bändigen Standardausgabe seiner gesammelten Werke in ehrfürchtiges Staunen versetzte, aufgereiht in einem langen Regal in der Bibliothek des Institute of Psychiatry in London. Die Sammlung der wissenschaftlichen Abhandlungen und Bücher, die von anderen Autoren über jene 24 Bände von Freud geschrieben wurden, würden alleine die ganze Bibliothek füllen.

Was mich immer an Freud fasziniert hat, ist der Beginn seiner Erfolgsgeschichte, wenngleich nicht als Psychologe, auf der mentalen Seite der cartesianischen Trennlinie. Er befasste sich mit der medizinischen Grundlagenforschung, arbeitete also auf der physischen Seite der dualistischen Trennlinie, und zielte erst mit Ende zwanzig darauf ab, sich als Hirnforscher, als Neurowissenschaftler zu profilieren, wie wir heute sagen würden. Er befasste sich eingehend mit den Werken einiger Gründerväter der Neurowissenschaften, und eine seiner ersten Veröffentlichungen war eine Abhandlung aus dem Bereich der mikroskopischen Anatomie, über den Aufbau individueller Nervenzellen in der Wirbelsäule »einer der niedrigsten Fischarten«. Er publizierte außerdem eine wissenschaftliche Arbeit über die Aphasie, den Verlust der Sprache infolge eines Schlaganfalls oder anderer pathologischer Hirnverletzungen. Er führte zahlreiche Studien über Kokain durch, oftmals Selbstversuche mit einem Vorrat, den er 1884 vom Chemie- und Pharmakonzern Merck bezogen hatte. Freud wurde einer der ersten Wissenschaftler, die entdeckten, dass Kokain rasch und reversibel die aufnahmefähige Membran in der Nase und in den Augen betäubte. Er erkannte, dass es sich um eine Entdeckung handelte, die auch medizinisch von Bedeutung war: Vielleicht konnte man Kokain als lokales Betäubungsmittel bei Nasen- oder Augenoperationen einsetzen? Allein diese Entdeckung hätte ihm zu Starruhm verholfen. Doch im entscheidenden Moment wurde er von seiner Arbeit abgelenkt und beschloss, Urlaub mit seiner Verlobten zu verbringen. Als er wieder aus der Versenkung auftauchte, hatte ein anderer (in Vergessenheit geratener) Forscher nachgewiesen, dass Kokain als Narkosemittel bei Augenoperationen an Tieren genutzt werden konnte, sodass er Freud um die öffentliche Anerkennung seiner Entdeckung brachte. Wie er später, vermutlich ironisch anmerkte, war es »meiner Verlobten anzulasten, dass ich noch nicht berühmt war … aber ich hegte keinen Groll gegen sie wegen der Unterbrechung.«[30] 1886 heirateten die beiden und gründeten einen gemeinsamen Hausstand.

Im Verlauf der nächsten zehn Jahre nahm sein Leben einen anderen Kurs. Als Jude wusste Freud, dass ihm der Karriereweg von einem ernstzunehmenden Neurochirurgen bis zu einem Lehrstuhl an der Wiener Universität nicht offenstand, obwohl er aufgrund seiner Verdienste ein aussichtsreicher Anwärter gewesen wäre. Er musste mehr Zeit außerhalb seines Labors verbringen und sich als praktischer Arzt niederlassen, um den Lebensunterhalt für seine Frau und seine Kinder zu verdienen. Seine beruflichen Verbindungen konzentrierten sich auf einen intensiven intellektuellen Austausch mit einer handverlesenen Anzahl von Kollegen oder Weggefährten, zu denen auch der österreichische Arzt und Physiologe Josef Breuer und der deutsche Mediziner, Physiologe und Sanitätsrat Wilhelm Fließ gehörten.

Breuer war ein älterer Mann, dem bereits die große medizinische Ehre zuteil geworden war, einen Aspekt des menschlichen Körpers nach ihm (und seinem Kollegen Ewald Hering) zu benennen. Gemeinsam hatten sie den Hering-Breuer-Reflex entdeckt, der die Herzfrequenz senkt, wenn man tief einatmet. Sie können es zu Hause ausprobieren. Setzen Sie sich ruhig hin, fühlen Sie Ihren Puls am Handgelenk und zählen Sie dreißig Sekunden lang Ihre Herzschläge (sie sollten sich auf ungefähr 35 belaufen). Dann holen sie tief Luft und halten dreißig Sekunden lang den Atem mit voll ausgedehntem Brustkorb an, während Sie abermals Ihren Puls überprüfen. Danach atmen Sie langsam aus. Sie werden feststellen, dass Ihre Herzfrequenz sich verlangsamt, wenn Ihre Lunge prall gefüllt ist, und sich beschleunigt, wenn Sie wieder normal zu atmen beginnen. So wirkt sich der Hering-Breuer-Reflex in der Praxis aus. Das Aufblähen der Lunge hat zur Folge, dass sich die Herzfrequenz schnell, automatisch und wie ein Reflex verlangsamt, weil sie ein entsprechendes Signal durch den Vagusnerv übermittelt. Das ist nur ein Beispiel für die zahlreichen Situationen, in denen der Vagusnerv als Bindeglied zwischen Gehirn und Körper dient. Doch Breuers spätere Zusammenarbeit mit Freud konzentrierte sich auf die Hypnose zur Behandlung hysterischer Symptome bei jungen Frauen und führte 1895 zur gemeinsamen Veröffentlichung einer Reihe von Fallstudien.

Fließ war jünger, in Fachkreisen weniger angesehen und gewichtiger als Breuer, aber vielleicht befreiender für Freuds Kreativität. Er galt als »brillant, aber unausgeglichen«, war als Chirurg in Berlin tätig, setzte bei Nasenoperationen mit Vorliebe Kokain als Betäubungsmittel ein und hegte ein beinahe mystisches Interesse an der Bedeutung des menschlichen Biorhythmus', beispielsweise am Menstruationszyklus, einem alle 23 oder 28 Tage auftretenden Vorgang im Körper der Frau. Nach ihrer ersten Begegnung im Jahre 1887 führten Fließ und Freud noch ungefähr fünfzehn Jahre lang eine angeregte Korrespondenz und tüftelten gemeinsam die nasogenitale Reflextheorie aus, der zufolge neurotische oder hysterische Symptome, die ihren Ursprung nach ihrer Auffassung in den weiblichen Geschlechtsorganen hatten, durch Verabreichung von Kokain durch die Nase oder eine Nasenoperation behandelt werden konnten.[31]

Freud begann mit der Abhandlung, in der sich sein intellektueller Wechsel vom Gehirn zur Psyche herauskristallisierte, im September 1895 nach einem mehrtägigen Besuch bei Fließ in Berlin, als er sich im Zug auf dem Rückweg nach Wien befand, vielleicht just in dem Moment, als der Waggon bei seiner Fahrt über die Schwellen der Geleise durchgerüttelt wurde. Innerhalb weniger Wochen brachte er 40 000 Wörter zu Papier und schickte sie per Eilpost an Fließ; wie Fließ reagierte, ist nicht bekannt, weil Freud später alle Briefe vernichtete, die er von ihm erhielt. Wir wissen jedoch, dass Freud Jahre später, als seine Begeisterung so weit abgekühlt war, dass der Name Fließ in seiner Autobiografie mit keiner Silbe erwähnt wurde, die einzige erhaltene Kopie des Manuskripts zu beseitigen versuchte. Sie wurde auf Umwegen aus Nazi-Deutschland herausgeschmuggelt und 1950 schließlich unter dem Titel *Entwurf einer wissenschaftlichen Psychologie* veröffentlicht.[32] Es ist das Manifest der Psychoanalyse in Rohfassung. Alle blassblauen Bände in der Bibliothek des Institute of Psychiatry in London wurden aus dieser unvollendeten und beinahe unveröffentlichten Blaupause abgeleitet.

Freud entwickelte das Konzept einer flüchtigen psychischen Energie, die den physikalischen Gesetzen der Bewegung gehorchte, gleichwohl nicht messbar war, da sie durch Nervenzellenketten und -Schaltkreise floss, wobei die Fließrichtung den Inhalt des Bewusstseins bestimmte. Er veranschaulichte seine Idee in einem der wenigen Diagramme oder Grafiken, die er in seine umfangreichen Schriften einfügte. (Abb. 5) Es war ein kühner Versuch, die cartesianische Trennlinie zu überwinden, um von der neurowissenschaftlichen Basis auf der physischen Seite zur *terra incognita*, den unbekannten Gefilden auf der psychischen Seite zu gelangen. Freud hat dieses Konzept nie getestet oder durch Laborexperimente untermauert, und angesichts des damaligen technologischen Entwicklungsstands der Neurowissenschaften wäre ein Versuch ohnehin zum Scheitern verurteilt gewesen. Mit seinem *Entwurf* hoffte er, ein neues Forschungsfeld zu schaffen, das sich auf die Psyche konzentrierte, gestützt auf die Hirnforschung, die sich damals noch in den Kinderschuhen befand – und er prägte den neuen Begriff der Psychoanalyse, um diese revolutionären Zielsetzungen zusammenzufassen –, doch es sollte anders kommen. Freud mag der Erste gewesen sein, der die Psychoanalyse als Schnittpunkt zwischen der Domäne des Körpers und der Domäne des Geistes/der Seele betrachtete, aber sie löste sich zunehmend und verortete sich auf der mentalen Seite.

Die Patienten redeten, und Freud hörte aufmerksam zu. Die Patienten schwiegen, und Freud nahm diese Reaktion gleichermaßen zur Kenntnis. Er konzentrierte sich auf das, was ein Patient sagte oder nicht sagte, und er lauschte darüber hinaus auch in sich selbst hinein. Alles spielte sich in den Köpfen der beiden ab, in der Fähigkeit der Übertragung und Gegenübertragung. Die psychoanalytische Beziehung wurde zu Freuds neuem Forschungslabor. In jenen endlosen Stunden der Konsultation hörte oder leitete er das Rohmaterial ab und sammelte es in den Werken, die ihn weltberühmt machten. Befreit von ihrer ursprünglichen Verknüpfung mit dem Gehirn, konnte sich die psychische Energie in seinen Theorien in Form der Libido frei entfalten. Die Libido hatte eine Lebensgeschichte, die weit über die Geburt und die erste Beziehung des Säuglings zu Mutter oder Vater zurückreichte.

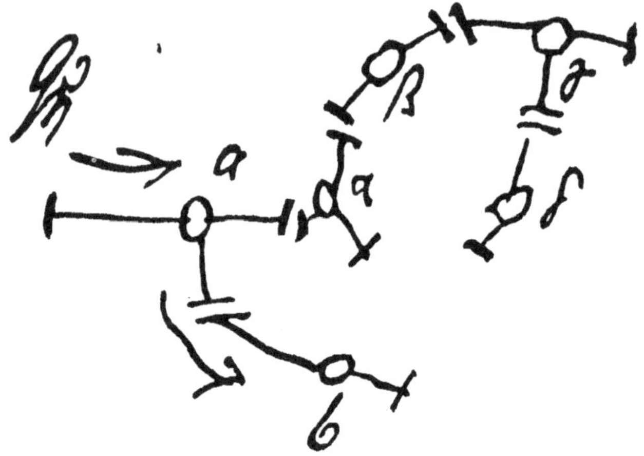

Abb. 5: Freuds erster Entwurf des Ich. Die psychische Energie, oder Libido, dargestellt in Form eines rätselhaften Symbols, das ein wenig einem Q für Quantität gleicht, fließt nach ihrem Eintritt in diese schematische Struktur des Gehirns von einer Nervenzelle zur anderen. Die Fließrichtung wird sowohl vom Durchgangswiderstand des jeweiligen Spalts zwischen den Nervenzellen als auch vom Ausmaß der Energie bestimmt, mit der die Zellen bereits aufgeladen sind. Freud stellte sich vor, dass die erste Nervenzelle, »a«, eine negative Erinnerung ist. Wird diese Zelle durch die psychische Energie aktiviert, gelangt eine unangenehme Erinnerung ins Bewusstsein. Die libidinöse Energie kann dann automatisch durch die erste Zelle fließen und eine zweite Zelle aktivieren, eine Nervenzelle, die mit Unlust oder Traurigkeit befrachtet ist. Alternativ kann eine Gruppe von Nervenzellen, als α, β, γ δ – die Freud als Ich bezeichnete – bereits ausreichend mit Energie aufgeladen sein, um die eingehende Menge psychischer Energie in ihre Richtung zu lenken, weg von der Unlust-Zelle, sodass die traurigen Gefühle blockiert werden, die andernfalls durch die negative Erinnerung ausgelöst würden. In dieser ursprünglichen Darstellung eines psychischen Abwehrmechanismus wurde das Ich, das unbewusst emotionales Leid unterdrückt, in den Bereich der zu seiner Zeit topaktuellen Neurowissenschaften übertragen. Freuds visionäre Zeichnung lässt keinen Zweifel an der Existenz der synaptischen Spalten zwischen den Zellen aufkommen, obwohl zu damaliger Zeit niemand, nicht einmal der berühmte spanische Mediziner und Histologe Ramón y Cajal, in der Lage war, sie mit eigenen Augen zu sehen (siehe Abb. 8).

Die libidinöse Entwicklung konnte durch die Qualität der kindlichen Beziehung zu seinen Eltern, aber auch durch sexuellen Missbrauch, gleich ob in Wirklichkeit oder in der Fantasie, unterbrochen oder beeinträchtigt werden. Die Libido konnte das Bewusstsein aktivieren und auch auf der unbewussten Ebene fortbestehen, wo sie sich unterschwellig als psychische Energieladung verbarg, gekoppelt an traumatische, aber verdrängte Erinnerungen; auf dieser Ebene trieb sie klammheimlich die Ausbildung von Symptomen der seelischen Verletzung voran, eine verzerrte Alternative zu der qualvollen Erfahrung, im Erwachsenenalter die grenzenlosen Demütigungen und Entbehrungen der Kindheit wiedererleben zu müssen. Es war Aufgabe der Psychoanalyse, die Inhalte dieser libidinösen Kräfte auszuloten, die tief im Bewusstsein vergraben waren, sie freizusetzen, wodurch eine reinigende Wirkung erzielt wurde, sie von ihren infantilen Anhaftungen zu lösen und somit den unbewussten Druck zur Entwicklung von Symptomen zu mildern.

Freud gefiel der Gedanke, dass er seinen intellektuellen Weg von der Laborbank zur Couch »im Alleingang«, ohne dauerhafte Allianzen oder anderweitige Verpflichtungen, geschafft hatte. Die Psychoanalyse war einzig und allein seine Entdeckung, durch einen Akt heldenhafter Selbstanalyse entstanden, und jeder angehende Psychoanalytiker musste sich vorab ebenfalls einer Psychoanalyse unterziehen, entweder bei Freud höchstpersönlich oder bei jemandem, der von ihm geprüft und für gut befunden worden war. Der Berufszweig der Psychoanalyse war ursprünglich wie eine Familie aufgebaut, in der jeder Kandidat durch seine eigene Analyse in engem Bezug zu Freud stand, der obersten patriarchalischen Instanz. Doch als die Familie größer wurde, bildeten sich verschiedene Fraktionen und »Glaubensrichtungen« heraus. Die psychoanalytische

Theorie verzweigte sich in Arten und Unterarten, jede einzelne mit eigenen klar abgegrenzten Sprachregelungen und Schwerpunkten, die den Anstoß zur Entstehung unterschiedlicher Tätigkeitsfelder gaben, zusammengefasst unter dem Oberbegriff Psychotherapie.

Heute werden Patienten mit Depressionen, die im staatlichen Gesundheitssystem in Großbritannien eine professionelle Behandlung anstreben, nur selten durch Psychoanalytiker der alten Schule in die von Freud überlieferten Lehren eingeführt. Seine Methoden sind zu zeitaufwendig und zu kostenintensiv; darüber hinaus gab es nie überzeugende Belege dafür, dass sie so funktionieren, wie sie theoretisch sollten, oder dass sie bessere Ergebnisse erzielen als andere psychotherapeutische Ansätze.[33] Die meisten Studien haben gezeigt, dass Psychotherapien (in irgendeiner Form) bei Depressionen im Durchschnitt besser sind als gar nichts, und dass sie bei einigen Patienten durchaus wirksam sein können. Aber es scheint keine große Rolle zu spielen, ob die Psychoanalyse nach Freud, die analytische Psychologie nach C.G. Jung, die kognitive Verhaltenstherapie nach Beck oder irgendeine andere, wie eine Offenbarung befürwortete »Marke« zur Anwendung kommt. Der beste Indikator für den Erfolg einer Therapie ist nicht die fachspezifische Ausbildung des Therapeuten oder das, was in den Standard-Behandlungsanleitungen geschrieben steht, sondern die Beschaffenheit der persönlichen Beziehung zum Patienten, die Stärke des therapeutischen Bündnisses zwischen den beiden. Einfach nur jemanden zu finden, mit dem man reden kann, der weiß oder zumindest zu wissen glaubt, was er sagen oder nicht erwähnen sollte, jemand, der dadurch ermächtigt ist, den Teufelskreis des Schweigens zu durchbrechen, könnte bei vielen Patienten der wichtigste Faktor für eine erfolgreiche Psychotherapie sein.

Stigmatisierung und Psychotherapie werden durch die cartesianische Trennlinie und die Ausgrenzung der Depression als eine rein psychische Störung befeuert. Beides gehört zu den Alltagserfahrungen eines Lebens mit Depressionen, die von der medizinisch orthodoxen Ideologie – man könnte sie als MOI-Position bezeichnen – bedingt werden oder mit ihr übereinstimmen. Die Stigmatisierung mag in unseren Augen schlecht und die Psychotherapie gut erscheinen, doch sie sind in einer dualistischen Welt gleichermaßen zu erwarten. Eine schicksalhafte Fügung, die in den Reihen der Cartesianer viel weniger vorhersehbar war, aber im heutigen klinischen Alltag an der Tagesordnung ist, ist der weit verbreitete Einsatz von Antidepressiva.

In einer idealen Welt, die einzig vom Licht der cartesianischen Vernunft erhellt wird, hätte Prozac (Wirkstoff Fluoxetin, in Deutschland als Fluctin rezeptpflichtig erhältlich, Anm. d. Übers.) niemals auf der Bildfläche erscheinen dürfen.

Freudentanz im Sanatorium

Medikamente bestehen aus Molekülen, einer Ansammlung von Atomen, winzigen Bausteinen der physischen Welt, denen die Aufgabe zukommt, die biochemische Maschinerie des Körpers ins Visier zu nehmen und zu stören. Dass es Medikamente geben könnte, die eine positive Auswirkung auf Depressionen oder irgendeinen anderen missliebigen psychischen Zustand haben, ist für einen hartgesottenen Cartesianer unvorstellbar. Für die Anhänger des radikalen, auf Trennung von Körper und Geist bedachten Dualismus, die überzeugt sind, dass die eigenen Gedanken nicht das Geringste mit der physischen Welt zu tun haben, und die wie Descartes glauben, die

Seele könne den Tod des Körpers überleben, sind psychoaktive Arzneimittel logischerweise ein Ding der Unmöglichkeit. Welchen Sinn könnte eine medikamentöse Behandlung haben, die auf einen Mechanismus im Gehirn oder im Körper abzielt, da die Turbulenzen oder Störungen doch von »Lebensgeistern« verursacht werden? Das wäre ähnlich, als würde man versuchen, ein Musikinstrument zu stimmen, indem man es anschaut statt anhört.

Fakt ist jedoch, wie wir alle wissen, dass es zahlreiche psychoaktive Substanzen gibt, die seit jeher vom *Homo sapiens* für verschiedene Zwecke genutzt wurden. Alkohol, Opiate, halluzinogene Pilze, Cannabinoide – Transformationsprodukte der Hanfpflanze – und Atropin, ein giftiger Inhaltsstoff aus der Familie der Nachtschattengewächse, gehören zu den bewusstseinsverändernden Substanzen, die schon von den Menschen der Frühzeit in Pflanzen entdeckt und ungefähr 100 000 Jahre vor Hippokrates für prähistorische Weihe- und Heilrituale eingesetzt wurden. Das *Corpus Hippocraticum,* eine Sammlung medizinischer Texte und weit verbreitetes Nachschlagewerk in der Antike und im Mittelalter, empfahl den ausgiebigen und kreativen Gebrauch von Heilkräutern zum Ausgleich der Körpersäfte, die das Temperament eines Menschen bestimmten. Im 17. Jahrhundert waren in großen Städten wie London die Gilden oder Apothekergesellschaften, die sich auf den Anbau und die Herstellung von Kräuterheilmitteln spezialisiert hatten, wohlhabende und ehrgeizige Organisationen. Sir Hans Sloane, ein irischer Wissenschaftler, Mediziner und Botaniker, der mit seinen Investitionen in Londoner Immobilien und Zuckerplantagen in Jamaica ein Vermögen erworben hatte, ließ 1673 einen prachtvollen Apothekergarten für die Londoner Worshipful Society of Apothecaries auf einem Grundstück errichten, das er der Gesellschaft überlassen hatte. Er lag unweit der Themse im Stadtteil Chelsea, daher war es einfach, neue Pflanzen aus aller Welt herbeizuschaffen. Der Apothekergarten war verpflichtet, die unbekannten Pflanzen, die Botaniker teilweise nie zuvor gesehen hatten und die aus Kleinasien, der Karibik, Amerika, China und Südafrika stammten, zu beschreiben, zu katalogisieren und zu erforschen. Die Pflanzen wurden sorgfältig auf ihre positiven oder nutzbringenden Eigenschaften als Nahrungsmittel, als Faser für Bekleidungsmaterial und als Heilmittel untersucht und entsprechend bewertet. Sloane, ein Investor mit Spürsinn, glaubte vermutlich, mit diesem Geschäftsmodell, das auf globaler Freibeuterei basierte, könne nichts schiefgehen. Forschungs- und Entwicklungschancen, die zu Innovationen und weltweitem Umsatzwachstum führten, schienen einem zukunftsorientierten Londoner Apotheker aus dem 17. Jahrhundert an jeder Ecke zu winken. Und Sloane sollte Recht behalten. Die Produkte der Kräutermedizin, verabreicht bei hippokratischen Temperamentsentgleisungen, waren ungefähr 200 Jahre lang ein lukratives Geschäft; erst im Jahre 1850, als die hippokratische Theorie unter dem wachsenden Ansturm der Entdeckungen rund um die Körpermaschine zusammenbrach, wurden die Pflanzenheilmittel durch die Neuerungen auf dem Gebiet der chemischen Medikamente ernsthaft herausgefordert und abgehängt.

Trotz der Flut sarkastischer und ungläubiger Reaktionen in Fachkreisen wurde der Erfolg des Sloane'schen Geschäftsmodells, solange es andauerte, von den Endkunden, den Patienten, untermauert. Jemand, der im 17. und 18. Jahrhundert einen Arzt aufsuchte, selbst in den fortschrittlichsten europäischen Ballungszentren wie Paris, hatte wenig Hoffnung, hinterher mehr über die Ursache seiner Erkrankung zu wissen. Der Ärztestand war berüchtigt für seinen unverständlichen Fachjargon, einen Kauderwelsch aus unlogischen Schlussfolgerungen und Binsenweisheiten, verborgen hinter so vielen griechischen und lateinischen Begriffen wie möglich. Satiriker wie der französische Philosoph Voltaire und sein Landsmann, der Dramatiker Molière, füllten die Theatersäle mit ihren schwarzen Komödien über die Possen, die Bestechlichkeit und die Todesraten des Ärztestandes.

Molière suchte wahrscheinlich viele Ärzte auf, bisweilen aus Verzweiflung und wider besseres Wissen, weil er auf dem Gipfel seiner beruflichen Laufbahn an Schwindsucht erkrankte, wie man die Tuberkulose (TB) damals nannte, und dahinsiechte. Er hatte vermutlich selbst erlebt, dass die Ärzte ihren Patienten gelehrte Vorträge hielten und sich gegenseitig Konkurrenz machten; er kannte die Kombination aus Wichtigtuerei und Inkompetenz nur allzu gut aus eigener Erfahrung. Zu Beginn der Ballettkomödie *Der eingebildete Kranke*[34], die er für König Ludwig XIV als Zerstreuung ersann, hebt sich der Vorhang und gibt den Blick auf eine Hirtin frei, die ihr Leid in einem Lied klagt:

> All eure Heilkunst ruht ja nur auf Schein
> Ihr eitlen Ärzte, bar an Wissen.
> Ihr heilt mit großen Worten und Latein
> Die Herzen nicht, die Leid zerrissen.
> All eure Heilkunst ruht ja nur auf Schein.
> Ich wage, ach! nicht zu gestehn
> Wie schrecklich mich die Liebe peinigt,
> Dem Schäfer, der all das vereinigt,
> Was lindern würde meine Wehn.
> Zu Euch kann ich um Rat nicht gehen;
> Ihr Ärzte könnt nichts gegen Liebespein
> All Eure Heilkunst ruht ja nur auf Schein.

Bevor die Krankheit wissenschaftlich als Tuberkulose diagnostiziert wurde und Antibiotika für die Behandlung verfügbar waren, starben viele Männer und Frauen an Schwindsucht, genau wie Molière. Doch er war vermutlich der einzige Mensch in der Geschichte, der seinen Tod auf der Bühne inszenierte. Während der Pariser Erstaufführung seines neuesten und letzten Theaterstücks übernahm Molière persönlich die Hauptrolle des Hypochonders. Am vierten Abend nach der Premiere begann er Blut zu spucken, die sich ausbreitenden roten Flecken auf seinem grünen Satingewand waren selbst auf den billigsten Plätzen deutlich erkennbar. Er brach vor den Augen der Zuschauer zusammen und starb nur wenige Stunden später. Das war, wenngleich nur einen Abend lang, der ultimative Knalleffekt in seinem lebenslangen Feldzug gegen die hippokratische Medizin.

Sie mögen sich fragen, warum einige der mondänen Pariser Theaterbesucher, die in seine Vorstellungen strömten, nach wie vor Quacksalber aufsuchten, wenn es tatsächlich so schlecht um die Ärzteschaft bestellt war, wie Molière behauptete. Sobald er ihnen die Wahrheit vor Augen geführt hatte, wären sie doch in der Lage gewesen, ihnen den Laufpass zu geben; doch stattdessen lachten sie. Sie konnten ihnen nicht den Laufpass geben. Selbst die scharfsinnigsten Kunden waren außerstande, dem Geschäftsmodell den Todesstoß zu versetzen, weil es keine Alternative gab, und sie wussten, so sicher wie das Amen in der Kirche, dass sie irgendwann einmal krank werden würden. Das hippokratische Geschäftsmodell war widerstandsfähig und gegen rufschädigende Risiken gleich welchen Ausmaßes gefeit, denn es war das einzige weit und breit. Erst als den Patienten sowohl chemische als auch Pflanzenheilmittel zugänglich wurden, implodierte es angesichts der Konkurrenz.

Als bestens vernetzter Mediziner und Wissenschaftler hatte Sir Hans Sloane wahrscheinlich schon etwas von dem ersten Propheten gehört, der den bevorstehenden Untergang seines Geschäftsmodells verkündete, selbst als er in den 1670er Jahren in den Botanischen Garten, den Chelsea Physic Garden in London, investierte. Der Geburtsname des Propheten lautete Theophrastus Bombast von Hohenheim (fälschlich auch Philippus Theophrastus Aureolus Bombastus von Hohenheim genannt). Ungefähr ab dem dreißigsten Lebensjahr, in den 1520er Jahren, legte er sich den Namen Paracelsus zu. Sein Vater war ein Schweizer Arzt, durch den er schon in jungen Jahren erste Einblicke in die Medizin und Alchemie erhielt. Er war selbstbewusst, begabt und für eine Karriere in der konventionellen Medizin geradezu prädestiniert. Doch er sperrte sich gegen eine Ausbildung oder Zulassung zur Berufsausübung in der hippokratischen Tradition. Er verbrannte in aller Öffentlichkeit Ausgaben der altüberlieferten medizinischen Texte, warf den Apotheken vor, Hokuspokus-Heiltränke zu verkaufen und verachtete die Ärzte, die aus dem akademischen Umfeld stammten. Es gelang ihm, die medizinischen Experten in jeder Stadt, die er besuchte, mit seinen Thesen in Weißglut zu versetzen; und so musste er ständig um Leib und Leben fürchten, war fortwährend auf der Flucht, von Basel nach Zürich, von Zürich nach Heidelberg, von einer Stadt zur anderen, ein Leben lang. Er hielt sich für einen radikalen Reformer der Medizin, auf der gleichen Stufe wie Martin Luther anzusiedeln, der die Kirche umgestaltet hatte. Statt der vier Körpersäfte nach hippokratischem Muster beschränkte er sich in aller Bescheidenheit auf drei Elemente aus dem Bereich der Alchemie (Schwefel, Quecksilber und Salz), die er als Hauptbestandteile seiner chemischen Arzneimittel verwendete.

Als er 1529 in Nürnberg eintraf, sah sich die Ärzteschaft vor

Ort durch seinen Spott und Hohn bemüßigt, ihn herauszufordern, unheilbar Kranke zu kurieren: Fünfzehn Patienten, die an der Franzosenkrankheit litten, wie die grassierende Syphilis damals im deutschsprachigen Raum genannt wurde. Paracelsus suchte die Betroffenen in der Leprakolonie auf, wo sie außerhalb der Stadt in Quarantäne gehalten wurden, und was ihm gelang, grenzte an ein Wunder – die Hautgeschwüre und wunden Stellen der Syphilispatienten verschwanden dank der innovativen und heimlichen Verwendung einer Quecksilbersalbe wie von Zauberhand (oder zumindest einige). Es war keine Heilung in dem Sinne, wie er behauptete. Quecksilber tötete die Syphilisbakterien an den Stellen ab, an denen ein Hautkontakt stattfand – was zum Abheilen der sichtbaren Geschwüre beitrug –, doch es befanden sich noch eine Menge unsichtbare Erreger im Körper, an die er mit seiner Salbe nicht herankam. Dennoch reichte der Erfolg der Behandlung aus, um Nürnberg unbeschadet zu verlassen und sich wieder auf Wanderschaft zu begeben, wo er zwölf Jahre später starb; möglicherweise kam er in trunkenem Zustand bei einem Handgemenge außerhalb von Salzburg zu Tode. (Abb. 6)

Paracelsus starb völlig mittellos, und ihm wurde zu seinen Lebzeiten keine Ehre zuteil, doch in gewisser Hinsicht erwiesen sich seine Zukunftsvisionen als zutreffend.

Dreihundert Jahre nach seinem Tod, in der zweiten Hälfte des 19. Jahrhunderts, brach das hippokratische Establishment, gegen das er sein Leben lang Front gemacht hatte, angesichts der cartesianischen Medizin zusammen. Und die ersten pharmazeutischen Unternehmen wie Merck und Roche hatten sich die Chemie anstelle der Alchemie zunutze gemacht, um Wirksubstanzen zu entdecken, zu veredeln, zu dosieren und daraus Arzneimittel herzustellen. Aus den Chemie- und Färbemittelfirmen, von denen viele in großen Städten wie Basel gegründet

ALTERIVS NON SIT, QVI SVVS ESSE POTEST.
OMNE DONVM PERFECTVM A DEO, IMPERF. A DIABO.
LAVS DEO, PAX VIVIS, REQVIES ÆTERNA SEPVLTIS.
AVREOLVS PHILIPPVS THEOPHRASTVS
ZOTH

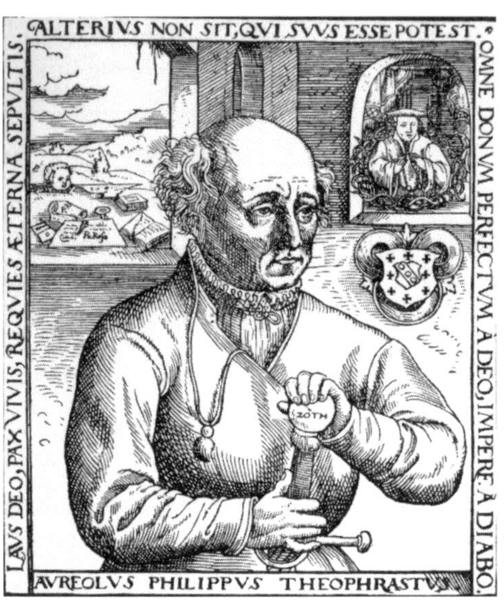

Abb. 6: Der erste Prophet der Pharmazeutika. Paracelsus war weder attraktiv noch wirkte er männlich. Er war nicht verheiratet und litt unter fehlendem Bartwuchs. Es heißt, er sei vor der Pubertät an Mumps erkrankt, einer Virusinfektion, die bei schwerem Verlauf eine zur Unfruchtbarkeit führende Hodenentzündung hervorrufen kann. Doch sein persönliches Motto, als Inschrift auf dem Rahmen seines Porträts festgehalten, klingt herausfordernd und selbstbewusst: »Sei nicht der Diener eines anderen, wenn du als eigener Mensch kannst wandern.« Er ist von okkulten Symbolen seines Geheimwissens umgeben, wie das Rosenkreuzer-Motiv in Form eines Kinderkopfes, der sich aus der Landschaft erhebt, durch das Fenster hinter ihm sichtbar. Und er umklammert mit beiden Händen ein riesiges Schwert rätselhafter Herkunft, Azoth genannt, ein magisches Wort für die Kräfte der Natur. Anhand dieses Bildnisses, auf dem er gelassen und esoterisch wirkt, würde man nie vermuten, dass Paracelsus im Rausch streitsüchtig wurde und nicht lange fackelte, mit Azoth in der Luft herumzufuchteln, um seine Argumente zu unterstreichen und den Hohlköpfen verständlich zu machen, mit denen er debattierte. Experten glauben, das sei die Ursache für seinen gewaltsamen Tod in einer Schenke mit nur 48 Jahren gewesen. In der Ära nach Freud könnte man das mächtige Schwert Azoth aber auch als Phallussymbol deuten, ein Ausgleich für die Erfahrung der Kastration in seinem Leben.

wurden, einem Ort, den Paracelsus oft aufgesucht hatte, entwickelte sich ein neuer Wirtschaftszweig. Die Pharmaindustrie organisierte sich und ging Aktivitäten nach, die Paracelsus in seiner alchemistischen Werkstatt erprobt hatte, jedoch in großem Maßstab und mit dem Vorteil besserer, wissenschaftlich fundierter Forschungsmöglichkeiten.

Die ersten bahnbrechenden Medikamente waren die neuen Wundermittel gegen Infektionskrankheiten; sie kamen in der ersten Hälfte des 20. Jahrhunderts in den Handel. Paracelsus' Quecksilber-Kur bei Syphilis, die für den Patienten oft genauso gefährlich war wie die Erkrankung selbst, wurde um 1910 durch wirksamere und weniger toxische chemische Behandlungsmethoden abgelöst. Penicillin – das erste pharmazeutische Antibiotikum – erwies sich seit den 1940er Jahren als außerordentlich wirksame und gefahrlose Therapie bei Syphilis und anderen Infektionskrankheiten. Andere neue Antibiotika wurden in den 1940er und 1950er Jahren gegen die Tuberkulose entwickelt, einschließlich eines Präparats, das am Ende völlig unerwartet ein riesiges pharmazeutisches Geschäftsfeld für die Behandlung von Depressionen eröffnete.

Bei der Entwicklung der neuen Tuberkulose-Arzneimittel folgten Pharmaunternehmen wie Roche einem wissenschaftlich logischen Weg. Sie untersuchten zahlreiche verschiedene Moleküle im Labor, um herauszufinden, welches am wirksamsten den Erreger abtötete, der als Ursache der Erkrankungen galt, das sogenannte *Mycobacterium tuberculosis*. Sie gelangten zu der richtigen Schlussfolgerung: Wenn es ihnen gelang, einen chemischen Wirkstoff zu finden, der die Bakterien im Reagenzglas oder im Körper einer infizierten Versuchsmaus vernichtete, bestanden gute Aussichten, dass sie auch beim Menschen wirksam sein und die Krankheit heilen würde. Wie es sich ergab, war am Ende des Zweiten Weltkriegs ein riesiger Vorrat an Hydrazin, eine Chemikalie, die von den Deutschen als Raketentreibstoff für Kampfflugzeuge und Fliegerbomben hergestellt worden war, in den Besitz der Alliierten gelangt, die für die pharmazeutische Forschung genutzt werden konnte. Roche stellte auf der Grundlage von Hydrazin Hunderte neuer Moleküle synthetisch her und untersuchte sie auf ihre Wirksamkeit bei Mäusen, die man mit dem Tuberkulose-Erreger infiziert hatte. Man entdeckte dabei ein Molekül, ein Hydrazinderivat namens Iproniazid, das eine Vermehrung der Bakterien verhinderte und die Lebensdauer der infizierten Mäuse verlängerte. Der nächste Schritt bestand darin, festzustellen, ob es auch beim Menschen wirkte, und um das herauszufinden, führte Roche klinische Tests durch.

Zu Beginn des 20. Jahrhunderts war die Tuberkulose, auch die Weiße Pest genannt, die zweithäufigste Todesursache in New York, und 1913 eröffnete die Stadt auf einem abgelegenen Grundstück auf Staten Island, einer Insel an der Ostküste der USA, eine große Klinik ausschließlich für Patienten, die an TB erkrankt waren. Das Sea View Hospital war teilweise als Sanatorium angelegt, in dem Patienten Ruhe finden, die frische Luft, die Sonne und den stimmungsaufhellenden Meerblick genießen sollten, aber gleichzeitig auch ein Gefängnis, in dem man sie vom Rest der Bevölkerung absonderte, während die Krankheit gnadenlos ihren Verlauf nahm und trotz der malerischen Kulisse zum Tod führte. Es gab keine wirksame Therapie. Die Patienten verbrachten ihre Zeit damit, apathisch im Bett zu liegen, siechten dahin, waren depressiv und erschöpft, warteten darauf, dass sich ihr Zustand noch verschlimmerte. Der klinische Versuch mit Iproniazid, der 1952 im Sea View Hospital stattfand, brach mit aller Macht über diese trostlose Szenerie herein. Die Patienten fühlten sich unmittelbar nach der Verabreichung energiegeladen, waren merklich aktiver und geselliger, hatten mehr Appetit, und die Lungenerkrankung kam völlig zum Stillstand (Abb. 7). Zum ersten Mal verließen Patienten lebend das Sea View Hospital und kehrten in ihr gewohntes Leben in der Stadt zurück. Anfang der 1960er Jahre waren die Betten auf den Stationen so gut wie leer, und heute ist von der Klinik nur noch eine düstere Ruine vorhanden, als Sehenswürdigkeit von geschichtlichem Interesse ausgewiesen.

Das goldene Zeitalter

Es gab nie große Zweifel an der Wirksamkeit von Iproniazid und anderen vermeintlichen Wundermitteln ihrer Generation bei der Behandlung der Tuberkulose. Es war in der Tat ein Lebenselixier, wie die Zeitungen schrieben, jedoch auf einem soliden wissenschaftlichen Fundament entwickelt, wie die Ärzte wussten. Weniger offensichtlich war, was man von der euphorischen Stimmung halten sollte, die völlig unerwartet durch Iproniazid ausgelöst wurde. Die eingefleischten Cartesianer behaupteten, sie sei auf einen Placeboeffekt zurückzuführen. Viele der anfänglichen klinischen Versuche waren keine doppelblind durchgeführten kontrollierten Studien, das heißt, die Patienten wussten, sie würden ausnahmslos ein echtes Medikament erhalten, von dem sie sich Heilung versprachen. Und wenn man glaubt, dass einem das Todesurteil durch die Weiße Pest erspart bleibt, ist es kein Wunder, dass man jubelt, oder? Doch einige Ärzte gelangten zu der Schlussfolgerung, dass hinter dem Freudentanz im Sanatorium mehr stecken musste als ein Placeboeffekt; sie sahen darin eine glückliche Fügung, einen Hinweis auf bisher unvermutete Wirkungen dieses Tuberkulose-Mittels auf das menschliche Gehirn.

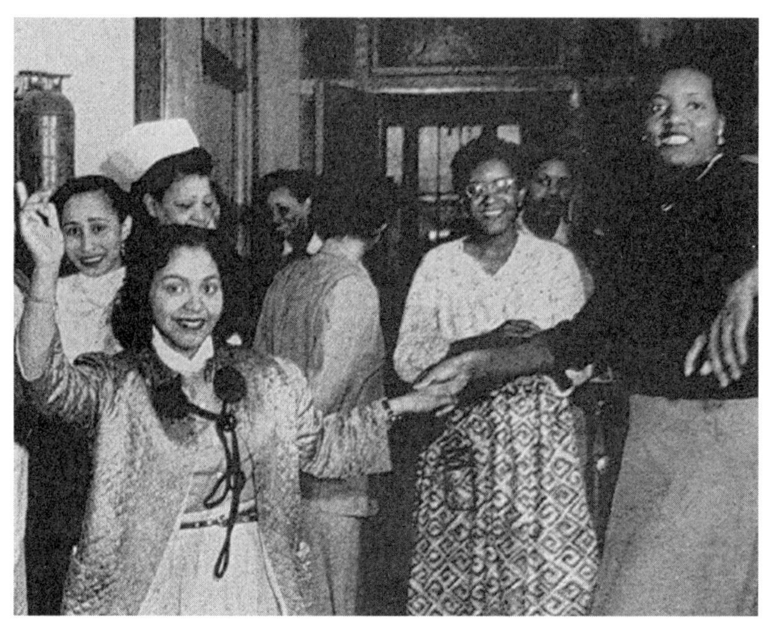

Abb. 7: Freudenszenen bei der Einführung von Antidepressiva. Das *Life Magazine* veröffentlichte 1952 eine Fotoreportage; sie zeigte die strahlenden Gesichter von Patientinnen, die man als hoffnungslose Tuberkulosefälle abgeschrieben und dem Tod durch die Weiße Pest überantwortet hatte, bis sie an einem klinischen Versuch teilnahmen, bei dem der Wirkstoff Iproniazid getestet wurde. Eine Welle der Euphorie schwappte durch die Stationen, die Patientinnen »tanzten in den Gängen, trotz der Löcher in der Lunge«, als ihr Leben neuen Auftrieb erhielt. Sie hatten das Glück, mit einem der ersten wirksamen Mittel gegen Tuberkulose behandelt zu werden, das sich überraschenderweise als weltweit erstes Mittel gegen Depressionen entpuppte.

Wie jeder andere aufstrebende Psychiater während der 1950er Jahre in New York stellte Nathan Kline vermutlich irgendwann fest, dass sein Berufsleben im Klima des Freudianismus stattfand.

Die Psychoanalyse näherte sich ihrem Höhepunkt als vorherrschende Schule in der US-amerikanischen Psychiatrie der damaligen Zeit. Doch Kline interessierte sich für einen völlig anderen Behandlungsansatz bei Depressionen, den er aus den TB-Tests im Sea View Hospital herleitete. Für ihn war Iproniazid ein »psychischer Energiespender«, der die geschwächte Libido im gleichen Maß anzukurbeln vermochte wie die Psychoanalyse, jedoch in Form einer Tablette statt auf der Couch. Er wurde zum Sprachrohr einer kleinen Gruppe von Psychiatern, die erste klinische Versuche durchführten, um den Wirkstoff bei depressiven Patienten zu testen, die nicht an Tuberkulose litten.[35] 1957 hieß es im Abschlussbericht, dass sie das Mittel 24 Patienten verabreicht hatten, von denen bei achtzehn als Resultat einer fünfwöchigen Therapie eine Verbesserung der Stimmungslage und des Sozialverhaltens zu beobachten war. Es gab keine experimentelle Kontrolle, ob es sich vielleicht doch um einen Placeboeffekt handelte, und bei den meisten Patienten war keine Depression, sondern Schizophrenie diagnostiziert worden. Heute würden solche Ergebnisse als fadenscheiniger Beleg für die Wirksamkeit von Antidepressiva gelten, auf den niemand stolz wäre. Doch knapp ein Jahr später waren 400 000 depressive Patienten versuchsweise mit Iproniazid behandelt worden, trotz der Tatsache, dass es zum damaligen Zeitpunkt offiziell lediglich als Medikament gegen Tuberkulose zugelassen war; doch Kline hatte sich die persönliche Unterstützung des Vorstandsvorsitzenden von Roche gesichert, um es auch als Mittel gegen Depressionen zuzulassen und zu vermarkten. Sieben Jahre später hatten sich Iproniazid ungefähr zehn weitere neue Antidepressiva hinzugesellt, mit denen mehr als vier Millionen Patienten behandelt wurden. Kline wurde 1964 für seine Verdienste in der Forschung mit dem hochdotierten Lasker Award *for Clinical Medical Research* ausgezeichnet und als Kandidat für den Nobelpreis gehandelt, weil er »mehr als jeder andere Psychiater für eine der größten Umwälzungen in der Versorgung und Therapie psychisch Kranker verantwortlich war.«[36] Einer der Kollegen, die Kline bei den klinischen Versuchen halfen, sah das ein wenig anders und verklagte ihn, weil er der Meinung war, dass ihm die Hälfte des Ruhms und des Preisgelds in Höhe von 10 000 US-Dollar gebührte. Kline wurde zur Kasse gebeten. Der Anruf aus Stockholm blieb aus.

Trotz der im Aufschwung begriffenen Umsätze und der steilen Karriere, die den Drahtziehern beschieden war, gilt es, sich daran zu erinnern, dass die Frage, wie genau Iproniazid gegen Depressionen wirkte, ungeklärt blieb. Der »psychische Energiespender« kann zweckmäßigerweise für jeden etwas anderes bedeuten, aber rein wissenschaftlich handelte es sich um Augenwischerei. Wie konnte ein Medikament, ein physischer Gegenstand, quasi-libidinöse Energie auf die Psyche übertragen? Es musste eine bessere Erklärung für die Wirkungsweise von Iproniazid auf die physischen oder chemischen Mechanismen des Gehirns geben, zumindest entsprechend dem damaligen Verständnis dieser Mechanismen. Und zu jener Zeit – Anfang der 1960er Jahre – herrschte große Aufregung bezüglich der synaptischen Mechanismen, die es den Nervenzellen ermöglichten, miteinander zu kommunizieren. Damals waren die Namen von sogenannten Neurotransmittern wie Dopamin und Adrenalin in aller Munde, die zur Gruppe der Katecholamine gehören. Einfallsreiche Psychiater, die nach einem nicht-psychischen Wirkmechanismus als Ersatz für Iproniazid und andere Antidepressiva Ausschau hielten, schmiedeten aus dieser neuen Neurowissenschaft einige hochgradig einflussreiche Theorien, wie Arzneimittel gegen Depressionen wirken und welche Ursachen in erster Linie zugrunde liegen könnten. Doch um zu verstehen, wo diese Theorien ihren Ursprung hatten und wie sie zur Entwicklung von

Prozac (Fluoxetin) führten, müssen wir noch ein wenig weiter ausholen.

Wir nehmen es heute als gegeben hin, dass es im Gehirn ungefähr hundert Milliarden Nervenzellen gibt, die zusammenarbeiten und ein komplexes Gefüge bilden, das Zentralnervensystem. Der Informationsaustausch zwischen den einzelnen Zellen ist ungeheuer wichtig, weil er sie befähigt, ihren jeweiligen Aufgaben im System nachzukommen. Aber wie sind die Nervenzellen miteinander verbunden? Der Erste, der sich mit der Beantwortung der Frage auf dem richtigen Weg befand, war ein Zeitgenosse Freuds, der spanische Mediziner und Histologe Santiago Ramón y Cajal, der heute weitgehend als Gründervater der modernen Neurowissenschaften gilt. Er war ein außerordentlich fähiger Mikroskopierer, dem es mithilfe neuer Färbeverfahren gelang, einzelne Nervenzellen zu markieren und sie visuell von der Masse des sie umgebenden Nervengewebes zu trennen, sodass man unter dem Mikroskop die Feinstruktur jeder Zelle bis ins kleinste Detail erkennen konnte. Nur wenige Forscher hatten das Nervensystem jemals aus dieser Perspektive betrachtet; einer von ihnen war Camillo Golgi, Professor der Anatomie in Padua, der die von Ramón y Cajal benutzte mikroskopische Färbemethode zu einem früheren Zeitpunkt erfunden hatte.

Ramón y Cachal gelangte nicht nur in den Genuss dieses beispiellosen Einblicks in das Geflecht der Zellen, was damals an sich schon eine beachtliche Leistung war, sondern verstand es auch, das, was er sah, mit bewundernswerter Genauigkeit und künstlerischem Geschick zu zeichnen. Und er war ein Workaholic. Er produzierte im Alleingang eine riesige Anzahl von Objektträgern und Zeichnungen von Nervenzellen, die dem höchstmöglichen Standard seiner Zeit entsprachen. Er veröffentlichte beeindruckende Abhandlungen und Lehrbücher über das Gehirn von Menschen und vielen Wirbeltierarten in allen Stadien der Entwicklung, gleich ob gesund oder krank (Abb. 8). Und er vertrat die Respekt einflößende Ansicht, dass die Nervenzellen häufig in enge Verbindung miteinander traten, aber dennoch unterschiedlich und eigenständig blieben, was bedeutete, dass es selbst zwischen dem am engsten verbundenen Zellenpaar einen Zwischenraum oder Spalt geben musste. Das war eine kühne Behauptung für einen derart gewissenhaften Beobachter der Natur, denn Ramón y Cajal konnte diesen Spalt nicht sehen. Er erklärte, dieser sei zu klein, um selbst bei der höchstmöglichen Vergrößerung, die Mikroskope im 19. Jahrhundert zu bieten hatten, sichtbar zu werden.

Nicht jeder Forscher stimmte mit ihm überein: Golgi war beispielsweise anderer Meinung. Als er genau wie Ramón y Cajal durch das Mikroskop blickte, sah er unzählige dicht eingefärbte Zellkerne im Nervengewebe und dünne Zytoplasmastränge zwischen den Zellkernen, die ein kompliziertes filigranes Muster bildeten. Und wie Ramón y Cajal konnte auch Golgi keinen Spalt oder Zwischenraum entdecken, der die vor- und nachgelagerten Zellen voneinander abgrenzte. Doch nach Golgis Auffassung gab es diesen Spalt nicht. Wenn er nicht sichtbar war, konnte er auch nicht vorhanden sein. Er beschrieb die Struktur, die er sah, als ein einziges durchgehendes Geflecht oder Syncytium aus Nervengewebe ohne zellige Untergliederung. Und er hatte einige vertrackte Fragen an Ramón y Cajal. Warum sollen wir an die Existenz eines Spaltraums zwischen den Zellen glauben, den wir nicht sehen können? Und falls es ihn tatsächlich gäbe, selbst wenn er so winzig wäre, dass man ihn nicht einmal unter dem Mikroskop erkennen kann, wie kommunizieren die Zellen dann miteinander? Das Nobelpreiskomitee konnte sich nicht entscheiden, wer recht hatte: 1906 wurden Golgi und Ramón y Cajal

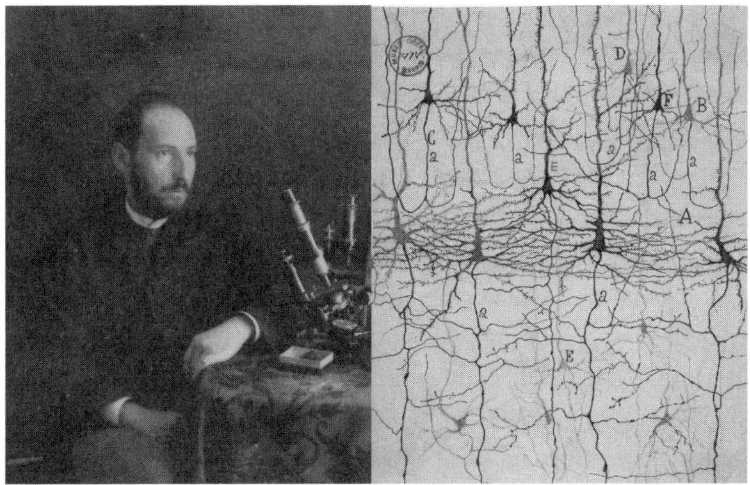

Abb. 8: Der Seher und die Synapse. Schon als kleiner Junge wollte Santiago Ramón y Cajal Maler werden, doch sein Vater überredete ihn, den Arztberuf zu ergreifen, was er pflichtschuldig, wenngleich ungerne, tat. Als junger Mann nutzte er seine künstlerische Begabung, um filigrane und wirklichkeitsgetreue Zeichnungen von Nervenzellen anzufertigen, die er zum ersten Mal unter einem Messingmikroskop auf einem alten Küchentisch zu Gesicht bekam. Er erkannte, dass die einzelnen Zellen in enger Verbindung zueinander standen und ein dichtes Geflecht bildeten. An der Stelle, an der zwei Nervenzellen in Kontakt miteinander traten, konnte jedoch nicht einmal er einen Zwischenraum entdecken. Dennoch war er überzeugt, dass dieser Zwischenraum existierte, und in den 1950er Jahren, ungefähr zwanzig Jahre nach seinem Tod, wurde seine Annahme bestätigt. Heute weiß man, dass die Nervenzellen engmaschig vernetzt, aber durch den synaptischen Spalt voneinander getrennt sind, der durch Neurotransmitter wie Serotonin überbrückt wird (siehe Abb. 10).

gemeinsam mit dem Nobelpreis für ihre gleichermaßen brillante Arbeit und die einander widersprechenden Theorien ausgezeichnet. Erst vierzig Jahre später, nach dem Tod der beiden Männer, als die Elektronenmikroskope zum ersten Mal einen Blick auf die Nervenzellen mit einem wesentlich besseren Auflösungsvermögen als die alten Lichtmikroskope gestatteten, wurde der synaptische Spalt, von dessen Vorhandensein Santiago Ramón y Cajal stets überzeugt gewesen war, deutlich sichtbar.

Damit wäre Golgis erster Einwand geklärt – der unsichtbare Spalt ist keine Glaubensfrage mehr –, doch die zweite Frage wurde dadurch umso dringlicher. Wir wissen inzwischen, dass es ihn gibt, aber wie können die Zellen über diesen Zwischenraum hinweg miteinander kommunizieren? Der synaptische Spalt zwischen den Nervenzellen ist in der Regel kleiner als ein Tausendstel Millimeter. Dieser Interzellularraum ist unendlich schmal, aber er existiert. Er ist mit einer wässrigen Lösung gefüllt, bestehend aus Salzen und Molekülen, und bietet hindurchfließendem elektrischem Strom Widerstand. Die elektrischen Signale, die Informationen von einem zum anderen Ende einer einzelnen Nervenzelle übertragen, können den synaptischen Spaltraum nicht einfach durchqueren, als wäre er gar nicht vorhanden, um die benachbarte Zelle zu aktivieren. Sie müssen in ein Signal anderer Art umgewandelt werden, das imstande ist, den Spalt zu überbrücken oder den »Stab weiterzureichen«, um den Austausch zwischen zwei Nervenzellen zu gewährleisten.

Wir wissen inzwischen, dass die Synapsen den Spalt durch chemische Signale überbrücken. Sobald die vorgelagerte Nervenzelle durch ein elektrisches Signal gereizt wird, wandelt sie dieses in ein chemisches Signal um, indem sie einen Botenstoff produziert, Neurotransmitter genannt, die sie in den synaptischen Spalt freisetzt. Diese chemischen Botenstoffe gelangen binnen kürzester Zeit durch den Spalt, in der Fachsprache diffundieren genannt, docken an die entsprechenden Neurotransmitterrezeptoren auf der Oberfläche der nachgelagerten Zelle an und lösen damit ihr elektrisches Aktionspotenzial aus.

Auf diese Weise springt das elektrische Signal von einer Nervenzelle zur anderen über. In den 1950er Jahren wurde zunehmend klar, dass das Gehirn viele unterschiedliche Neurotransmitter zu diesem Zweck verwendet. Auf Golgis zweite Frage, wie die Nervenzellen miteinander kommunizieren, gab es keine Antwort, die sich auf ein einziges Wort beschränkte. Einige synaptische Spalträume wurden durch Adrenalin-Moleküle überbrückt, während andere Noradrenalin, Dopamin oder Serotonin für die Erregungsübertragung benutzen.

Als die Forscher darüber nachzudenken begannen, was Iproniazid im Gehirn auslösen könnte, und nach einer Erklärung für die euphorisierende, antidepressive Wirkung suchten, erkannten sie, dass diese Substanz die Signalübertragung zwischen Nervenzellen, die Adrenalin oder Noradrenalin als chemische Botenstoffe einsetzen, über die synaptischen Spalträume hinweg erheblich verstärkte. Iproniazid hemmte ein Enzym, das Adrenalin aufspaltet, nachdem es im synaptischen Spalt freigesetzt wurde, und schaltete das chemische Signal aus, kurz nachdem es erzeugt worden war. Dadurch, dass es den normalen Aufspaltungsprozess verhinderte, verlängerte und verstärkte Iproniazid die Wirkung des Adrenalins in der Synapse. Konnte das der Aktionsmechanismus sein, der eine Depression aushebelte? Iproniazid schien die Annahme zu bestätigen, was im Allgemeinen auch für alle anderen neuen Arzneimittel galt, die Iproniazid auf dem rasch wachsenden Markt für Antidepressiva folgten. Erstaunlicherweise stellte sich heraus, dass sie die Wirkung der synaptischen Übertragung von Nervenimpulsen, die mithilfe von Botenstoffen wie Adrenalin oder Noradrenalin erfolgt, unter dem Sammelbegriff Katecholamine bekannt, auf die eine oder andere Weise noch verstärken.

Es sah ganz so aus, als würde sich endlich alles zusammenfügen. 1965 veröffentlichte Joseph Schildkraut, der später Professor für Psychiatrie an der Harvard University wurde, eine einflussreiche Abhandlung, die den nächsten Schritt einleitete.[37] Der Titel war vielsagend: »Die Katecholamin-Hypothese der affektiven Störungen«. Angesichts der Tatsache, dass Antidepressiva die Wirkung von Adrenalin und Noradrenalin verstärkten, gelangte er zu dem Schluss, der Grund für die Depression sei in erster Linie ein Katecholaminmangel im Gehirn. Das mag auf den ersten Blick kein großer Erkenntnisfortschritt sein, doch der Schein trügt.

Schildkraut war der Meinung, dass Adrenalin und Noradrenalin nicht nur den Aktionsmechanismus von Antidepressiva erklärten – die Wirkungsweise der Medikamente –, sondern auch die grundlegende Ursache der Depression waren. Man nahm an, dass Arzneimittel wie Iproniazid sowohl die Verfügbarkeit von Neurotransmittern erhöhten, die eine Schlüsselfunktion innehatten, als auch imstande waren, einen bis dato unerkannten Mangel an Adrenalin- oder Noradrenalin im Gehirn zu beheben. Schildkrauts Artikel war bewundernswert differenziert. Er verzichtete darauf, seine Erkenntnisse als der Weisheit letzten Schluss anzupreisen. Er präsentierte sie nicht als Tatsache, sondern als einfache Denkstrategie, um schneller zu einer effizienten, wenngleich fehleranfälligen Problemlösung zu gelangen, denn er war sich sehr wohl bewusst, dass es sehr wenig überprüfbare Beweise für einen Katecholaminmangel bei depressiven Patienten gab, bevor sie mit Antidepressiva behandelt wurden. Aber er und seine Zeitgenossen hatten vermutlich den Eindruck, dass es nur eine Frage der Zeit war, bevor sich der letzte Baustein in das Puzzle einfügen ließ. Die psychopharmakologische Revolution, wie sie damals genannt wurde, hatte in der kurzen Zeitspanne von 1955, als es noch keine wirksamen Medikamente gegen Depressionen gab, bis

1965, als Dutzende im Handel waren, einen weiten Weg zurückgelegt, sodass man davon ausgehen konnte, dass die Psychiatrie mit der nächsten Umdrehung des Rades der restlosen Aufklärung des Rätsels näher kommen würde.

Die Forscher, die für den US-amerikanischen Pharmakonzern Eli Lilly arbeiteten, glaubten zu wissen, was als Nächstes zu tun war.[38] Sie gingen davon aus, dass Schildkrauts Theorie so weit richtig, aber unvollständig war. Sie wussten, dass Adrenalin und Noradrenalin nicht die einzigen Botenstoffe im Gehirn waren: Es gab auch noch das Gewebshormon Serotonin. Sie stellten die Hypothese auf, dass Serotonin ein überzeugendes neues Target – ein körpereigenes Molekül, an das ein Wirkstoff binden kann – für die Entwicklung eines neuen Medikaments gegen Depression war. Dann entdeckten sie Moleküle, die imstande waren, die Serotonin-Übertragung erheblich zu verbessern, indem sie die Wiederaufnahme aus dem synaptischen Spalt blockierten, und nannten sie Selektive Serotonin-Wiederaufnahme-Hemmer (kurz SSRI). Mitte der 1970er Jahre waren sie bereit, ihr Leitmolekül – ihren besten SSRI – in klinischen Tests bei depressiven Patienten zu erproben. Doch die Unternehmensleitung war nicht überzeugt, die Lösung gefunden zu haben, und finanzierte nur eine Studie in kleinem Umfang. Das Ergebnis war negativ. Die Patienten, die mit SSRI behandelt wurden, waren am Ende noch genauso depressiv wie die Vergleichsgruppe, die ein Placebo erhalten hatte, eine schmerzlindernde Zuckerpille. Doch die Wissenschaftler, die inzwischen ein Jahrzehnt lang an der Entwicklung eines Wirkstoffs gearbeitet hatten, forschten unverdrossen weiter. Sie waren absolut sicher, dass ihr Medikament gegen Depressionen wirkte, denn im Gegensatz zu der rein zufälligen Entdeckung von Wirkstoffen wie Iproniazid und dergleichen basierte die Entwicklung der SSRI von Anfang an auf einem mechanistischen Prinzip. Sie waren der Meinung, dass es einen guten Grund für ihre Überzeugung gab, einen guten Grund, sich nicht von der schlechten Nachricht eines einzigen gescheiterten Versuchs beirren zu lassen und einen zweiten Anlauf zu wagen. In den nachfolgenden klinischen Studien war ihr SSRI erheblich wirksamer als das Placebo. 1987 wurde er als neues Medikament gegen Depression zugelassen und unter dem Handelsnamen Prozac (in Deutschland 1990 als »Fluctin«) in den Handel eingeführt.

Prozac legte einen Senkrechtstart hin und erreichte wie kein Medikament zuvor oder danach den Status eines Rockstars. 1990 schafft es den Sprung auf die Titelseite des US-amerikanischen Nachrichtenmagazins *Newsweek*. 1995 konnte es einen weltweiten Umsatz von zwei Milliarden Dollar verzeichnen und landete mit *Verdammte schöne Welt*[39] *– Mein Leben mit der Psycho-Pille*, einer Geschichte über das Leben mit Depressionen, auf der Bestsellerliste. Im Jahre 2000 war es schätzungsweise vierzig Millionen Patienten verordnet worden, und das amerikanische Wirtschaftsmagazin *Fortune* führte es in seiner Liste der erfolgreichsten Arzneimittel des Jahrhunderts auf. Doch rückblickend, wenn man es besser weiß, entpuppte sich die Einführung von Prozac keineswegs als Heraufdämmern eines goldenen Zeitalters der Antidepressiva, sondern als Sonnenuntergang, der blendete. In den dreißig Jahren nach der wegweisenden und überraschenden Beobachtung, dass ein Antibiotikum einen Freudentanz in einem Tuberkulose-Sanatorium auszulösen vermochte, brachten die Forscher im industriellen und akademischen Bereich insgesamt zahlreiche neue Medikamente und Theorien über ihre Wirkungsweisen auf den Weg. In den dreißig Jahren nach Prozac florierte dieses Feld jedoch nicht, sondern verlief im Sande. Seit den 1990er Jahren wurden, wie bereits gesagt, keine bahnbrechenden neuen Fortschritte in der medikamentösen oder psychologischen Behandlung der Depression oder anderer psychischer Störungen mehr verzeichnet.

Als ich 1989 mit 29 Jahren meine Facharztausbildung als Psychiater am St. George's Hospital begann und später am Bethlem Royal und Maudsley Hospital in London fortsetzte, waren wir angehalten, uns mit einigen Standard-Lehrbüchern zu befassen, in dem alle namhaften Theorien und Therapeutika aufgeführt waren, die man damals in der Psychiatrie für wichtig hielt. Noch heute, im Jahre 2018, könnte ich mich bei der Behandlung der meisten Patienten, die an psychischen Störungen leiden, unbedenklich und weithin akzeptiert ausschließlich an den Aussagen in diesen Lehrbüchern orientieren. Das gilt jedoch nicht für meine Zeitgenossen, die sich zur gleichen Zeit wie ich auf andere Bereiche der Medizin spezialisiert haben. Wäre ich ein Onkologe, der seine krebskranken Patienten 2018 innerhalb der Grenzen des 1989 vorhandenen Wissens über Tumorbiologie und Tumortherapien behandelt, könnte man mir wegen ärztlicher Kunstfehler meine Zulassung entziehen. Ähnlich könnte es einem Rheumatologen ergehen, der seine Patienten heute ohne Kenntnis der Anti-TNF-Antikörper (Tumornekrosefaktor) behandelt, oder einem Neurologen mit MS-Patienten, der keine Ahnung von den aktuellen Entwicklungen in der immunologischen Therapie hat.[40] In den meisten anderen Bereichen der Medizin wurden in den vergangenen 35 Jahren genug wissenschaftlich fundierte Veränderungen auf der theoretischen Ebene vorangetrieben, um zu offenbaren, dass die Kenntnisse im Jahre 1989 nicht völlig falsch, aber für die klinische Praxis im Jahre 2018 nicht ausreichend waren. Nur in der Psychiatrie scheint die Zeit stillzustehen. Die Behandlungsmöglichkeiten, die es zu Beginn meiner beruflichen Laufbahn gegen Depressionen gab – SSRI und Psychotherapie – sind nach wie vor so ziemlich alles, was therapeutisch zur Verfügung steht. Beide haben eine durchschnittlich bescheidene und bei einigen Patienten eine bemerkenswert positive Wirkung. Sie sind so weit in Ordnung. Doch es wurden keine neuen Behandlungsmethoden für Depressionen – oder andere psychische Störungen gleich welcher Art – mehr eingeführt, seit Prozac als strahlende Sonne am Horizont des Fortschritts untergegangen ist.

Die absurde Serotonin-Hypothese

Wo ist die Entwicklung in die falsche Richtung gegangen? Die Antwort lautet kurz und bündig: von Anfang an. Die Wurzel des Problems ist das Fehlen eines Erregers. Die Entwicklung von Iproniazid als Mittel gegen Tuberkulose stützte sich richtigerweise auf die Entdeckung des Erregers *Mycobacterium tuberculosis* als Ursache der Erkrankung. Iproniazid wurde aus Hunderten anderer Wirkstoffkandidaten aufgrund seiner Fähigkeit ausgewählt, diese Bakterien daran zu hindern, sich in der Petrischale oder in einer Labormaus zu vermehren. Im Anschluss stellte man fest, dass es auch bei Menschen wirksam war, die sich mit dem Erreger infiziert hatten. Der wissenschaftlich fundierte logische Entwicklungsprozess erfolgte schrittweise, führte von einem ausreichend nachgewiesenen Targetmolekül zu einem neuen klinisch erfolgreichen Medikament. Bei der Entwicklung von Iproniazid als Mittel gegen Depression wurde das Pferd jedoch vergleichsweise von hinten aufgezäumt. Der Weg begann mit einer klinisch relevanten Wirkung (Euphorie bei TB-Patienten); dann arbeitete man rückwärts weiter, bis zu der Schlussfolgerung, das Targetmolekül müsse ein Enzym sein, das die Adrenalinmenge im Gehirn steuert; und daraus leitete man rückblickend die Theorie ab, dass depressive Menschen unter Adrenalinmangel leiden. Bei der Tuberkulose wurde der Wirkstoff auf die Behandlung der Krankheit zugeschnitten, während man bei einer Depression das Krankheitsbild dem Wirkstoff anpasste.

Der Entwicklungspfad bei Prozac war logischerweise handfester. Die Forscher des Pharmakonzerns Lilly fingen beim Targetmolekül Serotonin an, das sie für den Verursacher der Depression hielten, basierend auf den in Fachkreisen viel beachteten Neurotransmitter-Theorien der damaligen Zeit. Sie arbeiteten vorwärts, am Ausgangspunkt beginnend, um einen Wirkstoff zu finden, der an dieses Target (und nur an dieses) zu binden vermochte; dann wiesen sie nach, dass ihr Wirkstoffkandidat bei klinischen Tests (bisweilen) erfolgreich war. Dieser schrittweise Prozess, der vom Targetmolekül zum Wirkstoff und zur klinischen Studie führt, ist ein altbewährter Weg in der Arzneimittelentwicklung. Er funktioniert gut, wenn man an der richtigen Stelle beginnt, indem man das richtige Target auswählt, ein überzeugendes Target. Beginnt man jedoch an der falschen Stelle, mit einem falschen oder wenig überzeugenden Target, beispielsweise mit einem Molekül, einer Zelle oder einem Erreger, die in Wirklichkeit nichts mit der Krankheit zu tun haben, der man beizukommen versucht, kann auch der richtige Weg dazu führen, dass man Schiffbruch erleidet.

Als Schildkraut seine neue Theorie zum Thema Depression enthüllte, wies er darauf hin, dass sie eine Schwachstelle enthielt. 1965 gab es nur wenige Möglichkeiten, nachzuweisen, dass bei depressiven Patienten ein Mangel an Adrenalin oder Noradrenalin im Gehirn vorlag. Das Gleiche galt auch für Serotonin, als die Forscher des Pharmakonzerns Lilly um 1975 mit ihrer fieberhaften Suche nach dem ersten SSRI begannen. Es war ein Target, schön und gut, aber kein besonders überzeugendes. Die Arzneimittelchemie hatte Fortschritte gemacht und war an einem Punkt angelangt, an dem es zunehmend leichter wurde, Medikamente herzustellen, die speziell darauf ausgelegt waren, Serotonin-Wiederaufnahme-Hemmer zu blockieren, und zwar ausschließlich Serotonin-Wiederaufnahme-Hemmer. LY110140, wie Prozac in den Lilly-Labs genannt wurde, bevor es weltberühmt wurde, konnte eine solide Entwicklungsgeschichte vorweisen. Der Wirkstoff löste den richtigen Behandlungseffekt aus. Doch es gab kaum Indizien dafür, dass Serotonin das richtige Target für jeden depressiven Patienten war, und daran hat sich bis heute nichts geändert.

Wir wissen, dass Serotonin biologisch aus grauer Vorzeit stammt; es ist in jedem Nervensystem vorhanden und reicht von der entwicklungsgeschichtlichen Epoche des *Homo sapiens* bis zum unscheinbaren Fadenwurm *Caenorhabditis elegans* zurück. Ungeachtet der Tiergattung ist die Anzahl der Nervenzellen, die Serotonin produzieren und freisetzen, ziemlich klein im Vergleich zur Anzahl der Nervenzellen mit Serotonin-Rezeptoren an der Oberfläche. Im Gehirn des Wurms erzeugen nur drei Nervenzellen Serotonin, aber es gibt Hunderte von Nervenzellen, die durch die Aufnahme von Serotonin aktiviert werden.[41] Die Serotonin-produzierenden Zellen im menschlichen Gehirn kommen in hoher Dichte vor und bilden kurz vor dem Übergang ins Rückenmark zwei kleine Zellkerne im Hirnstamm, einem der entwicklungsgeschichtlich ältesten Teile des Gehirns. Von dieser unscheinbaren Schaltzentrale, in der sich ungefähr eine halbe Million Serotonin erzeugende Nervenzellen des menschlichen Gehirns befinden, verlaufen lange und sich verzweigende Bahnen bis in die beiden Hirnhälften, wo sie synaptische Verbindungen mit Hunderten Millionen anderer Nervenzellen eingehen. Aus diesen entwicklungsgeschichtlichen und anatomischen Tatsachen lassen sich wichtige Schlussfolgerungen ableiten. Sie sagen uns, dass Serotonin vermutlich wichtig für grundlegende Funktionen des Nervensystems ist, beispielweise für die Regulierung des Schlaf-Wach-Rhythmus und der Nahrungsaufnahme; andernfalls würde das menschliche Serotoninsystem nicht heute noch einer verfeinerten Version des Serotoninsystems bei einem Wurm gleichen, nicht wahr? Doch zu wissen, dass Serotonin normalerweise für die Gehirnfunktionen wichtig ist, bedeutet nicht, dass ein Serotoninmangel die Ursache depressiver Störungen sein muss. Damit diese Behauptung auf eigenen Füßen stehen kann, brauchen wir Daten von depressiven Patienten, die zeigen, dass die Serotoninmenge in ihrem Gehirn niedrig ist. Und dieses wichtige Beweisstück für die Serotonin-Theorie der Depression wurde nie wirklich erbracht, trotz jahrzehntelanger Suche.

Das musste ich höchst nachdrücklich an jenem Tag im Maudsley Hospital feststellen, als ich einem Patienten versicherte, dass die SSRI den Serotoninspiegel in seinem Gehirn ausgleichen würde. »Woher wissen Sie das? Woher wissen Sie, dass der Serotoninspiegel in meinem Gehirn aus dem Gleichgewicht geraten ist?«, hakte er nach. Wir wussten beide auf Anhieb, dass ich diese Frage nicht beantworten konnte. Und ich hatte keinen blassen Schimmer, wo ich Ausschau nach einer Antwort halten könnte. Nach diesem Augenblick der Wahrheit, in dem Schweigen herrschte, kehrten wir unauffällig zum üblichen Behandlungsablauf zurück. Er erhielt ein Rezept für einen SSRI und den nächsten Termin in sechs Wochen, um zu berichten, ob das Medikament Wirkung gezeigt hatte. Danach kam ich mir wie ein Hochstapler vor. Zum ersten Mal in meiner medizinischen Laufbahn hatte ich das Gefühl, die absurde

Rolle eines Arztes aus dem 17. Jahrhundert zu spielen, die Molière als haarsträubende »Blutsauger« beschrieb, weil sie ihren Patienten einredeten, sie müssten wegen ihres überschüssigen Blutgehalts zur Ader gelassen werden, ohne genau zu wissen, wie hoch das Volumen war oder sein sollte.

Keine Biomarker in Sicht

Was mich schließlich zu der einfachsten Erklärung bringt, warum nach Prozac alles schiefgelaufen ist: Es waren keine Biomarker in Sicht.

In den meisten Bereichen der Medizin ist die Verwendung von Biomarkern gang und gäbe. Ein Biomarker ist eine organische Substanz, die Aussagen über biologische Funktionen oder biochemische Prozesse bei Patienten erlaubt. Hämoglobin ist beispielsweise ein ganz alltäglicher Biomarker in der ärztlichen Praxis, leicht messbar anhand einer Blutuntersuchung, die gemacht wird, um festzustellen, ob eine Anämie vorliegt, ein Mangel an roten Blutzellen. Die Hämoglobinwerte lassen darüber hinaus auch Rückschlüsse zu, wie ein anämischer Patient auf eine Bluttransfusion anspricht, oder werden in den wesentlich selteneren Fällen herangezogen, bei denen sich zu viele rote Blutzellen in Umlauf befinden; solche Patienten würden tatsächlich von einem Aderlass profitieren, wie von Molières Ärzten verordnet. Hämoglobin ist folglich, wie es im Fachjargon heißt, sowohl ein diagnostischer als auch prognostischer Biomarker. Glukose ist ein weiteres bekanntes Beispiel; dieser Biomarker spielt sowohl bei der Diagnose, beispielsweise von Diabetes mellitus (auch Zuckerkrankheit genannt) als auch bei der Prognose, der therapeutischen Reaktion auf Insulin eine wichtige Rolle. Es gibt bereits Hunderttausende von Biomarkern in allen Bereichen der Medizin, deren Anzahl und Ausgereiftheit rasch wächst … außer in der Psychiatrie, die derzeit keinen einzigen Bluttest oder Biomarker auf ihre Fahnen schreiben kann.[42]

In einem rationalen Universum würde der Einsatz von SSRI und die Serotonin-Theorie der Depression auf Informationen und gerechtfertigte Schlussfolgerungen über Serotonin-Biomarker beruhen. Wenn ein Patient mich aufsuchen und um einen Rat hinsichtlich der Behandlung seiner Depressionen bitten würde, würde ich seinen Serotoningehalt im Gehirn bestimmen und, falls ein Mangel vorliegt, ihm ein Medikament empfehlen, das den Serotoninspiegel erhöht. Wir könnten die Messung einige Wochen nach Beginn der Therapie wiederholen, um zu überprüfen, ob sich der Serotoningehalt normalisiert hat. Die Serotonin-Biomarker würden es uns ermöglichen, SSRI ohne Wunschdenken oder absurde Phrasendrescherei zu verwenden, zum Vorteil der Patienten. Doch Serotonin-Biomarker gibt es in der klinischen Praxis nicht und selbst in einer hochspezialisierten Forschungsstudie lassen sie nur schwer aussagekräftige Rückschlüsse zu.

Die grundlegende Schwierigkeit beim Messen von Serotonin-Biomarkern bezieht sich auf die Anatomie des Serotoninsystems. Es gibt nicht viele Zellen im menschlichen Gehirn, die Serotonin produzieren, und die sind überwiegend mit hoher Dichte in einigen wenigen Bereichen des Hirnstamms verortet. Den Serotoninspiegel eines lebenden Menschen in diesen Zellen kann man nur mithilfe von bildgebenden Verfahren wie Gehirnscan oder Neuroimaging messen. Und in der Praxis ist es äußerst schwierig, einen so kleinen und unzugänglichen Teil des Gehirns abzubilden. Bei einigen Studien wurden Spezialscanner verwendet, um die Menge der sogenannten Serotonintransporter bei Patienten mit Depressionen zu messen.[43] Doch die erforderliche Technologie ist teuer, außerhalb einiger handverlesener Fachzentren schwer zu handhaben und setzt voraus, dass der Patient eine kleine, aber ausreichende Menge einer Substanz zu sich nimmt, die als radioaktiv gilt. Sie könnte im Praxisalltag niemals als Biomarker dienen und wird auch in Forschungsstudien zum Thema Depression und Serotonin nur selten eingesetzt.

Es gibt derzeit nur zwei weitere Optionen: Man kann Serotonin und artverwandte Moleküle im Blut oder in der Gehirn-Rückenmarks-Flüssigkeit (CSF) messen, einer klaren Flüssigkeit, Liquor genannt, die durch die inneren Kammern oder Ventrikel des Gehirns fließt. Beide Möglichkeiten wurden erforscht, aber nicht praktisch umgesetzt. Serotonin-Biomarker im Blut stellen kein verlässliches diagnostisches Merkmal einer Depression dar und lassen keine gesicherten Prognosen über die Reaktion auf SSRI zu, und vermutlich sagen sie auch wenig über den Serotoninspiegel im Gehirn aus. CSF-Biomarker geben eher Aufschluss über den Serotoninspiegel als Blut-Biomarker. Doch um CSF als Probe für eine Molekularanalyse zu verwenden, muss eine Lumbal- oder Rückenmarkspunktion vorgenommen werden: Dabei wird eine lange Kanüle zwischen zwei Lendenwirbeln eingeführt und etwa ein Teelöffel Flüssigkeit (Liquor) entnommen. Der zusätzliche diagnostische Gewinn, den Serotonin-Biomarker bieten, lässt sich nicht durch die zusätzlichen Schmerzen rechtfertigen, die mit einer Lumbalpunktion einhergehen.

Deshalb liegt es also nicht an dem mangelnden Forschungswillen, dass es keine Biomarker gibt, die in Richtung eines Serotonin-Ausgleichs bei der medikamentösen Behandlung gegen Depressionen weisen. Wir haben sie einfach nicht. Und da Biomarker fehlen, werden wir Patienten keine klare Antwort geben können, warum sie SSRI einnehmen sollten. Wir werden auch weiterhin durch Versuch und Irrtum lernen, werden ein Medikament nach dem anderen ausprobieren, wenn das vorherige nicht hilft. Besonders bedauerlich ist vielleicht, dass wir auch weiterhin ermutigt werden, uns so zu verhalten, als wären alle Formen der Depression gleich. Wenn wir den Unterschied zwischen depressiven Patienten mit hohem und Patienten mit niedrigem Serotoninspiegel nicht erkennen, dann gehen wir, wie ich damals im Maudsley Hospital, automatisch davon aus, dass bei allen ein Serotoninmangel vorherrscht und rechtfertigen damit die gleiche Erstlinientherapie für jeden, der unter Depressionen leidet.

Wenn wir behaupten, dass bei allen Betroffenen Ursache und Krankheitsbild gleich sind und folglich auch alle von den gleichen therapeutischen Maßnahmen profitieren müssten, sollten wir, auch wenn wir es nicht laut aussprechen, sondern nur entsprechend handeln, einen Moment innehalten und darüber nachdenken, was wir mit »alle« meinen. Die Menschen mit Depressionen repräsentieren etwa 10 Prozent der Weltbevölkerung; schätzungsweise 25 Prozent davon haben im Verlauf ihres Lebens mindestens eine depressive Periode erlebt, oder mindestens ein Mitglied aller Familien auf unserem Planeten ist davon betroffen. Ich wage zu behaupten, dass niemand ein Leben lang davor gefeit ist, mit Depressionen in Berührung zu kommen, sei es direkt oder indirekt. Also besteht kein großer Unterschied zwischen »allen Betroffenen« und »uns«, wenn es um Depressionen geht, obwohl uns die Kultur der Stigmatisierung vom Gegenteil überzeugen möchte. Und deshalb leuchtet mir nicht ein, dass ein derart großer Teil der Menschheit unter den Produktionsschwankungen eines einzelnen, zahlenmäßig nicht überschaubaren Moleküls im Gehirn leidet. Die Serotonin-Theorie ist in dieser Hinsicht genauso unbefriedigend wie Freuds Theorie von der quantitativ unfassbaren Libido oder die hippokratische Theorie von der nicht existenten schwarzen Galle.

Mit anderen Worten: Die Depression nach Descartes befindet sich in einem beklagenswerten Zustand. Entsprechend der vorherrschenden dualistischen Lehrmeinung, die er uns als Vermächtnis hinterlassen hat, wird sie offiziell als psychische Störung definiert und als solche durch Stigmatisierung verschärft oder durch psychotherapeutische Maßnahmen gelindert. Doch inoffiziell wird sie auch als eine Störung im Gehirn betrachtet und mit Medikamenten behandelt, für deren Einsatz uns, über den Bereich der Satire hinaus, eine logische Begründung fehlt. Wir verorten die Ursache einer Depression nicht ausschließlich auf der geistig-seelischen Ebene, aber auch nicht wirklich im Gehirn oder im Körper. Es herrscht keine Übereinstimmung darüber, wie wir das Problem besser lösen könnten – wir treten auf der Stelle mit unseren grimmigen Debatten, dem Krieg der Kulturen und den verhaltenen Beschimpfungen zwischen den psychologisch gepolten Befürwortern eines eher »hirnlosen« Ansatzes einerseits und den neurowissenschaftlich ausgerichteten Befürwortern eines »seelenlosen« Ansatzes andererseits. In der Zwischenzeit sind bereits seit einer Generation keine maßgebenden neuen Behandlungsmethoden mehr vorgestellt worden, und die Grenzen der vorhandenen Arzneimittel und Gesprächstherapien liegen auf der Hand. Trotz der zunehmenden Verfügbarkeit von Psychotherapien und der zunehmenden Anzahl ärztlich verordneter SSRI aufgrund sinkender Kosten pro Pille kann man nach wie vor davon ausgehen, dass die Depression bis zum Jahre 2030 nach wie vor die größte einzelne Ursache von Aktivitätseinschränkungen oder Erwerbsunfähigkeit sein wird. In den reichen Ländern sind nicht etwa Krebs, Herzprobleme, rheumatoide Arthritis, Tuberkulose oder gleich welche anderen physischen Erkrankungen für die volkswirtschaftlichen Kosten in Höhe von 3 Prozent des Bruttoinlandsprodukts verantwortlich, sondern psychische Störungen, insbesondere Depressionen. Und wir wissen nicht wirklich, was wir dazu sagen oder dagegen tun sollen.

Es ist an der Zeit, ein neues Kapitel aufzuschlagen.

5. KAPITEL
Wie?

Unorthodoxe Theorien erfordern unorthodoxe Beweise

Um 1990, ungefähr zum Zeitpunkt der Markteinführung von Prozac, als die Welle der therapeutischen Euphorie, ausgelöst durch die zufällige Entdeckung von Antidepressiva während der 1950er Jahre, ihren Höhepunkt erreichte, wurden einige Abhandlungen veröffentlicht, die in der Fachwelt als fragwürdig galten. Sie hatten sperrige Titel (hier in der deutschen Übersetzung) wie »Stress und Immunität: Ein ganzheitlicher Blick auf die Beziehungen zwischen dem Gehirn und dem Immunsystem» (1989);[44] »Die Makrophagen-Theorie der Depression« (1991);[45] oder »Hinweise auf eine Immunreaktion bei klinischen relevanten Depressionen» (1995).[46] Diese und artverwandte Artikel erschienen zwangsläufig in obskuren Zeitschriften, denn die wissenschaftlichen Hypothesen, die sie vertraten, waren im Höchstmaß grenzüberschreitend, überspannt und ideologisch skandalös – mit einem Wort: unzuverlässig. Sie deuteten an, dass irgendein Zusammenhang zwischen der Stimmungslage und der Aktivität der weißen Blutzellen bestand und Körper und Geist miteinander verbunden waren, über die cartesianische Trennlinie hinweg. Im wissenschaftlichen Klima der damaligen Zeit galt diese Vorstellung nicht nur als falsch, sondern schlimmer noch, als vernunftwidrig. Sie war mit der absurden Behauptung gleichzusetzen, dass menschliche Stimmungen mit dem Fluss der schwarzen Galle und anderen okkulten Körpersäften verknüpft waren. Und dementsprechend wurde diese Theorie viele Jahre entweder ignoriert oder von den meisten anderen Wissenschaftlern als höchst zweifelhaft wahrgenommen.

Oft ist es schwierig, im Nachhinein den genauen Zeitpunkt für den Durchbruch einer neuen wissenschaftlichen Theorie zu bestimmen. Bei der Entwicklung einer Theorie wird ein Baustein auf den anderen geschichtet; fast alle innovativen Ideen leiten sich schrittweise von älteren Konzepten ab, und das Buch des Wissens wächst nach und nach infolge der kollektiven Anstrengungen vieler einzelner Wissenschaftler, die sich mit dem gleichen Thema befassen. Noch schwieriger ist ein Durchbruch zu dem Zeitpunkt zu erkennen, an dem er erzielt wird, da er definitionsgemäß einen Bruch mit der Vergangenheit herbeiführt. Er muss zwangsläufig als gesichert geltende Lehrmeinungen erschüttern, aushebeln, untergraben oder mindestens herausfordern. In dem Augenblick, in dem er die Fachwelt in Aufruhr versetzt, wird der wissenschaftliche Durchbruch von allen rechtgläubigen Unterstützern des Status quo mit Widerstand bedacht, geleugnet, verschleiert oder lächerlich gemacht.

Jene ersten »fragwürdigen« Abhandlungen in der wissenschaftlichen Disziplin der Neuroimmunologie oder Immunpsychiatrie muten aus meiner heutigen Sicht wie ein solcher Durchbruch an. Die von ihnen geteilte Vorstellung – dass ein Zusammenhang zwischen Stimmungslage und Entzündung besteht – war lediglich die wissenschaftliche Neuformulierung eines weit verbreiteten Wissens unter Patienten, vermutlich auch in der Ärzteschaft. Wir alle haben schon einmal die Erfahrung gemacht, dass sich unsere Stimmung im Keller befindet, wenn wir krank sind. Wir haben selber erlebt, dass infolge einer körperlichen Beeinträchtigung, beispielsweise nach einer Knochenfraktur, einer Zahnoperation, einer Atemwegsinfektion oder einer Impfung ein Zustand der Erschöpfung, das Bedürfnis nach sozialem Rückzug, ein Stimmungstief und andere depressive Symptome eintreten können. Für viele Nicht-Mediziner scheint es auf der Hand zu liegen, dass physische und psychische Gesundheit eng miteinander verknüpft sind. Die Immunpsychiatrie vertritt die innovative Vorstellung, dass sich diese Verknüpfung anhand des Immunsystems erklären lässt. Um sie zu überprüfen, führten Forscher die ersten Experimente durch, um die Biomarker für eine Entzündung – weiße Blutzellen und Zytokine – bei depressiven Patienten zu messen.

Ein solches Vorgehen war beispiellos: Zum ersten Mal wurden die Wirkungsmächtigkeit und Präzision der modernen Immunologie genutzt, um menschliche Verhaltensweisen und Depressionen zu verstehen. Und mindestens fünfzehn Jahre lang wurde dieses wegweisende Unterfangen in konventionellen Kreisen als völlig inakzeptabel gebrandmarkt. Im Jahre 2012, als ich auf die geschichtlichen Hintergründe aufmerksam wurde und zu erkennen begann, dass Depressionen tatsächlich durch immunologische Mechanismen ausgelöst und entzündungshemmende Medikamente als Antidepressiva einer neuen Gattung eingesetzt werden könnten, holte ich, genau wie Sie es vermutlich täten, eine zweite Meinung bei erfahrenen Kollegen ein.

»Ich hätte Sie für vernünftiger gehalten«, erklärte der Regius-Professor für Physik an der University of Cambridge (mehr oder weniger im Scherz). Und der Leiter der Forschungs- und Entwicklungsabteilung des britischen Pharmaunternehmens GlaxoSmithKline meinte (keineswegs im Scherz): »Wenn Sie vor fünf Jahren mit dieser Idee zu mir gekommen wären, hätte ich Sie für verrückt gehalten; aber jetzt bin ich mir nicht mehr so sicher.«

Meine Überzeugung, dass sich die Kernhypothese des cartesianischen Dualismus hinter dieser tief verwurzelten Skepsis verbirgt – die altüberlieferte Ansicht, dass Körper und Geist zwei strikt voneinander getrennte Bereiche sind –, überrascht Sie vermutlich nicht. Doch wenn man an der Oberfläche des Widerstands gegen Neuroimmunologie oder Immunpsychiatrie kratzt, würden sich Wissenschaftler, die sich für fortschrittlich halten, nicht mehr auf Descartes berufen (sie sind überwiegend der Meinung, die Philosophie sei ohne Belang für die Arbeit, mit der sie ihr täglich Brot verdienen). Sie würden stattdessen wissenschaftliche Beweise einfordern, Erklärungen für die Ursache-Wirkung-Mechanismen verlangen. Sie wollen wissen, »wo der Hund begraben liegt.«

Wissenschaftler möchten überzeugt werden, dass tatsächlich eine kausale Beziehung zwischen Entzündung und Depression besteht. Und danach folgt die Frage nach dem Wie und dem Warum.

> Wie genau, Schritt für Schritt, können entzündliche Veränderungen im Immunsystem des Körpers Veränderungen in der Funktionsweise des Gehirns herbeiführen und Depressionen verursachen?

> Warum leiden depressive Patienten unter Entzündungen? Und warum sollte die Entzündungsreaktion des Körpers, die sich im Zuge der Evolution zu unserer Verbündeten entwickelt und uns geholfen hat, den Kampf gegen Krankheiten zu gewinnen, depressive Störungen auslösen?

Das sind wichtige Fragen, die eine Antwort erfordern. Aber sie sind weder unstatthaft noch ein zu hoher Preis, den wir für wissenschaftliche Glaubwürdigkeit zahlen. Außergewöhnliche Behauptungen erfordern außergewöhnliche Beweise, und was könnte in einer cartesianischen Welt außergewöhnlicher sein als die Vorstellung, der Körper sei durch das Immunsystem mit dem Geist oder der Seele verbunden?

Eine unerschütterliche Tatsache

Viele der ersten Immunpsychiater benutzten die gleiche einfache Versuchsanordnung, in der Fachsprache experimentelles Design genannt, um ihr bahnbrechendes Vorhaben umzusetzen. Sie stellten zwei Gruppen von Freiwilligen zusammen: eine Gruppe von Patienten mit depressiven Störungen (Fallgruppe) und eine Vergleichsgruppe mit gesunden Probanden (Kontrollgruppe). Sie sammelten Blutproben von allen Teilnehmern ein, um Entzündungsbiomarker im Blut zu messen: entweder Zytokine oder C-reaktives Protein (CRP), das von der Leber als Reaktion auf hohe Zytokinwerte produziert wird und daher indirekt Aufschluss über den Entzündungszustand des Körpers gibt. Danach wurden die Biomarker-Daten ausgewertet, um das Ausmaß des Unterschieds zwischen den Angehörigen der Fallgruppe und der Kontrollgruppe einzuschätzen und die Wahrscheinlichkeit der Übertragbarkeit der Ergebnisse anhand eines statistischen Signifikanztests zu überprüfen, was bedeutet, dass der Unterschied nicht dem Zufall geschuldet war.

In den mehr als zwanzig Jahren zwischen 1992 und 2014 haben Immunpsychiater die Zytokin-Messergebnisse bei Tausenden von Patienten mit Depressionen und gesunden Kontrollgruppen bestätigt.[47] Insgesamt zeigen diese Daten, dass die Konzentration von CRP und einigen Zytokinen im Blut bei Patienten mit Depressionen erhöht ist. Die Wahrscheinlichkeit, dass Unterschiede dieser Größenordnung rein zufällig auftreten, bewegt sich in einer Größenordnung von 1:1000.

Die Streuung der Werte ist nicht massiv, aber vorhanden.[48] Im Durchschnitt haben Menschen mit Depressionen mäßige, aber signifikant erhöhte Zytokinwerte im Blut, verglichen mit den Messergebnissen nicht-depressiver Personen.

Diese Fall- und Kontrollgruppenstudien, die sich mit der Konzentration von Biomarkern für Entzündungen, beispielsweise CRP, bei depressiven Patienten und gesunden Probanden befassen, gehen von der Vorstellung aus, dass es sinnvoll ist, Menschen zwei kategorisch voneinander abgegrenzten Schubladen zuzuordnen – depressiv oder gesund. Ein Vergleich zwischen Fall- und Kontrollgruppen macht die weit verbreitete Annahme, dass man Depressionen aus der Warte »wir« und »die anderen« betrachten kann, zu einer reinen Formsache: Wir sind vollkommen gesund, im Gegensatz zu den anderen, die unter Depressionen leiden. Doch es gibt noch eine andere Sichtweise, die sich aus der Vorstellung herleitet, dass wir uns alle auf einer Skala zwischen gesund und depressiv bewegen, dass wir depressive Symptome aus eigener Erfahrung kennen, gleich ob in milder oder schwerer Form, und dass es im realen Leben keine Schwarz-Weiß-Unterteilung in depressive Fallgruppen und gesunde Kontrollgruppen gibt. Wenn man diesen breiter gefächerten Ansatz zugrundelegt, stellt sich die Frage, ob bei Menschen, die am schwerwiegenderen Ende des depressiven Spektrums verortet sind, in der Regel eine höhere Konzentration von Entzündungsmarkern im Blut zu beobachten ist; und die Antwort lautet: Ja, ganz eindeutig.

Eine der bis heute umfassendsten Studien widmete sich der

Messung von CRP und depressiven Symptomen bei 73 131 Probanden, bestehend aus Einwohnern der Stadt Kopenhagen.[49] Diese ganz gewöhnlichen Mitglieder der breiten dänischen Öffentlichkeit, die wiederholt unter milden depressiven Symptomen litten – und beispielsweise glaubten, in ihrem Leben nicht viel erreicht zu haben oder aufgeben wollten –, hatten erheblich höhere CRP-Werte im Blut. Bei der Auswertung der Daten trat eine Art Dosis-Wirkung-Kurve zutage: Je intensiver die Entzündung, die von den CRP angezeigt wurde, desto stärker die depressive Reaktion in Form von negativ gefärbten, selbstkritischen Gedanken. Die Wahrscheinlichkeit, dass dieser Zusammenhang auf einem Zufall beruhte, belief sich auf weniger als 1:1 Billion.

Das ist ein beeindruckend tragfähiges Beweisstück als Ergänzung zu den gesammelten Indizien aus den Fallgruppen-Kontrollgruppen-Studien über die klinisch relevante, sprich schwerwiegende Depression (Major Depressive Disorder, MDD). Wir wissen inzwischen, dass Menschen, die sich im Verlauf ihres ganz gewöhnlichen Lebens bisweilen zutiefst deprimiert fühlen, genau wie Patienten mit schweren affektiven Störungen anfälliger für Entzündungen sind. Diese Studien sind kein Beweis dafür, dass bei jedem Menschen, der unter Depressionen leidet, eine Entzündung vorliegt, oder dass jeder, bei dem eine Entzündung vorliegt, Depressionen entwickelt. Aber sie belegen rein statistisch, dass Depressionen und Entzündungen wesentlich häufiger Hand in Hand gehen als man vermuten könnte, wenn es sich um ein zufälliges Zusammentreffen oder ganz einfach um Pech handeln würde. Und da sich die Studien seit der Pionierarbeit in den 1990er Jahren angehäuft haben, sind diese Belege immer stichhaltiger geworden. Depressionen lassen sich eindeutig mit den nachweislich vorhandenen Biomarkern für körperliche Entzündungen in Verbindung bringen.

Eine Tatsache, die einen Bruch mit althergebrachten Theorien herbeigeführt, aber unerschütterlich überlebt hat. Doch das Ergebnis allein beweist noch nicht, dass eine kausale Beziehung zwischen Entzündung und Depression besteht. Wir müssen das schwer fassbare, aber wichtige Thema Ursache und Wirkung besser in den Griff bekommen, um die Frage nach dem Wie zu beantworten.

Erst die Ursache, dann die Wirkung

Wir wissen definitionsgemäß, dass die Wirkung der Ursache folgen oder die Ursache der Wirkung vorausgehen muss. Wenn eine Entzündung also eine Depression verursacht, können wir davon ausgehen, dass die Betroffenen eine Entzündung hatten, bevor die Depression einsetzt. Viele von uns wissen aus eigener Erfahrung, dass man sich nach (und nicht vor) einer ansteckenden Krankheit oder irgendeiner anderen vorübergehenden Entzündung im Körper niedergeschlagen, bedrückt, trübsinnig und seelisch auf dem Tiefstand fühlt oder nahe am Wasser gebaut hat. Mein post-dentaler Zustand der Melancholie stimmte eindeutig mit der zeitlichen Einordnung der Entzündung vor der Depression überein: Vor dem Zahnarztbesuch und dem Zytokinsturm fühlte ich mich bestens; in den nachfolgenden 24 Stunden war ich antriebslos, pessimistisch und darauf bedacht, mich abzukapseln.

Eine Methode, um die zeitliche Reihenfolge von Entzündung und Depression genauer unter die Lupe zu nehmen, besteht darin, die Zytokinwerte und den Gemütszustand ein und derselben Person innerhalb eines bestimmten Zeitraums wiederholt zu messen bzw. genau zu verfolgen. Eine 2014 veröffentlichte Langzeitstudie mit 15 000 in Südwestengland geborenen Kindern, die sich auf einen Zeitraum vom neunten bis zum achtzehnten Lebensjahr erstreckte, fand heraus, dass die Zytokinwerte im Alter von neun Jahren Prognosen über das Depressionsrisiko im Alter von achtzehn Jahren erlaubten.[50] Bei den Neunjährigen mit einer Zytokin-Konzentration im oberen Drittel der Skala war die Wahrscheinlichkeit, mit achtzehn Jahren eine Depression zu entwickeln, eineinhalb Mal größer als bei ihren Altersgenossen mit niedrigen Zytokinwerten. Die Kinder mit höheren Zytokinwerten waren gleichwohl nicht depressiver als ihre Altersgenossen, die im Alter von neun Jahren niedrigere Entzündungswerte hatten. Die Depressionen traten erst nach der Entzündung auf.

Zu ähnlichen Ergebnissen gelangte eine andere Studie mit britischen Beamten, die im Regierungsviertel Whitehall tätig waren und sich am anderen Ende des Lebenszyklus befanden.[51] Bei ungefähr 2 000 Personen der Altersgruppe sechzig plus wurden drei Mal Untersuchungen durchgeführt, 2004, 2008 und 2012, um Aufschluss über den zeitlichen Zusammenhang zwischen Stimmungslage und Entzündung zu gewinnen. In dieser Senioren-Gruppe waren leichte Entzündungen weit verbreitet. 400 Probanden litten an chronischen Entzündungen, mit hohen CRP-Werten sowohl im Jahr 2004 als auch 2008, waren aber bei diesen beiden ersten Datenerhebungen nicht depressiv. Das Risiko, 2012 erstmals Depressionen zu entwickeln, war jedoch erheblich größer, insbesondere bei den Frauen. Bei einer hohen Konzentration C-reaktiver Proteine in den Jahren 2004 und 2008 war die Wahrscheinlichkeit, dass 2012 zum ersten Mal Depressionen auftraten, dreimal höher als bei den Frauen, deren CRP-Werte vorher keinerlei Anzeichen einer Entzündung erkennen ließen.

Diese Langzeitstudien in zwei völlig verschiedenen Altersgruppen zeigen, dass einer Depression erhöhte Entzündungswerte vorausgehen können. Doch diese Ergebnisse allein reichen nicht aus, um einen Kausalmechanismus nachzuweisen. Anders ausgedrückt: Wenn eine Entzündung im Alter von neun Jahren das Risiko einer Depression im Alter von achtzehn Jahren *nicht* erhöht, könnte ein Skeptiker daraus schließen, dass der ursächliche Einfluss der Depression ausgeschlossen oder widerlegt ist. Doch das entgegengesetzte Ergebnis, zu dem man durch »Beobachtungsstudien« gelangte, lässt sich nicht so entschieden bestätigen. Zu behaupten, dass Zytokin-Konzentrationen im Blut Vorhersagen bezüglich der Ergebnisse von Fragebögen über Depressionen vier oder fünf Jahre später erlauben, wäre eine großzügige Auslegung der kausalen Rolle, die Entzündungen zukommt, aber sie wäre weder schlüssig noch zwingend. Der Zeitraum zwischen Entzündungsursache und depressiver Wirkung ist zu lang, und wir sind heute noch weit davon entfernt, die zugrunde liegende Kette der Ereignisse, die den Kausalprozess über so viele Jahre aufrechterhalten könnte, in allen Einzelheiten zu verstehen. Doch wir können damit beginnen, die Erklärungslücken zu schließen, wenn wir uns die Beziehung zwischen Entzündung und Depression in erheblich kürzeren Zeiträumen anschauen.

Einer der vielen Bereiche der Medizin, in denen die Immunologie zu meinen Lebzeiten therapeutische Fortschritte erzielt hat, ist die Behandlung der Hepatitis. Diese virale Entzündung der Leber tritt in drei Formen auf: A, B und C. Die Hepatitis B ist besonders gefährlich, weil sich der Erreger jahrelang in den Leberzellen einnisten und sie völlig zerstören kann, wobei er die Standard-Abwehrmaßnahmen des Immunsystems umgeht, eine chronische Entzündung mit einer Vernarbung der Leber verursacht (was letztendlich zu einer Leberzirrhose führt) und das Risiko erhöht, an Leberkrebs zu erkranken. Eine der ersten Behandlungsmöglichkeiten, die diese düstere

Prognose merklich verbesserte, bot die Entdeckung von Interferon, ein entzündungsförderndes, sprich inflammatorisches Zytokin. Die Therapie basiert auf der Überlegung, dass sich der Hepatitis-B-Erreger immunologisch tarnt; das Immunsystem des Patienten erkennt die tödliche Bedrohung nicht, die er darstellt, deshalb muss die Immunreaktion massiv gesteigert werden, damit der Erreger vollständig vernichtet werden kann.

Da so viel auf dem Spiel steht, ist es ethisch vertretbar, wenn sich eine wirksame Therapie als wahre Rosskur entpuppt, was auf Interferon zutrifft. Sämtliche Patienten reagieren unverzüglich darauf, als hätten sie sich eine schwere Infektion zugezogen – mit Fieber, Abgeschlagenheit und Appetitlosigkeit; es handelt sich um die gleichen Symptome, die man als Krankheitsverhalten oder *sickness behavior* bezeichnet, das auch bei Laborratten beobachtet wurde, denen man Zytokine injiziert hatte. Das ist keine unliebsame Begleiterscheinung, sondern ein Anzeichen, dass die Behandlung die beabsichtigte primäre Wirkung erzielt, nämlich die Immunabwehr in Gang setzt. Nach wenigen Wochen erholen sich die meisten Patienten von den akuten Auswirkungen der Interferontherapie, doch ungefähr ein Drittel entwickelt eine klinisch relevante, sprich schwere Depression. Sie leiden anhaltend unter Antriebs- und Appetitlosigkeit, überzogener Selbstkritik, Schuldgefühlen, einer negativen Sichtweise und der Unfähigkeit, Freude oder Lust zu empfinden.[52]

Es ist wichtig, darauf hinzuweisen, dass es sich hier um Menschen handelt, die unmittelbar vor der Verabreichung von Interferon nicht depressiv waren. Ihre Erfahrungen gehören zu den eindeutigsten Beweisen, dass ein inflammatorischer Reiz depressive Reaktionen beim Menschen auslösen kann. Wenn man Patienten, die nach der Interferon-Gabe depressiv wurden, mit der Gruppe derer vergleicht, bei denen keine depressive Störung beobachtet wurde, gewinnen wir weitere Erkenntnisse über die Mechanismen, die am Kausalprozess beteiligt sind. Wie sich herausstellte, entwickelten Patienten, die schon früher an depressiven Verstimmungen gelitten hatten, nach der Interferonbehandlung mit höherer Wahrscheinlichkeit Depressionen. Der Grund könnte eine genetische Prädisposition, eine erblich bedingte, erhöhte Anfälligkeit für eine depressive Reaktion auf ein Entzündungsgeschehen sein. Menschen mit einem genetischen Profil, das sie anfälliger für Entzündungen macht, produzieren mehr Zytokine und sind nach einer Interferontherapie stärker gefährdet, Depressionen zu entwickeln, wie Studien belegen.[53]

Wenn man alle Bausteine zusammenfügt – von den epidemiologischen Langzeitstudien (die ihr Augenmerk auf die Verbreitung von Krankheiten in Bevölkerungen oder Populationen richten) bis hin zu den Erfahrungen von Patienten nach einer Interferonbehandlung, die Geschichte von meinem eigenen Wurzelkanal-Blues eingeschlossen –, weist einiges darauf hin, dass der Depression eine körperliche Entzündung vorausgehen kann. Und wenn die Entzündung vor der Depression auftritt, ist sie imstande, die Depression zu verursachen. Die Frage nach dem genauen Ablauf des Prozesses ist damit noch nicht beantwortet. Aber wir haben uns zumindest darauf verständigt, dass es sich lohnt, den biologischen Einzelheiten auf den Grund zu gehen.

Während meines Medizinstudiums in der ersten Hälfte der 1980er Jahre war ich nicht immer glücklich. Ich absolvierte meine klinische Ausbildung im St Bartholomew's Hospital in der City of London, dem historischen und wirtschaftlichen Zentrum der britischen Metropole. Das Krankenhaus wurde 1123 durch Rahere, einen Mönch und Barden am Hof von König Heinrich I, außerhalb der Stadtmauern errichtet. König Heinrich VIII veranlasste im 16. Jahrhundert eine Neugründung. Der englische Arzt und Anatom William Harvey führte dort im 17. Jahrhundert Experimente durch, mit denen er die Existenz des Blutkreislaufs nachwies. Im 18. Jahrhundert stattete der englische Maler und Grafiker William Hogarth die Great Hall mit seinen Wandgemälden aus. Und laut Conan Doyle begegneten sich Dr. Watson und Sherlock Holmes 1878 erstmals in einem Chemielabor des »Barts», wo Holmes vielleicht den Weg bereitete, dem Freud später folgte, als er den pharmakologischen Eigenschaften einer »kleinen Prise des neuesten pflanzlichen Alkaloids« auf die Spur zu kommen versuchte.[54]

Das Barts galt schon seit Langem als Wirkungsstätte der brillantesten Mediziner in London. Sir Percivall Pott, um nur einen zu nennen, war ein Chirurg des 18. Jahrhunderts, dem die beispiellose Ehre widerfuhr, dass gleich zwei Krankheiten in unseren Lehrbüchern nach ihm benannt wurden: Die Pott'sche Krankheit, eine Tuberkulose der Wirbelsäule, und Hodensackkrebs, eine Krankheit, die vor allem bei Schornsteinfegern verbreitet war. Pott fand heraus, dass Hodensackkrebs durch den Kontakt mit Karzinogenen im Ruß von Schornsteinen verursacht wurde, und bewirkte eine gesetzliche Verfügung, die untersagte, Waisenjungen bereits mit fünf oder sechs Jahren für die Reinigung der Kamine von innen einzusetzen. Das Barts verkündete stolz, dass er der erste Arzt in der Geschichte war, dem es gelang, sowohl die Ursache einer Krebsart als auch deren Heilungsmöglichkeit zu entdecken. Die Klinik hatte Seuchen aller Art miterlebt, die in London grassierten, von der Pest im Mittelalter bis hin zur Tuberkulose im Viktorianischen Zeitalter; und es hatte Katastrophen aller Art überstanden, die London heimsuchten, vom Großen Brand bis hin zu den schweren Angriffen der deutschen Luftwaffe auf Großbritannien während des Zweiten Weltkriegs, die als »The Blitz» in die Geschichte eingingen. Es war eine uralte und ehrwürdige Institution, die alle Zeitläufe überdauert hatte.

Doch vielleicht bildete das Barts genau aus diesem Grund seine Ärzte damals nach dem dogmatischen und didaktischen Motto aus: Einen Bart-Absolventen erkennt man immer, doch nur selten an seinen Erkenntnissen. Demzufolge waren wir angehalten, endlose Listen mit Symptomen, Krankheitsanzeichen und den pathophysiologischen Katechismus auswendig zu lernen – der sich mit den krankhaften Veränderungen des Körpers befasst, beispielsweise den 32 Ursachen der Anämie – und wurden in den Lehrveranstaltungen häufig von den Oberärzten abgefragt und aufgefordert, die Litanei vor der versammelten Mannschaft der Studenten und Mitarbeiter der Klinik herunterzubeten. Es galt, darauf zu achten, dass man bei diesen ritualisierten öffentlichen Befragungen vor lauter Stress keine falschen Antworten oder, beinahe genauso schlimm, die richtigen Antworten in der falschen Reihenfolge gab.

»Eine Frau kommt mit Kopfschmerzen zu Ihnen; welche zehn diagnostischen Tests führen Sie als Erstes durch?« Wenn man wie aus der Pistole geschossen »Einen Gehirnscan» antwortete, erntete man zusätzlichen Sarkasmus, denn »wie jeder Trottel weiß«[55], war das nicht die erste, sondern die zehnte Maßnahme.

»Also, was kommt als Erstes?«

»Gespräch mit der Patientin.«

»Danke. Und wie lauten die ersten drei Fragen, die Sie ihr stellen würden?«

Und so ging es drei Jahre lang in dieser althergebrachten Weise weiter. Wir wurden eher gedrillt als ausgebildet, wurden bis zum Abwinken mit bestimmten Schlüsselweisheiten der Medizin vollgestopft oder darauf programmiert, man bläute uns anhand von Beispielen bestimmte Verhaltensregeln, den Fachjargon und die Arbeitsmethoden eines Arztes ein. Wir wurden im Allgemeinen nicht ermutigt, das Wissen der langjährigen Oberärzte und Chirurgen infrage zu stellen. Ich war nicht der einzige angehende Mediziner, dem diese Lehrmethode widerstrebte, auch wenn wir sie alle unbeschadet überstanden. Doch sie erklärt meines Erachtens, wie sehr es mich heute freut, dass die neuen Forschungserkenntnisse die falschen Fakten entlarven, die ich Schwarz-auf-Weiß als der Weisheit letzter Schluss lernen musste, um einer öffentlichen Demütigung zu entgehen (siehe Abb. 9).

Das Gehirn ist immunprivilegiert – lernte man im Medizinstudium noch vor nicht allzu langer Zeit, was im Klartext bedeutet: Es kann im Zuge einer Immunreaktion nicht erkannt und zerstört werden. Es hat sich hinter der Blut-Hirn-Schranke verbarrikadiert, geschützt vor den Zellen und Zytokinen des Immunsystems. Die Blut-Hirn-Schranke verteidigt das Gehirn unbeugsam gegen die Entzündungsstürme des Körpers. Das Immunsystem kann sie nur infolge einer katastrophalen Schädigung des Gehirns durchbrechen, beispielsweise nach einem unvorhergesehenen Angriff in Form eines Schlaganfalls oder durch einen gnadenlos wachsenden Tumor. Unter eher normalen Umständen betrachtete man die BHS als eine unüberwindliche Barriere, die das einzigartige Privileg des Gehirns schützte, außerhalb der Reichweite des Immunsystems zu arbeiten. Wenn man diese Lehrmeinung als richtig erachtete, lag es auf der Hand, dass die BHS ein größeres Hindernis auf dem mechanistischen Weg von einem inflammatorischen Protein im Blut zu einem Geistes- oder Gefühlszustand darstellte. Wenn randständige Entzündungssignale die Blut-Hirn-Schranke nicht durchbrechen können, können sie auch keinerlei Auswirkungen auf das Gehirn haben; und wenn sie sich nicht auf das Gehirn auswirken können, wie ist es dann möglich, dass sie Stimmungen oder Verhaltensweisen beeinflussen? Sie sehen, warum die BHS, die mit der Berliner Mauer verglichen wurde, einer der stärksten Stützpfeiler des cartesianischen Dualismus war. Sie erzwang die strikte Trennung von physischer Entzündung und psychischem Zustand, von Körper und Geist/Seele, indem sie jede Kommunikation zwischen ihnen blockierte. Zum Glück hat sich vieles als Irrtum erwiesen.

Schon zur damaligen Zeit hinkte der Vergleich. Die Berliner Mauer wurde aus armierten Betonplatten errichtet, während die BHS aus Millionen von Zellbausteinen bestand, wie man uns erzählte, den Endothelzellen, welche die Innenwände der Blutgefäße im Gehirn bildeten und eng miteinander verknüpft waren. Es gab buchstäblich keinen Platz für Immunzellen, hieß es, geschweige denn für große Moleküle wie die Zytokine, um zwischen die Endothelzellen zu gelangen, was unerlässlich gewesen wäre, um vom Blutkreislauf in das Hirngewebe auf der anderen Seite der Barriere zu wandern. Um beim Vergleich mit der Berliner Mauer zu bleiben, könnte man im Umkehrschluss behaupten, dass die Berliner Mauer nur deshalb unüberwind-

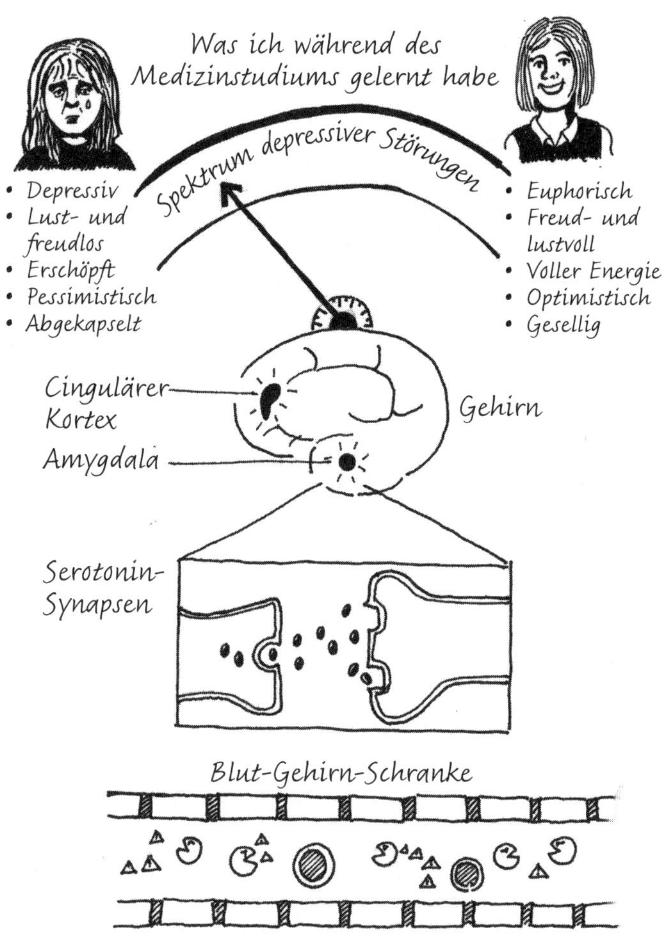

Abb. 9: Was ich während des Medizinstudiums gelernt habe: In den 1980er Jahren (siehe oben) hieß es, die Ursache der Depression sei ein Serotoninmangel in den Synapsen zwischen den Nervenzellen. Es hieß auch, das Gehirn sei durch die Blut-Gehirn-Schranke vollkommen vom Immunsystem des Körpers getrennt, eine Mauer aus dicht nebeneinander angeordneten Endothelzellen (sie bilden die innerste Wandschicht von Blut- und Lymphgefäßen), die den im Blut zirkulierenden Makrophagen oder Zytokinen den Zugang zum Gehirn verwehren.

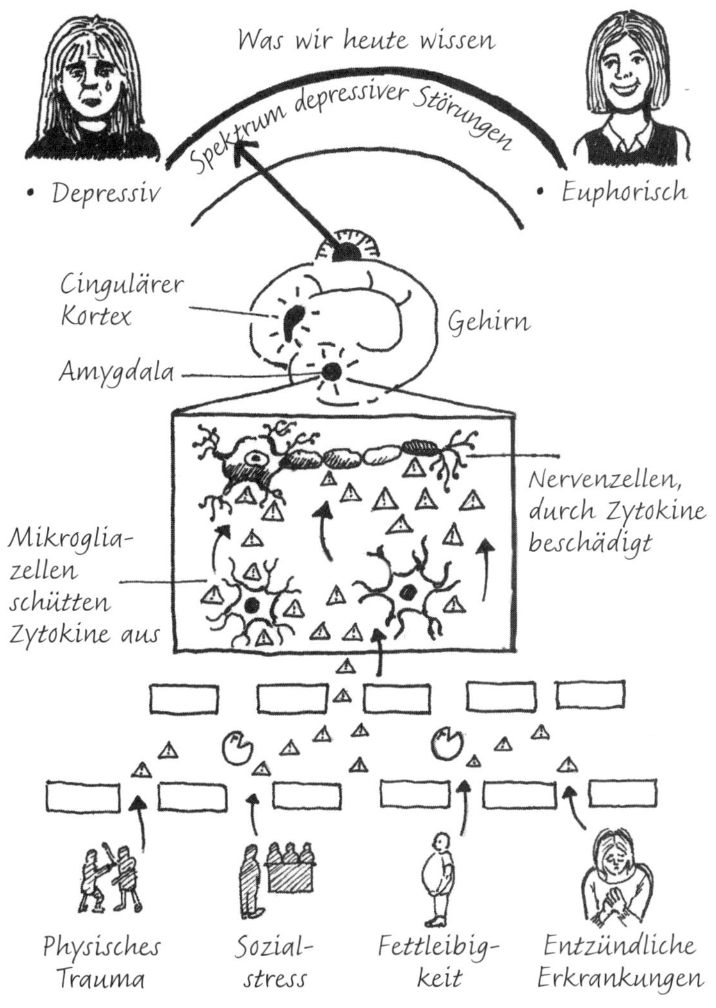

Was wir heute wissen: Inzwischen ist bekannt, dass es viele Kommunikationskanäle gibt, denen es gelingt, die Blut-Gehirn-Schranke zu überwinden. Eine Entzündung im Körper kann entzündungsfördernde Mikrogliazellen im Gehirn aktivieren, die ihrerseits Kollateralschäden unter den Nervenzellen in der Amygdala – dem Mandelkern, einem paarigen Kerngebiet des Gehirns –, im cingulären Kortex (einem Hirnbereich, der beispielsweise an der Kontrolle von Impulsen beteiligt ist) und an anderen Knotenpunkten des emotionalen Netz-

lich war, weil man sie aus Betonplatten errichtet und einen erhärteten, besonders stark bindenden Mörtel verwendet hatte.

Heute wissen wir, dass es einige Bereiche im Gehirn gibt, bei denen das einfach nicht der Fall ist: Es bestehen Lücken zwischen den benachbarten Endothelzellen – Spalten im Mörtel –, die ausreichen, um großen Molekülen, beispielsweise Proteinen, den ungehinderten Durchgang, in der Fachsprache Diffusion genannt, vom Blut ins Gehirn zu ermöglichen. Noch drastischer war die Entdeckung, dass die Endothel-Bausteine in der Wand nicht so reaktionsträge sind wie gebrannte Ziegelsteine; sie betätigen sich als Doppelagenten im Kommunikationsnetzwerk des Immunsystems. Die eine Seite der Zelle bildet die Innenwand eines Blutgefäßes – einer Arterie oder Vene –, während die andere Seite die Außenwand des Gefäßes bildet, in enger Nachbarschaft zu den Nerven- und Mikrogliazellen (den Gesundheitswächtern oder RoboCops des Gehirns). Die innere Oberfläche der Endothel-Schranke ist mit Zytokin-Rezeptoren überzogen, sodass sie Entzündungssignale, die von den im Blut zirkulierenden Zytokinen übermittelt werden, rasch entdecken. Die Endothelzellen können diese Entzündungssignale umgehend an das Gehirn weiterleiten und die dort angesiedelten Makrophagen aktivieren; das Gehirn entzündet sich daraufhin, eine Reaktion auf die inflammatorischen Prozesse im Rest des Körpers.

werks im Gehirn anrichten. Autoimmunerkrankungen wie die Arthritis meiner Patientin Mrs P., Fettleibigkeit und physische Traumata können ausnahmslos Entzündungen im Körper verursachen. Das gilt auch für sozialen Stress, selbst kurze und relativ gelinde psychosoziale Belastungen wie öffentliche Reden halten. Früher war es unvorstellbar, dass Entzündungen und Depressionen rein mechanistisch miteinander verknüpft sein könnten; inzwischen kommen wir den Antworten auf die Fragen näher, wie und warum Entzündungen Depressionen auslösen können.

Die »Mauer« kann nicht nur von den entzündlichen Proteinen, sondern auch von weit größeren inflammatorisch aktiven Zellen durchbrochen werden, die ständig im Herz-Kreislauf-System unterwegs sind. Die innere Oberfläche der Mauer kann die zirkulierenden weißen Blutkörperchen anziehen und ihnen den Weg ins Gehirn aktiv erleichtern, indem sie diese durch eigens geschaffene Lücken zwischen den »Endothel-Bausteinen« quetscht. Vor ein paar Jahren hat man sogar entdeckt, dass unser Gehirn über ein Lymphgefäßsystem verfügt, das weit entfernte Immunzellen und Proteine in nahegelegene Lymphknoten schleust, wo sie sich unter die anderen Zellen des Immunsystems mischen, bevor sie wieder in den Blutkreislauf zurückkehren.[56] In direktem Widerspruch zu dem, was in den 1980er Jahren als gesichertes Wissen galt, ist das Gehirn keineswegs vom Immunsystem des Körpers abgeschnitten. Es gibt viele Kommunikationskanäle, die einen freien und problemlosen Austausch über die Blut-Hirn-Barriere hinweg in beiden Richtungen gestatten.[57]

Unter den zahlreichen neu entdeckten Kommunikationsmöglichkeiten zwischen Gehirn und Körper ist mir der inflammatorische Reflex persönlich am liebsten.[58] Seit Freuds alter Freund den Hering-Breuer-Reflex erforschte, wissen wir, dass der Vagusnerv die Herzfrequenz reguliert und sie verlangsamt, wenn die Lunge bis zum Anschlag gefüllt ist. Während des Medizinstudiums lernten wir, dass der Hering-Breuer-Reflex zu den zahlreichen Reflexen gehört, die es dem Gehirn automatisch gestatten, verschiedene Körperfunktionen zu überwachen und zu regulieren, einschließlich Blutdruck, Schweißbildung, Produktion der Magensäure und die rhythmischen Darmkontraktionen. Damals wäre mir nie in den Sinn gekommen, mich zu fragen, ob ein solcher Reflex es dem Gehirn ebenfalls gestatten könnte, den Entzündungszustand des Körpers automatisch zu überwachen und zu steuern. Doch im Verlauf des letzten Jahrzehnts hat man entdeckt, dass es in der Tat einen inflammatorischen Reflex geben könnte, der über den Vagusnerv (Abb. 10) läuft.

Reflexe sind Kreisläufe im Nervensystem, die automatisch einen eingehenden Reiz mit einer vorher festgelegten Reaktion verknüpfen. Im Entzündungsreflex-Kreislauf stellen die inflammatorischen Zytokine im Blut das Eingangssignal dar. An der Oberfläche der sensorischen Vagusnerv-Fasern befinden sich sogenannte Zytokinrezeptoren; wenn sich die Zytokinwerte im Körper erhöhen, entdeckt der Vagusnerv diese Veränderung im Entzündungsstatus und überträgt ein elektrisches Signal über die Blut-Hirn-Schranke hinweg an das Gehirn. Dadurch wird unverzüglich ein Ausgangssignal ausgelöst; es gelangt vom Gehirn durch die motorischen Vagusnerv-Fasern bis zur Milz, einem der wichtigsten Kommando- und Kontrollzentren des Immunsystems, das mit weißen Blutzellen angefüllt ist. Die Vagus-Nervenfasern verzweigen sich in der Milz zu einem filigranen Geflecht, kommen in Kontakt mit Millionen Immunzellen, und das Vagus-Signal wirkt beruhigend auf die Makrophagen, sodass der Reiz, die Aktivität und die Zytokinproduktion abnehmen. Mit anderen Worten: Der Vagusnerv empfängt ein Signal, dass sich eine hohe Zytokinkonzentration im Körper befindet, und wirkt reflexartig auf die Makrophagen in der Milz ein, sodass die Zytokinwerte sinken. (Abb. 10)

Das ist ein Beispiel für das Grundprinzip der Homöostase, die Aufrechterhaltung eines natürlichen Gleichgewichtszustands in einem offenen dynamischen System, durch negative Rückmeldungen. Der Vagusnerv schafft dieses Gleichgewicht – er versucht buchstäblich, den Status quo zu erhalten –, indem er eine hemmende Wirkung ausübt, das heißt, negative Rück-

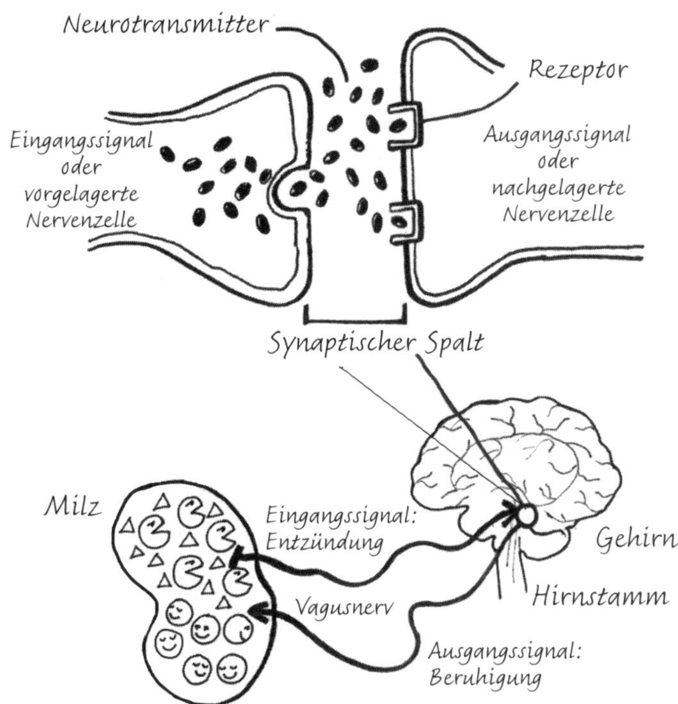

Abb. 10: Reflexkontrolle der Entzündung durch den Vagusnerv. Der Vagusnerv entdeckt hohe Konzentrationen inflammatorischer Zytokine, ausgelöst durch gereizte Makrophagen in der Milz, und überträgt ein entzündungsförderndes Eingangssignal an das Gehirn. Im Gehirn stellen die Nervenzellen, die das Eingangssignal empfangen haben, die synaptischen Verbindungen zu den Nervenzellen her, die für das Ausgangssignal zuständig sind und ein beruhigendes entzündungshemmendes Signal vom Gehirn an die Milz zurückschicken.

meldungen an die Makrophagen weiterleitet, die andernfalls ein Übermaß an Zytokinen erzeugen würden. Der inflammatorische Reflex gehört zu den Entdeckungen, die sowohl »überraschend« als auch »offensichtlich« sind – sobald man sie macht. Das ist ein weiteres Beispiel dafür, dass der Vagusnerv genau das tut, was im Allgemeinen seiner Aufgabe entspricht, nämlich für Ruhe im Körper zu sorgen. Da man im Nachhinein immer schlauer ist, hätte man diese Reaktion rein physiologisch erwarten können. Doch therapeutisch könnten damit einige interessante Auswirkungen verbunden sein.

Die Idee, den Vagusnerv durch einen Reiz zu aktivieren, um eine Linderung der Symptome zu erzielen, ist keineswegs neu und reicht mindestens bis in die Zeit des Alderman's itch zurück. In der Bart-Klinik kursierte eine Geschichte über die Aldermen, die Ratsherren der mittelalterlichen Stadt London und ihrer Gilden; sie waren Opfer von Verdauungsstörungen infolge der Völlerei bei Festbanketten. Es galt als unziemlich, die gedeckte Tafel vor dem Stadtoberhaupt zu verlassen, deshalb hatten sie keine andere Wahl als auszuharren und zu versuchen, ihre Magenprobleme unbemerkt in den Griff zu bekommen. Das gelang ihnen mit einer Massage der Auricula, der elastischen, aus Kollegenfasern bestehenden Knorpelmasse am Rand der Ohrmuschel, just oberhalb der Öffnung des Gehörgangs, durch die der Schall in das Innenohr gelangt. Das Reiben der Ohrmuschel ist eine hervorragende Erste-Hilfe-Maßnahme bei Verdauungsstörungen und Panikattacken: Genau das waren die Beschwerden, unter denen die Londoner Ratsherren im Mittelalter litten.

Der Grund für den Erfolg dieser Methode war ihnen nach Auffassung der Ärzteschaft des Barts jedoch nicht bekannt: Der kleine Druckpunkt über der Auricula ist die einzige Stelle an der Oberfläche des Körpers, an der die Wahrnehmungen des Tastsinns vom Vagusnerv weitergeleitet werden. Durch Reiben dieses Druckpunkts werden die sensorischen Fasern des Vagusnervs stimuliert; sie senden ein Signal an das Gehirn und lösen damit eine Reflexreaktion aus, die durch einen anderen Ast des Vagusnervs an den Magen übertragen wird und ihn veranlasst, die Produktion der Magensäure, die Ursache der meisten Symptome bei Magenverstimmungen oder Verdauungsstörungen, herunterzufahren.

Versuchen Sie es selbst beim nächsten Mal, wenn Ihr Magen weniger Säure produzieren soll. Erwarten Sie keine Wunder, aber dieses Mittel ist besser als gar nichts. Wenn Sie enttäuscht sind über die beruhigende Wirkung der einseitigen Massage, können Sie auch beide Ohrmuscheln gleichzeitig reiben, dabei tief einatmen und den Atem anhalten. Auf diese Weise stimulieren Sie den Vagusnerv doppelt: durch Reiben und den Hering-Breuer-Reflex, bei dem die Lunge eine gewisse Ausdehnung überschreitet. Diese Technik stellt eine gesellschaftliche Herausforderung dar, die bei einem Bürgermeister-Bankett nicht auf dem Radarschirm erscheint, aber, wie man mir als Kind beigebracht hat, auch bei Schluckauf hervorragend hilft.

Inzwischen gibt es jedoch viele andere Möglichkeiten als die Ratsherren-Methode, um den Vagusnerv zu stimulieren, beispielsweise vibrierende Geräte, die wie eine Hörhilfe im Ohr befestigt werden und das Reiben der Auricula übernehmen. Man kann auch einen Stimulator implantieren, der in genau festgelegten Zeitabständen elektrische Impulse an den Vagusnerv übermittelt. Das erfordert gleichwohl einen chirurgischen Eingriff, der aber nicht kompliziert ist. Die Vagusnerv-Fasern sind operativ gut zugänglich, da sie vom Hirnstamm nach Süden in Richtung Magen und Milz verlaufen. Eine andere Option wäre, Elektroden direkt am Vagusnerv anzubringen, die ihn dann nach Maßgabe des Patienten oder Arztes stimulieren.

Da die erhöhte Signalübertragung des Vagusnervs die Zytokinproduktion der Makrophagen in der Milz hemmt, lässt sich voraussagen, dass die elektrische Stimulation die Zytokinwerte bei Patienten mit entzündlichen Erkrankungen rein theoretisch senken sollte. Als dieses Verfahren bei Patienten mit rheumatoider Arthritis getestet wurde, waren die Ergebnisse wie vorhergesagt, aber dennoch verblüffend.[59] Die elektrische Stimulierung des Vagusnervs, täglich zwanzig Minuten lang, bewirkte laut Aussage der Patienten sowohl eine rapide und erhebliche Verringerung der Zytokinwerte im Blut als auch eine Milderung der schmerzhaften Gelenksymptome. Als die Stimulation probeweise zehn Tage lang ausgesetzt wurde, nahmen sowohl die Zytokinwerte als auch die Schmerzen zu; nach der Wiederaufnahme ging beides pflichteifrig zurück. Wenn wir den Vagusnerv stimulieren (oder nicht stimulieren), können wir bei einer rheumatoiden Arthritis die Entzündung im Körper ausschalten (oder einschalten), buchstäblich auf Knopfdruck. Diese Entdeckung stellt einen begrüßenswerten Bruch mit der Tradition dar; sie basiert auf einer Wissenschaft, die es in meiner Jugendzeit noch nicht gab, und eröffnet ein ganz neues Feld der bioelektronischen Medizin, die elektronische Stimulatoren verwendet, um das Immunsystem zu regulieren oder wieder aufzubauen.

Das entzündete Gehirn und die entzündete Seele

Seit Beendigung meines Medizinstudiums im Jahre 1985 wurden sowohl die Berliner Mauer als auch die Mauer im Gehirn zerstört. Wir wissen heute, dass die Blut-Hirn-Schranke für den Austausch zwischen Immunsystem und Nervensystem mittels verschiedener Kommunikationswege offen steht. Die BHS erzwingt keine harte cartesianische Trennlinie zwischen Körper und Gehirn, und sie steht einer mechanistischen Erklärung, wie eine Entzündung Depressionen verursachen kann, nicht länger im Weg. Es ist wichtig, sich vor Augen zu halten, dass ein Zytokinsignal im Blut die Blut-Hirn-Schranke zu überwinden vermag; das ist ein entscheidender Schritt auf dem Weg zur Beantwortung der Frage nach dem Wie. Doch um diese Frage umfassend zu beantworten, müssen wir mehr darüber erfahren, auf welche Weise ein Entzündungssignal, das ins Gehirn gelangt, die Anfälligkeit für depressive Verstimmungen bei den Betroffenen erhöhen kann.

Um dieser Frage beim Menschen auf den Grund zu gehen, ist es am zweckmäßigsten, Gehirnscan-Technologien wie die funktionelle Magnetresonanztomografie oder fMRT einzusetzen. Dieses bildgebende Verfahren ermöglicht beispielsweise Aufnahmen vom menschlichen Gehirn, die eine Veränderung der Gewebsdurchblutung in den verschiedenen Hirnregionen erfassen, während die Patienten verschiedene Dinge betrachten oder mit verschiedenen Aufgaben beschäftigt sind. Diejenigen Hirnareale, die für die Erledigung einer bestimmten Aufgabe am wichtigsten sind oder einen bestimmten Reiz wahrnehmen, verzeichnen eine erhöhte Blutzufuhr, die im fMRT-Gehirnscan als farbig dargestellte Bereiche oder Hotspots sichtbar gemacht werden. Wie können wir diese Technologie nutzen, um einem emotionalen Zustand wie Traurigkeit oder depressive Verstimmung auf den Grund zu gehen?

Wie Charles Darwin mehr als hundert Jahre vor der Erfindung der ersten fMRT-Scanner entdeckte, haben wir im Verlauf der Evolution die Fähigkeit entwickelt, den emotionalen Zustand eines Menschen an seinem Gesichtsausdruck abzulesen. Und beim Anblick dieses mimischen Ausdrucks wird im Betrachter das gleiche Gefühl ausgelöst. Wenn man also während eines fMRT-Experiments Traurigkeit erzeugen will, zeigt man den Teilnehmern, während sie in der »Röhre« liegen, Fotos von Menschen mit traurigen Gesichtern. Das Experiment wurde schon viele Hundert Mal durchgeführt, mit ziemlich übereinstimmenden Ergebnissen. Der Anblick einer traurigen Miene und der leichte Anflug von Traurigkeit, der sich infolgedessen einstellt, führt verlässlich zu einer erhöhten Durchblutung in vier oder fünf Regionen des menschlichen Gehirns, deren Namen oft nur Experten geläufig sind, wie Amygdala und cingulärer Kortex (Abb. 9). Diejenigen Bereiche des Gehirns, die bei Menschen durch Traurigkeit und andere Gefühle aktiviert werden, sind durch Synapsen – die Stellen einer neuronalen Verknüpfung, über die Nervenzellen den Kontakt zueinander herstellen – miteinander verbunden und können in ihrer Gesamtheit als Gehirnnetzwerk gelten, das für die Verarbeitung von Emotionen zuständig ist. Sie liefern die nervliche Infrastruktur, die unseren subjektiven emotionalen Zuständen zugrunde liegt, den Augenblicken, in denen wir Kummer, Sorge und Traurigkeit empfinden. Obwohl sie uns zu einer zutiefst persönlichen, einzigartigen Erfahrung befähigt, unseren ureigenen Gefühlen und Stimmungen, ist diese Infrastruktur keineswegs auf uns alleine beschränkt. Wir teilen sie mit allen anderen Menschen, aber auch mit Tieren. Darwin wusste nichts darüber, aber er wäre gewiss nicht erstaunt gewesen zu erfahren, dass sich einige Bestandteile dieses emotionalen Gehirnnetzwerks, beispielsweise die Amygdala, in der evolutionären Zeitrechnung auf die Reptilien zurückführen lassen.

Die fMRT-Aufnahmen haben außerdem gezeigt, dass Depressionen oft mit Veränderungen in diesem emotionalen Gehirnnetzwerk aus der vormenschlichen Phase einhergehen. Wenn Menschen, die unter Depressionen leiden, Fotos von traurigen Gesichtern betrachten, werden die Gehirnnetzwerke, die Traurigkeit erzeugen, auf die gleiche Weise aktiviert wie bei gesunden Menschen, jedoch in stärkerem Maß.[60] Klinisch relevante, sprich schwere Depressionen konnten regelmäßig mit einer Überaktivierung der Amygdala und des cingulären Kortex in Verbindung gebracht werden,[61] während bei depressiven Patienten, deren Zustand sich im Verlauf einer mehrwöchigen Behandlung mit Serotonin-Wiederaufnahmehemmern (SSRI) besserte, die Aktivierung der Amygdala nachließ.[62] Mit anderen Worten: Wir haben heute eine wesentlich bessere Vorstellung vom Zusammenhang zwischen dem mentalen Zustand der Depression und Veränderungen in der Hirnfunktion als vor der Einführung der fMRT. Angesichts dessen können wir davon ausgehen, dass Entzündungssignale oder vom Körper ausgehende Entzündungsimpulse, die depressive Symptome auslösen, wie man inzwischen weiß, die Aktivierung des emotionalen Gehirnnetzwerks erhöhen. Wie lässt sich diese Theorie gefahrlos am Menschen testen?

Die Impfung ist ein anschauliches Beispiel für einen gefahrlosen Entzündungsimpuls, der einen vorübergehenden depressiven Zustand verursacht. Sie muss eine schützende Immunreaktion auslösen, um bei der Vorbeugung einer Infektion mittelfristig wirksam zu sein; kurzfristig hat sie jedoch häufig Stimmungs- und Verhaltensänderungen zur Folge. Bei meiner letzten Impfung mit einer Kombination aus Wirkstoffen gegen Typhus, Tetanus und Hepatitis warnte mich die Sprechstundenhilfe beiläufig, dass ich mich vermutlich ein paar Tage lang »neben der Spur« fühlen würde und mir unter Umständen einen Tag frei nehmen müsse. Warum diese Reaktion eintreten könnte, erfuhr ich nicht. Als ich sie danach fragte, blieb sie mir eine aufschlussreiche Antwort schuldig: »Das ist einfach die Art und Weise, wie Ihr Körper damit umgeht.« Sie konnte zwar keine Erklärung liefern, aber eine Vorhersage. Und die traf zu, denn ich fühlte mich tatsächlich ein wenig neben der Spur, ungefähr 24 Stunden lang. Es war nicht allzu schlimm, verglichen mit den Nachwirkungen der Wurzelkanal-Operation, aber ich war an jenem Abend müde und reizbar, jammerte meiner Familie vor, dass zu befürchten stünde, wir würden während unserer bevorstehenden Afrikareise – ein Lebenstraum, den wir endlich verwirklichen wollten – mit an Sicherheit grenzender Wahrscheinlichkeit an Bilharziose, Malaria oder irgendeiner anderen Tropenkrankheit sterben, gegen die es keinen Impfstoff gab. Es wäre also vorhersehbar gewesen, dass die »emotionalen Hotspots» im Gehirn bei einem Scan am Tag nach der Impfung, als ich mich freudlos fühlte, farbintensiver sein würden als am Tag zuvor, an dem es mir blendend ging.

Diese Prognose wurde auf die Probe gestellt, als zwanzig gesunde junge Probanden zwei Mal einer fMRT unterzogen wurden, während sie Fotos von emotionalen Gesichtsausdrücken betrachteten, einmal vor einer Typhusimpfung und einmal nach der Injektion eines Placebos.[63] Die Impfung erhöhte die Zytokinwerte im Blut und löste depressive Symptome in milder Form aus. Außerdem verstärkte sie die Aktivität im cingulären Kortex, die mit dem Schweregrad der depressiven Symptome in Verbindung gebracht wurde: Bei den Probanden, die nach der Impfung besonders depressiv waren und die stärkste entzündliche Zytokinreaktion entwickelten, wurden die größten Veränderungen in der Konnektivität – der Verbindungsdichte – des emotionalen Gehirnnetzwerks festgestellt. Die »Art und Weise des Gehirns, damit umzugehen«, ist ein wenig komplizierter als es in der Klinik dargestellt wurde, in der ich mich für die Afrikareise impfen ließ, doch aus der wissenschaftlichen Warte ergibt es einen Sinn, dass der entzündungsfördernde Impuls der Impfung die Aktivierung der Hotspots verstärkt, was wiederum milde depressive Symptome auslöst, die einige Tage andauern.

Die fMRT ist eine hervorragende Technologie, und wir können uns glücklich schätzen, dass wir sie haben. Aber sie kann niemals in vollem Umfang erklären, anhand welcher Mechanismen eine Entzündung Depressionen verursacht. Das liegt daran, dass die kleinste Substanz, die ein fMRT-Scanner im menschlichen Gehirn aufspüren kann, schätzungsweise einen Kubikmillimeter misst. Das entspricht etwa der Größe des legendären Stecknadelkopfs in einem Heuhaufen. Es ist eine technologische Glanzleistung, dass wir imstande sind, einen so winzigen Bruchteil des menschlichen Gehirngewebes zu vermessen, schmerzlos, kostengünstig, beinahe ohne Risiko und in ungefähr fünfzehn Minuten. Doch die räumliche Auflösung der fMRT-Aufnahme ist nicht annähernd gut genug (und wird es nie sein), um einzelne Zellen oder Neuronen sichtbar zu machen. Ein einziger Kubikmillimeter enthält etwa 100 000 Nervenzellen. Und um die Auswirkungen einer Entzündung auf das Gehirn besser zu verstehen und den nächsten großen Schritt zur Beantwortung der Frage nach dem Wie in die Wege zu leiten, müssen wir wissen, was auf der Ebene der Nerven- und Mikrogliazellen vor sich geht.

Um auf diese kleinteilige Ebene zu gelangen, gilt es den Fokus der wissenschaftlichen Forschung von den Menschen auf andere Spezies wie Ratten und Mäuse oder auf Zellen zu verlagern, die im Reagenzglas kultiviert oder gezüchtet werden. Das hat den Vorteil, dass die räumliche Auflösung weit besser ist und dass sich die Fragen bezüglich der Mechanismen, mit deren Hilfe das Immunsystem die Funktionsweise der Nervenzellen verändern kann, wesentlich genauer formulieren lassen. Doch der wissenschaftliche Nutzen von Tierexperimenten bei der Erforschung von Depressionen wird oft durch die Herausforderung beeinträchtigt, diese feinkörnigen biologischen Prozesse und Strukturen von »niederen« Tieren auf das

Verständnis und die Behandlung depressiver Störungen beim Menschen zu übertragen.

Die Übertragung von neurowissenschaftlichen Erkenntnissen aus dem Tierreich auf die Natur des Menschen ist seit Descartes, der Tieren eine Seele absprach, problematisch. Man ging damals davon aus, dass es bei Tieren keine außergewöhnlichen mentalen Zustände gab, beispielsweise die Möglichkeit, mit Gott Zwiesprache zu halten. Natürlich erkannte Descartes, dass sich Tiere oft intelligent verhielten oder sich an ihre Umwelt anzupassen vermochten. Deshalb gelangte er zu der Schlussfolgerung, dass einige Funktionen des Geistes – wie Gedächtnis und Gemütsbewegungen – ausschließlich auf mechanistischem Weg, durch die Maschinerie des Gehirns, zustande kamen. Im Gegensatz dazu waren die »höheren« Aspekte des Bewusstseins, die eindeutig den Menschen kennzeichneten, beispielsweise das Gespür für Schönheit oder für die Wahrheit, dem geheimnisvollen Wirken umtriebiger Lebensgeister geschuldet, angefangen von den feinen Blutkörperchen, die vom Herzen erwärmt wurden, bis hin zur Zirbeldrüse.

Die Frage an Descartes und an uns, die Erben seines philosophischen Vermächtnisses, lautet: Wo verläuft die Grenze? Wie unterteilen wir die Natur des Menschen insgesamt in zwei Entitäten, zwei getrennte Bereiche, von denen der eine genau wie bei Tieren durch die Hirnmaschinerie erklärt werden kann und der andere sich Erklärungsversuchen in der Sprache der irdischen Welt entzieht, für uns nur subjektiv erfahrbar ist, als menschliche Wesen? Als Descartes über diese Frage nachsann, wuchs seine Neigung, einen großen Teil der menschlichen Natur als tierähnlich zu betrachten. Am verfrühten Ende seines Lebens waren nach seinem Dafürhalten nur die intensivsten spirituellen, ästhetischen oder intellektuellen Vorstellungen ein Merkmal, das allein den Menschen kennzeichnete. Der größte Teil des menschlichen Lebens, fast alles, was sich in der Außenwelt abspielte, alle Routineaktivitäten wie Nahrungsaufnahme, schlafen, sich paaren, Nachkommen großziehen, in Konkurrenz zueinander treten oder zusammenarbeiten, alle diese normalen Alltagsdinge, die Menschen verrichten, waren nach seiner Auffassung nicht ausschließlich auf den Menschen beschränkt. Ein großer Teil der menschlichen Natur wurde durch die Gehirnmaschine gesteuert, so wie die Gehirnmaschine ähnliche Verhaltensweisen bei Hunden oder Katzen lenkte, da ihnen die Seele als treibende Kraft fehlte.

Folglich hat sich Descartes möglicherweise zu weit aus dem Fenster gelehnt, was den Nutzen heutiger Tierexperimente für ein besseres Verständnis depressiver Störungen beim Menschen betrifft. Da Depressionen den Schlaf, den Appetit, die Sozialkontakte und die körperlichen Aktivitäten beeinträchtigen – Merkmale, die auch das Verhalten von Tieren kennzeichnen –, ist er vielleicht zu der Schlussfolgerung gelangt, dass diese Symptome ausschließlich von der Gehirnmaschine in Gang gesetzt werden und Tierexperimente daher nützliche Informationen liefern, die sich auf den Menschen übertragen lassen. Andrerseits hat er sich vielleicht gefragt, was es mit den düsteren, von Schuldgefühlen beladenen Vorstellungsbildern und den spirituellen oder existentiellen Qualen auf sich haben könnte, die ein melancholisches Gemüt begleiten? Oder mit der Überzeugung, ein wertloser Mensch zu sein? Oder mit dem vermeintlich sicheren Wissen, dass die eigene Zukunft nur trübselig sein kann? Alle diese Erfahrungen sind nur dem Menschen zugänglich und lassen sich nicht mit Tierexperimenten abgleichen, aber sie gehören unzweifelhaft zu den besonders zerstörerischen Symptomen einer affektiven Störung. In diesem Fall wäre Descartes vielleicht zu der Überlegung gelangt, dass der Nutzen, Tiere als Quelle der Erkenntnis bei der Erforschung der mentalen Gesundheit einzusetzen, nur schwer zu erkennen ist.

Dieser Zweifel verläuft wie ein roter Faden durch alle Tierforschungsprojekte in der Psychiatrie und Psychologie. Ich habe festgestellt, dass ein guter cartesianischer Arzt es als vollkommen recht und billig empfinden kann, das gesamte Forschungsfeld von vornherein abzulehnen. »Niemand glaubt an die Aussagekraft von Tiermodellen in der Psychiatrie«, habe ich mehrmals mit großem Nachdruck zu hören bekommen. Und mindestens ein Mal, als wäre das Ganze eine vermenschlichende Pantomime: »Als Nächstes wollen Sie mir noch erzählen, dass Ratten sich selber bedauern können, oder Mäuse sich manchmal fragen, ob das Leben lebenswert ist!«

Aber im Ernst, ich denke, genau dieser kampfeslustige Aspekt von Descartes' Position wurde durch die Tierforschung bei der Lösung der Frage bestätigt, wie eine Entzündung depressive Verhaltensweisen zur Folge haben kann. Wie im ersten Kapitel erwähnt gilt es heute als gesichert, dass sich das Verhalten einer Laborratte oder Maus, bei der gezielt Entzündungsreaktionen im Körper ausgelöst wurden, unverzüglich und nachhaltig auf vielschichtige, aber vorhersehbare Weise verändert. Die Aktivität der Ratte lässt nach, sie frisst und trinkt weniger, meidet die Gesellschaft ihrer Artgenossen und lässt einen gestörten Schlaf-Wach-Rhythmus erkennen. Sie legt das sogenannte Krankheitsverhalten an den Tag. Nach einem einzigen akuten Entzündungsimpuls – als würde man LPS (Lipopolysaccharide) spritzen, einen molekularen Strichcode, der bewirkt, dass die Makrophagen bis aufs Blut gereizt werden und rot sehen – verändert sich das Verhalten der Ratte beinahe auf Anhieb und bleibt 24 bis 48 Stunden hochgradig anormal, bevor es sich langsam, im Verlauf mehrerer Tage, wieder normalisiert. Wenn man ihr danach eine zweite LPS-Dosis verabreicht, nimmt sie abermals mehrere Tage lang eine »Schonhaltung« ein. Ähnlich durchläuft eine Maus, der man den Tuberkulose-Impfstoff BCG injiziert, in den ersten Tagen nach der Impfung eine kurze Phase, die von Krankheitsverhalten geprägt ist, sondert sich aber auch weiterhin von ihren Artgenossen ab und scheint wochenlang ihre Antriebskraft eingebüßt zu haben. Allem Anschein nach entwickelt die Maus infolge der Entzündung eine chronische Depression.[64]

Ich sage »allem Anschein nach«, weil ich mich vor der Anschuldigung hüten möchte, Tiere zu vermenschlichen. Es liegt auf der Hand, dass wir nicht sicher wissen können, ob die Maus an einer depressiven Verstimmung leidet, ob sie ihr Leben verglichen mit früher als mehr oder weniger freudvoll empfindet oder ob sie sich vorstellen kann, dass anderen Mäusen ein mehr oder weniger angenehmes Leben beschieden ist. Wir wissen nur, dass Mäuse unter normalen Umständen, wenn sie die Wahl zwischen Wasser und Zuckerwasser haben, die zuckerhaltige Flüssigkeit bevorzugen, genau wie Kinder. Wir nehmen an, dass ihre Verhaltenspräferenz durch das lohnenswerte Lustgefühl angeregt wird, genau wie bei Kindern. Wir wissen auch, dass die Mäuse im Wiederholungstest nach der BCG-Impfung das Zuckerwasser nicht länger bevorzugen. Was ihr Verhalten betrifft, so reagieren sie gleichgültig auf die Wahlmöglichkeit, was vermutlich daran liegt, dass sie die hedonistische, nach Lust strebende Antriebskraft, Zucker zu sich zu nehmen, eingebüßt haben. Aus diesem veränderten Verhalten können wir eine Veränderung in der mentalen Erfahrung der Lust ableiten, ähnlich wie bei der Unfähigkeit, Freude und Lust zu empfinden, einem Kernsymptom der schweren Depression. Ich finde, dass dies ein stichhaltiger Gedankengang ist, der die Übertragungslücke zwischen Tier und

Mensch verringert und daher nicht auf lächerliche Weise vermenschlicht. Ich kann mir hoffnungsvoll vorstellen, dass Descartes höchstpersönlich mit mir übereingestimmt hätte, aber sicher sein kann ich mir nicht.

Auf der philosophischen Ebene ist es weniger kompliziert, das Augenmerk auf Tierexperimente zu richten, die etwas über die Auswirkungen einer Entzündung auf das Gehirn als unbestrittenen Teil der Körpermaschine aussagen, als Theorien über das Verhalten oder den mutmaßlichen Geist/die Seele eines Tieres aufzustellen. Wir wissen, wenn man einer Ratte ein bakterielles Toxin wie LPS in die Blutbahn spritzt, gelangen die LPS-Moleküle nicht auf Anhieb ins Gehirn. Die Blut-Hirn-Schranke hält sie fern. Doch durch die Entzündungsreaktion auf die LPS wird die Barriere überwunden. Zytokine, die aus den aktivierten Makrophagen im Körper der Ratte freigesetzt werden, können ein Entzündungssignal über die Blut-Hirn-Schranke hinweg absetzen, das die im Rattengehirn ansässigen Makrophagen in höchste Alarmbereitschaft versetzt.

Aus historischen Gründen werden die Makrophagen des Gehirns Mikrogliazellen genannt, doch trotz der unterschiedlichen Bezeichnungen haben die Mikrogliazellen große Ähnlichkeit mit den Makrophagen in anderen Bereichen des Körpers. Sie verbringen den größten Teil ihres Lebens damit, auf ihrem Beobachtungsposten auszuharren und nach potenziellen Problemen Ausschau zu halten, beispielsweise nach einer lokal begrenzten Invasion feindlicher Agenten oder einem Ruf zu den Waffen, ausgehend von Immunzellen in anderen Regionen des Körpers, die einem Angriff ausgesetzt sind. Wenn Mikrogliazellen die Entzündungssignale des Körpers als Reaktion auf eine LPS-Injektion empfangen, erhöht sich ihr Erregungszustand; sie werden mobiler und beginnen, eigenmächtig Zytokine in die Blutbahn zu pumpen, die im Gehirn den gleichen Entzündungsstatus wie im Körper herbeiführen oder ihn um ein Vielfaches verstärken. Die Mobilmachung der Mikroglia-RoboCops im Gehirn richtet, wie auch an anderen Stellen des Körpers, Kollateralschäden unter den unbeteiligten Zaungästen an, den Nervenzellen im benachbarten Gewebe.[65]

Wenn die Makrophagen-Streitkräfte einsatzbereit sind und den Befehl zum Angriff erhalten, gleich ob sich die Front in der Lunge, in den Gelenken oder im Gehirn befindet, werden die angrenzenden Regionen unweigerlich in Mitleidenschaft gezogen. Dem Gehirn bleibt zumindest die Vernarbung erspart, die infolge einer chronischen Entzündung in anderen Körperteilen entstehen kann – es bildet nicht automatisch deformiertes Narbengewebe, das durch Zusammenziehen der Fasern rund um die Fingergelenke entsteht, wie bei den Händen meiner Patientin Mrs P. Doch es leidet auf andere Weise unter den Kollateralschäden, die mit der Aktivierung der Mikrogliazellen einhergehen: Die Wahrscheinlichkeit ist höher, dass die Nervenzellen absterben oder schrumpfen, dass die synaptischen Verbindungen zwischen den Zellen ihre Elastizität einbüßen und starrer werden und dass die synaptische Ausschüttung von Neurotransmittern, beispielsweise Serotonin, gestört wird.

Gereizte Mikrogliazellen können nicht nur die Nervenzellen in ihrer unmittelbaren Nachbarschaft vernichten, sondern auch den regenerativen Prozess blockieren, der dafür sorgt, dass die alten Nervenzellen durch neue ersetzt werden. Weniger extrem, aber nicht minder schwerwiegend ist der Schaden, wenn die Mikroglia-Aktivierung die Anpassungsfähigkeit oder Plastizität der Nervenzellen beeinträchtigt. Nervenzellen, vor allem die synaptischen Verbindungen zwischen den Zellen, sind normalerweise durch eine hohe Plastizität gekennzeichnet. Das heißt nicht, um jeden Zweifel auszuräumen, dass Nervenzellen aus einem Kunststoff wie Polystrol oder PVC bestehen, sondern dass sie formbar und remodellierbar wie Knetmasse sind. Die synaptischen Verbindungen können ihre Plastizität erhöhen oder einbüßen, sodass die nützlichsten oder am häufigsten genutzten Verbindungen im Verlauf der Zeit stärker und die weniger nützlichen oder genutzten schwächer werden. Freud gehörte zu den ersten, die sich diese Eigenart der Nervenzellen – die nutzungsabhängige Anpassungsfähigkeit – vorstellen konnten, obwohl man Synapsen zur damaligen Zeit weder sehen noch sicher sein konnte, dass sie überhaupt existierten. (Abb. 5 und 8). Die synaptische Plastizität ist, wie man heute weiß, von grundlegender Bedeutung für anpassungsfähiges Verhalten, Lernen und das Gedächtnis. Der Verlust der Synapsen und der synaptischen Plastizität, verursacht durch die Aktivierung der Mikrogliazellen, stellt folglich eine plausible Erklärung für den Zusammenhang zwischen Entzündung und Gedächtnisschwund, kognitiven Störungen und scheinbar depressiven Verhaltensweisen dar, die bei Tieren mit erhöhten Entzündungswerten beobachtet wurden.[66]

Die Aktivierung der Mikrogliazellen hat darüber hinaus auch nachteilige Auswirkungen auf den Umgang der Nervenzellen mit den Botenstoffen, deren Aufgabe darin besteht, Signale über den synaptischen Spalt hinweg von einer Zelle zur anderen zu übertragen. Das wird besonders bei Serotonin deutlich, einem Neurotransmitter, der von den SSRI – den selektiven Serotonin-Wiederaufnahmehemmern – ins Visier genommen wird. Normalerweise stellen Nervenzellen das Serotonin aus einem Rohstoff namens Tryptophan her. Doch die Zytokine, die von den gereizten Mikrogliazellen ausgeschüttet werden, können den Nervenzellen die Anweisung erteilen, andere Endprodukte zu erzeugen, beispielsweise die Aminosäure

Kynurenin.[67] Das ist in zweifacher Hinsicht eine Hiobsbotschaft. Erstens ist dadurch weniger Serotonin für die Freisetzung in die Synapse verfügbar, sodass der normale Rhythmus der Serotonin-Signalübertragung gestört wird, der an der Regulierung von Schlaf, Appetit und Stimmungen beteiligt sein soll. Und zweitens sind Kynurenin und viele andere Moleküle, die statt Serotonin produziert werden, toxisch. Sie vergiften die Nervenzellen und bewirken, dass sie durch die fortwährende Aktivierung übererregt und metabolisch ausgelaugt werden, sodass sie schließlich absterben.

Das Endergebnis der Mikroglia-Aktivierung besteht darin, dass die Serotonin-Signalübertragung behindert und entmachtet wird. In Anbetracht der theoretischen Bedeutung von Serotonin für die Depression und die Funktionsweise vieler Antidepressiva könnten diese Entzündungseffekte im Gehirn von Tieren auf der feinkörnigsten molekularen Ebene erklären, wie eine Entzündung eine Depression auslösen kann. Wenn Entzündungen die Serotoninmenge verringern, die in den synaptischen Spalt freigesetzt wird, wird damit eindeutig das Gegenteil dessen erzielt, was SSRI anstreben, deren Aufgabe darin besteht, die Serotoninmenge im synaptischen Spalt zu erhöhen. Das könnte einer der Gründe sein, warum viele Patienten mit sogenannten behandlungsresistenten Depressionen, die nicht gut auf die SSRI-Therapie oder andere Antidepressiva ansprechen, besonders anfällig für Entzündungen sind.[68]

Eine schwere Depression bei Psychiatrie-Patienten und schwächer ausgeprägte depressive Symptome in allen Teilen der Bevölkerung werden immer wieder überzeugend mit Entzündungsproteinen im Blut in Verbindung gebracht. Diese

Hypothese scheint infolge des wachsenden Umfangs der Fallkontroll- und epidemiologischen Studien, die in den letzten zwanzig Jahren veröffentlicht wurden, über jeden Zweifel erhaben zu sein. Obwohl die psychiatrische Diagnose einer klinisch relevanten, sprich schweren Depression herkömmlicherweise eine körperliche Erkrankung als mögliche Ursache ausschließt, ist der Zusammenhang zwischen Depression und Entzündung auf der mechanistischen Ebene sehr wohl mit der gewaltigen Anzahl von Patienten vereinbar, bei denen man diesen verborgenen, wenngleich offensichtlichen Faktor übersieht, wie bei Mrs P., deren Depression sich im Kontext einer Entzündung im Körper entwickelte.

Es wurde ebenfalls überzeugend belegt, dass Entzündungen einer Depression vorausgehen oder sie ankündigen können, eine unabdingbare Voraussetzung, wenn man von einer Entzündung als Auslöser ausgeht. Und es gibt immer mehr schlüssige Antworten auf die Frage nach dem Wie. Wir wissen inzwischen, wie ein Zytokinsignal die Barriere zwischen Körper und Gehirn überwindet, die traditionsgemäß als undurchdringlich galt. Bei Menschen können wir nachvollziehen, auf welche Weise selbst ein leichter Entzündungsimpuls wie die Impfung die Aktivierung in den regionalen Hotspots des emotionalen Gehirnnetzwerks ankurbelt. Bei Tieren können wir im Einzelnen erklären, wie sich eine Entzündung im Körper bis ins Gehirn ausbreiten und Kollateralschäden bei Nervenzellen, Synapsen und im Serotonin-Stoffwechsel anrichten kann. Bei Menschen und Mäusen können wir anhand der groben Skala der fMRI und der feinkörnigen Skala der Zellen und Moleküle verfolgen, wie Entzündungen Veränderungen im Gehirn auslösen können, die ihrerseits depressive Veränderungen in unserem Gemütszustand oder im Verhalten von Tieren herbeiführen.

Das ist nur die Spitze des Eisbergs in der wissenschaftlichen Literatur; denjenigen, die sich eingehender mit dem Thema befassen möchten, stehen zahlreiche detaillierte Veröffentlichungen zur Verfügung.[69,70,71,72] Doch die hartgesottenen Cartesianer, die eingefleischten Dualisten, lassen sich trotzdem nicht überzeugen. Sie kontern, dass die Beweise nicht hieb- und stichfest genug sind, um die außergewöhnliche Behauptung zu untermauern, dass Körper, Geist und Seele durch das Immunsystem miteinander verbunden sind. Um fair zu sein, die mechanistischen Abläufe sind noch nicht bis in alle Einzelheiten geklärt. Es gibt viele lose Enden und Lücken zwischen dem, was wir über Tiere und über Menschen wissen; viele Ergebnisse stützen sich auf Studien in kleinem Umfang oder auf experimentelle Methoden, die angesichts der riesigen Fortschritte in der Neuroimmunologie schnell veraltet waren. Und diese dramatischen Fortschritte in jüngster Zeit haben uns an den Punkt gebracht, an dem die Frage nach dem Wie zwar noch nicht vollständig gelöst ist, aber eine zunehmend beantwortbare und zweckdienliche Frage zu sein scheint.

6. KAPITEL
Warum?

Wir können alles in Erfahrung bringen, was zur Klärung der Frage beiträgt, auf welche Weise eine Entzündung Depressionen auslöst, und ich bin zuversichtlich, dass sich unsere diesbezüglichen Kenntnisse in den nächsten Jahren noch erheblich erweitern; dennoch würde ein Gefühl der Unvollständigkeit zurückbleiben. Wenn wir nur das Wie kennen, würde etwas Wichtiges fehlen.

Es gilt nach wie vor die Frage nach dem Warum zu ergründen. Warum leiden einige Patienten an entzündungsinduzierten Depressionen? Und allgemeiner formuliert, warum scheint die Entzündungsreaktion des Immunsystems, die uns ja eigentlich dabei unterstützen sollte, in einer feindlichen Welt zu überleben, Front gegen uns zu machen und depressive Verstimmungen auszulösen, wenn eine Entzündung im Körper vorliegt?

Welche Faktoren können zu einer Entzündung (und Depression) beitragen?

Es gibt mehrere mögliche Entzündungsursachen im Körper, die bei Depressionen eine Rolle spielen könnten.

Zu den offensichtlichen Kandidaten gehören entzündliche Erkrankungen. Wir wissen, dass Depression bei Patienten wie Mrs P., die an einer chronischen Entzündung oder Autoimmunstörung wie der rheumatoiden Arthritis, Diabetes oder Atherosklerose leiden, um nur einige wenige zu nennen, besonders weit verbreitet sind. Doch die physische Erkrankung ist eine unwahrscheinliche Erklärung für die erhöhten Zytokin- oder CRP-Werte (C-reaktive Proteine, die in der Leber gebildet und ins Blut abgegeben werden), wie Studien über klinisch relevante Depressionen belegen. Das liegt laut den offiziellen Diagnosekriterien der APA, des größten Verbandes der Psychiaterinnen und Psychiater in den USA, vor allem daran, dass der Befund einer schweren Depression bei Patienten nur dann eindeutig erhoben werden kann, wenn *keine* körperliche Erkrankung vorliegt. Das heißt im Klartext, was ich ein wenig verwunderlich finde, dass man bei Menschen wie Mrs P., die fast alle Kästchen auf dem diagnostischen Fragebogen für Depressionen angekreuzt hatte, genau genommen nicht von einer Depression sprechen kann. In der klinischen Praxis werden ihre psychischen Symptome entweder ignoriert oder dem Bereich der »komorbiden Depression« zugeordnet. »Komorbidität» bedeutet, dass eine Begleiterkrankung vorliegt; in diesem Fall erkennen die Ärzte zwar an, dass die Depression mit einer entzündlichen Erkrankung wie beispielsweise der Arthritis einhergeht, aber in ihren Augen liegt keine *klinisch relevante* Depression vor, wie von den Psychiatern definiert. Die beiden Störungen werden nach ihrer Auffassung nicht vom selben pathologischen Prozess im Immunsystem verursacht, der auch für die Arthritis verantwortlich ist.

Molière hätte den Begriff Komorbidität vermutlich als Beispiel für die Neigung der Mediziner entlarvt, die Symptome eines Patienten mit hochtrabenden Fachausdrücken zu verbrämen, ohne zu erklären, woher sie stammen. Bis heute können linientreue cartesianische Ärzte die Bezeichnung komorbide Depression verwenden, um ihren Patienten in verschlüsselter

Form zu sagen: »Kein Wunder bei der Erkrankung, die vorliegt.« *Doch im Gegensatz* dazu ist diese Diagnose durchaus verwunderlich, wie wir gesehen haben, denn inzwischen ist ausreichend belegt, dass es sich bei einem Großteil der sogenannten »komorbiden Depressionen», vermeintlich ausgelöst durch unentwegtes Grübeln über die betrübliche Tatsache, dass man krank ist, in Wirklichkeit um eine rein mechanistische entzündungsinduzierte Depression handelt, zurückzuführen auf sehr hohe Zytokinwerte und eine verstärkte Aktivität der Makrophagen, die der entzündlichen Erkrankung geschuldet sind.

Wie dem auch sei, die physische Erkrankung kann nicht erklären, woher die Entzündung bei schwer depressiven Patienten stammt. Wer oder was könnte also schuld daran sein? Oder, genauer gesagt, gibt es Risikofaktoren, die sowohl für die Depression im Sinne einer offiziellen psychiatrischen Diagnose als auch für die erhöhten Entzündungswerte von Bedeutung sein könnten?

Körperfett, oder Fettgewebe, ist entzündungsanfällig. Ungefähr 60 Prozent der Zellen im Fettgewebe sind Makrophagen, die RoboCops des Immunsystems, und eine der Hauptquellen für die sogenannten inflammatorischen Zytokine. Übergewichtige oder fettleibige Menschen mit erhöhtem Körpermasseindex haben in der Regel höhere Zytokin- und CRP-Werte im Blut als schlankere Menschen. Wir wissen auch, dass übergewichtige Menschen eher zu Depressionen neigen.[73] Aber liegt das daran, dass die Fettleibigkeit Depression auslöst oder Depressionen zu Fettleibigkeit führen? Der Ursache-Wirkung-Pfeil kann in die eine oder andere Richtung oder aber in beide Richtungen weisen. Depressionen können Verhaltensveränderungen bewirken, beispielsweise Frustessen, und der Verzehr kalorienreicher Nahrungsmittel als Balsam für die Seele kann Fettleibigkeit zur Folge haben. Oder andersherum: Die Fettleibigkeit kann auf der psychologischen Ebene Depressionen Vorschub leisten, weil das physische Erscheinungsbild dazu führt, dass die Betroffenen in unserer körperfokussierten Kultur unter stressreicher Kritik, Selbstkritik und Schamgefühlen leiden. Die Fettleibigkeit könnte aber auch auf der immunologischen Ebene Depressionen nach sich ziehen, indem sie die gesamte Anzahl der Makrophagen im Körper und der Zytokine im Blut erhöht. Wie auch immer, es ist zumindest klar, dass Fettleibigkeit sowohl Entzündungen verursacht als auch das Risiko erhöht, Depressionen zu entwickeln.

Das Alter ist, genau wie die Fettleibigkeit, sowohl eine Ursache von Entzündungen als auch ein Risikofaktor für Depressionen. Wenn wir älter werden, neigt der Körper eher zu Entzündungen. Die Zytokin- und CRP-Werte erhöhen sich im Lauf der Zeit unter sonst gleichbleibenden Bedingungen. Mit zunehmendem Alter ist unser angeborenes Immunsystem darauf bedacht, mit stetig wachsender Aufmerksamkeit nach potenziellen Bedrohungen Ausschau zu halten.[74] Außerdem nehmen Ängste und depressive Verstimmungen zu. Verglichen mit der Fettleibigkeit sind die kausalen Zusammenhänge hier klarer. Wir stimmen vermutlich alle darin überein, dass der Alterungsprozess, oder zumindest das Fortschreiten der Zeit, weder von Depressionen noch von Entzündungen herbeigeführt wird. Die Uhr tickt im immer gleichen Rhythmus, ungeachtet dessen, ob wir uns in einem Stimmungstief befinden oder an einer Entzündung leiden. Man kann also mit Fug und Recht behaupten, dass der Alterungsprozess sowohl die Neigung zu Entzündungen als auch das Depressionsrisiko erhöht und nicht etwa umgekehrt. Doch erklärt die erhöhte Neigung zu Entzündungen das altersbedingte erhöhte Risiko, eine depressive Störung zu entwickeln? Oder ist es zutiefst deprimierend, wenn wir uns ungeachtet der Zytokinwerte im Blut bewusst machen, dass der Weg zum Grab immer kürzer wird? Noch lässt sich die Frage nicht eindeutig beantworten.

Abgesehen vom Alter und von der Fettleibigkeit gibt es noch einige andere Faktoren, die sowohl das Entzündungs- als auch das Depressionsrisiko erhöhen können. Der Entzündungsstatus des Körpers lässt beispielsweise jahreszeitlich bedingte, merkliche Unterschiede erkennen; bei Menschen, die in Europa leben, sind beispielsweise die Zytokinwerte im Blut während der Wintermonate November, Dezember und Januar höher, während die Bewohner Australiens die Sommerzeit in der südlichen Hemisphäre genießen und niedrige Zytokinwerte haben.[75] Allem Anschein nach ist das Immunsystem im Winter anfälliger für Entzündungen, vermutlich weil das Risiko größer ist, sich eine Grippe oder irgendeine andere Infektion einzufangen; in diesem Zeitraum wächst auch das Risiko, Depressionssymptome zu entwickeln, vor allem bei Menschen, die unter jahreszeitlich bedingten affektiven Störungen leiden. Handelt es sich dabei um ein zufälliges Zusammentreffen oder könnte es sein, dass jahreszeitliche oder circadiane Rhythmen im Immunsystem, sozusagen eine innere Uhr, die jährlich wiederkehrenden oder täglichen Stimmungsschwankungen auslösen? Auch das wissen wir nicht, noch nicht.

Die Neuroimmunologie ist als wissenschaftliche Disziplin noch zu jung, um alle Fragen schlüssig zu beantworten, die sie zu ergründen versucht. Doch interessanterweise ist einer der bisher interessantesten Anhaltspunkte, der auf eine körperliche Entzündung als einleuchtende Depressionsursache hinweisen könnte, kein physischer Faktor wie Fettleibigkeit oder die Stunden, in denen Tageslicht herrscht, sondern ein sozialer Faktor.

Inflammatorischer Stress

Stress ist sowohl eine der bekanntesten als auch eine der am wenigsten verstandenen Depressionsursachen. Dass stressreiche Situationen depressiv machen können, ist eine vertraute Tatsache des Lebens, die wir fast alle aus eigener Erfahrung oder aus den Erzählungen anderer kennen. Epidemiologische Studien belegen, dass Stress massive Auswirkungen haben kann; das gilt vor allem für bestimmte Formen der seelischen Belastung, sogenannte schwerwiegende Lebensereignisse wie der Tod eines Partners, Elternteils oder Kindes, Verlust des Arbeitsplatzes und andere schmerzliche Verluste oder demütigende Begebenheiten. Angesichts solch widriger Umstände ist das Depressionsrisiko neun Mal höher als in belastenden Situationen, denen wir uns im Zuge der alltäglichen Lebensbewältigung gegenübersehen.[76] Anders ausgedrückt, ungefähr 80 Prozent aller depressiven Episoden ist ein stressreiches Lebensereignis vorausgegangen.[77] Besonders belastend sind Krisensituationen, in denen der Verlust einer bedeutungsvollen sozialen Beziehung mit sozialer Zurückweisung einhergeht. Ein Beispiel: Bei einem Ehemann, der die Scheidung von seiner Frau einreicht, ist das Depressionsrisiko infolge des Verlusts der ehelichen Beziehung zehnmal größer; hat die Ehefrau die Scheidung beantragt, ist das Risiko dagegen zwanzigmal größer, weil der Verlust der ehelichen Gemeinschaft durch die Demütigung, verlassen zu werden, noch zusätzlich erschwert wird.[78]

Wie sich Stress auf das Depressionsrisiko auswirkt, liegt klar auf der Hand. Weniger klar ist, *wie* Depressionen durch die katastrophalen Auswirkungen von sozialen Stresssituationen entstehen. Es gibt wie immer die passende cartesianische Antwort: Kein Wunder, das würde Ihnen in dieser Situation genauso ergehen, oder? Ich möchte wetten, wenn Ihre Frau Sie gerade wegen eines anderen Mannes verlassen hätte oder Sie gerade Ihre Kündigung erhalten hätten, wären Sie auch nicht besonders erfreut. Doch wie immer lassen sich aus dieser Antwort weder wissenschaftliche noch therapeutische Erkenntnisse ableiten. Man könnte lediglich daraus schließen, dass eine Depression als Reaktion auf ein einschneidendes Lebensereignis auf einer persönlichen Entscheidung beruht, oder von einem Charakter zeugt, dem es an Gelassenheit mangelt, oder bis zu einem gewissen Grad auf Eigenverschulden zurückzuführen ist. Der Schmerz, der mit solchen Lebenskrisen verbunden ist, wird noch durch Scham erschwert, durch das Gefühl, moralisch versagt zu haben, wenn man nicht darüber hinwegkommt. Doch in den letzten zwanzig Jahren haben alternative Erklärungsansätze, die sich aus der Entzündungsreaktion des Körpers und nicht aus seelischen Belastungen und selbstbeobachtenden Grübeleien herleiten, zunehmend Unterstützung gefunden.

Einer der ersten Hinweise darauf, dass schwerwiegende Lebensereignisse Auswirkungen auf das Immunsystem haben könnten, war die versicherungsmathematische Tatsache, dass die Lebenserwartung durch schmerzliche Verluste verkürzt wird.[79] Wenn sich Ihre Frau von Ihnen scheiden lässt oder Sie mit einer anderen Krisensituation im Leben konfrontiert werden, ist nicht nur das Depressionsrisiko sehr hoch, sondern auch die Wahrscheinlichkeit, dass Sie Krebs oder Herzprobleme entwickeln und die statistisch vorausgesagte Lebensspanne verkürzt wird. Sie kennen bestimmt den Ausspruch, dass jemand an gebrochenem Herzen stirbt, und genau das passiert überall in unserem Umkreis: Der Verlust eines geliebten Menschen beeinträchtigt die Lebenserwartung. Ich habe viele Geschichten von lange verheirateten Paaren gehört, die kurz nacheinander, im Abstand von wenigen Wochen, gestorben sind. Kennen wir solche Geschichten nicht alle? Und eine Studie aus jüngerer Zeit belegt, dass das Risiko, an einem Herzinfarkt oder Schlaganfall zu sterben, bei jemandem, der unlängst einen schmerzhaften Verlust erlitten hat, doppelt so hoch ist.[80] Der emotionale und soziale Schock, der mit dem Verlust eines langjährigen Lebenspartners verbunden ist, hat schwerwiegende negative Auswirkungen auf die Fähigkeit, das eigene Leben wieder in den Griff zu bekommen. Versicherungsgesellschaften wissen das. Deshalb bieten sie ihren Kunden bisweilen eine professionelle Trauerberatung oder Trauerbegleitung an. Trauer kann tödlich sein. Das ist eine unwiderlegbare Tatsache, für die es ebenfalls eine immunologische Erklärung geben könnte.

Es ist bekannt, dass stressreiche Lebensereignisse hohe Wellen im Immunsystem schlagen und schwerwiegende Veränderungen in der Funktionsweise und im Zusammenwirken der Immunzellen herbeiführen können.[81,82] Die Makrophagen des angeborenen Immunsystems, die an der körpereigenen Frontlinie Wache gehen, werden durch den schmerzlichen Verlust gereizt oder in stärkerem Maß aktiviert und pumpen inflammatorische Zytokine in die Blutbahn.[83] Die überbordende Aktivität der Makrophagen kann in verengten Arterien Entzündungen entfachen und somit das Risiko erhöhen, dass sich Blutklümpchen in den Blutgefäßen des Herzens oder des Gehirns bilden, und die Gefahr eines Herzinfarkts oder Schlaganfalls wächst. Die Auswirkung von sozialem Stress auf das Immunsystem liefert eine einleuchtende Erklärung dafür, wie man an einem gebrochenen Herzen sterben kann.

Sozialer Stress, der häufiger und in weniger extremer Form als ein schmerzlicher Verlust zutage tritt, kann ebenfalls eine entzündungsfördernde Aktivierung der Makrophagen zur

Folge haben.[84] Biomarker der Entzündung wie Zytokine und CRP sind in vielen belastenden Situationen erhöht, Armut, Schulden und soziale Ausgrenzung eingeschlossen. Bei pflegenden Angehörigen von Alzheimer-Patienten oder Menschen, die Tag für Tag die Verantwortung für einen an Demenz erkrankten Partner oder Verwandten tragen, können die Biomarker für Entzündungen ebenfalls erhöht sein.[85] Das gilt auch für Erwachsene, die in ihrer Kindheit unter Armut, Vernachlässigung oder Misshandlungen gelitten haben.

Eine wichtige epidemiologische Langzeitstudie in Neuseeland umfasste eine Gruppe von 1037 Kindern, die zwischen 1972 und 1973 in der Stadt Dunedin geboren wurden.[86] Das Augenmerk der Forscher richtete sich dabei auf ihren sozioökonomischen Status (grob gesagt, dem Vermögensstand ihrer Eltern), auf das Ausmaß ihrer sozialen Isolation und ihre Misshandlungserfahrungen. Als diese Kohortenstudie dreißig Jahre später ein weiteres Mal durchgeführt und ausgewertet wurde, stellte man fest, dass die inzwischen erwachsenen Teilnehmer, die in der Kindheit Armut, soziale Ausgrenzung oder Gewalt erlebt hatten, ungefähr doppelt so häufig unter Entzündungen, Depressionen und Fettleibigkeit litten. Es ist ebenfalls seit Jahrzehnten bekannt, dass unser Immunsystem über ein hervorragendes Langzeitgedächtnis verfügt, das Infektionserkrankungen oder Impfungen seit frühester Kindheit abspeichert. Inzwischen beginnen wir zu verstehen, dass unser Immunsystem außerdem imstande sein könnte, sich an Situationen in der Kindheit zu erinnern, die von Gewalt, Hunger oder anderen schwerwiegenden Bedrohungen für das eigene Überleben in einer frühen Entwicklungsphase geprägt waren. Wer als Kind Misshandlung oder Missbrauch ausgesetzt war, tritt mit einem Immunsystem ins Erwachsenenalter ein, das ständig unter extremer Anspannung steht und darauf programmiert ist, auch auf geringfügige Infektionen und soziale Rückschläge mit einer unverhältnismäßig massiven Entzündung zu reagieren, die depressive Symptome auslöst. Es könnte eine neuartige immunbezogene Erklärung für die negativen Auswirkungen von Gewalterfahrungen in der Kindheit auf die psychische Gesundheit im Erwachsenenalter geben, Folgen, die erstmals von beherzten Vordenkern wie Freud (und Breuer) vor mehr als einem Jahrhundert erkannt wurden.

Aber Sie müssen nicht unter Depressionen, einem schmerzlichen Verlust oder Gewalterfahrungen leiden, um zu wissen, wie sich sozialer Stress anfühlt. Fast jeder empfindet irgendetwas in seinem Leben als belastend, beispielsweise eine öffentliche Rede halten zu müssen. Aufstehen und vor Publikum oder versammelter Mannschaft das Wort zu ergreifen, und wenn auch nur für wenige Minuten, löst fast immer »Lampenfieber« aus, ein subjektives Gefühl der Anspannung oder Angst, begleitet von einem objektiv messbaren körperlichen Erregungsstatus mit erhöhtem Blutdruck, erhöhter Herzfrequenz und Schweißausbrüchen. Diese körperliche Antwort ist eine abgemilderte Form der Kampf-oder-Flucht-Reaktion, die in vielen bedrohlichen Situationen zum Tragen kommt: Adrenalin und Noradrenalin werden in den Blutkreislauf ausgeschüttet, um das sympathische Nervensystem zu aktivieren. Und zur gleichen Zeit setzt die beruhigende Wirkung des Vagusnervs ein, der bemüht ist, die Adrenalinproduktion herunterzufahren. In einigen Menschen ruft dieser adrenalingesteuerte Erregungszustand so große Beklemmungen hervor, dass sie ihn nach Möglichkeit vermeiden. Fragen vor versammelter Mannschaft beantworten zu müssen, wie damals bei uns angehenden Medizinern während der Visiten auf den Stationen der Barts-Klinik der Fall, ist ebenfalls mit Stress verbunden. Selbst Menschen, die keinerlei Problem mit öffentlichen

Auftritten haben und auf Fragen wie aus der Pistole geschossen reagieren, haben oft hart daran gearbeitet, ihre automatischen, reflexartigen Ängste in solchen Situationen in den Griff zu bekommen. Das ist schon seit Langem bekannt. Dass aber eine Situation mit vergleichsweise geringem Stressfaktor, wie eben beispielsweise eine öffentliche Rede, auf Anhieb eine inflammatorische Aktivierung des Körpers auslöst, hat man erst unlängst herausgefunden.

Der Trier Social Stress Test (TSST) simuliert diese Stresssituation unter Laborbedingungen. Die Probanden oder Teilnehmer des Experiments werden gebeten, zwölf Minuten lang einen Vortrag vor vier Personen zu halten; danach stellen ihnen die Zuhörer vier Minuten lang Fragen, die Kopfrechnen und Konzentrationsfähigkeit erfordern. Der Versuch ist oft so angeordnet, dass der Proband vor einem Tisch stehend antworten muss; auf der anderen Seite des Tisches befinden sich die Zuhörer, die sitzen, einen weißen Laborkittel tragen und eine unzufriedene Miene aufgesetzt haben. Wir können uns vermutlich genau vorstellen, wie stressreich diese Situation für die Probanden sein muss – auch wenn sie wissen, dass sie nicht real, sondern Teil eines ethisch vertretbaren Experiments ist und ihre Leistungen keine ernsthaften Konsequenzen nach sich ziehen.

Eine Gruppe von Lehrern, die während der 1990er Jahre an deutschen Schulen unterrichteten und mit ihrer Berufswahl glücklich und zufrieden waren, nahm an einer Studie teil, bei der sie zwei Blutproben abgeben mussten, einmal vor und einmal nach dem TSST.[87] Die in der Blutbahn zirkulierenden Makrophagen waren unmittelbar nach der öffentlichen Rede eindeutig stärker aktiviert und setzten mehr Zytokine frei als vorher. Dann wurde das Experiment mit einer zweiten Lehrer-Gruppe wiederholt, die ihren Beruf als frustrierend empfanden. Unterrichten ist eine bekanntermaßen stressreiche Tätigkeit, und die Anzahl der Lehrer, die sich vorzeitig in den Ruhestand verabschieden oder aufgrund von Krankheit häufig fehlen, ist hoch. Die zweite Lehrergruppe hatte das Gefühl, dass ihr berufliches Engagement nicht angemessen anerkannt wurde; die Last der Verantwortung wurde nicht durch eine entsprechende Vergütung, Beförderung oder den Respekt ihrer Schüler oder Kollegen aufgewogen. Sie waren noch imstande, die beruflichen Herausforderungen einigermaßen zu bewältigen, aber sie fühlten sich zunehmend ausgebrannt. Die Makrophagen der Lehrer, die unter einem Burnout litten, waren stärker aktiviert als diejenigen ihrer zufriedenen Kollegen vor dem Test; und sie wurden infolge der zusätzlichen Belastung durch den Vortrag vor Publikum noch mehr in Erregung versetzt.

Wir wissen noch nicht genau, wie ein stressreiches Ereignis, beispielsweise eine öffentliche Rede, das Immunsystem aktiviert, aber derzeit gehen die Forscher mehreren einleuchtenden Hypothesen auf den Grund. Beispielsweise wissen wir, dass der Adrenalinschub als Reaktion auf Stress ein Gefahrensignal an die Makrophagen übermittelt und die gleiche Aktivierung auslöst wie die Signalübertragung durch Lipopolysaccharide (LPS), die auf eine gefährliche Infektion hinweist. Bekannt ist auch, dass Stress das Hormonsystem im Körper beeinträchtigt und die Fähigkeit der Makrophagen schwächt, auf die beruhigende Wirkung von Steroiden – eine wichtige organische Verbindung und Stoffklasse der Lipide – zu reagieren.[88] Es besteht noch Klärungsbedarf bei vielen Einzelheiten, doch das ist einer der faszinierenden Aspekte dieses Wissenschaftsfelds: Jeder Schritt vorwärts wirft weitere Fragen auf.

Kausalketten und Teufelskreise

Fügt man alle Bausteine zusammen, könnten wir nun behaupten, dass wir verstehen, wie eine Entzündung Depressionen verursacht und worauf die Depression überhaupt zurückzuführen ist. Wir sind in der Lage, eine einfache lineare Erzählstruktur aufzubauen, eine Geschichte mit Anfang, Mittelteil und Ende, nach dem Muster: Es war einmal eine belastende Situation, die eine Entzündung und am Ende eine Depression zur Folge hatte. Die Depression könnte also durch Stress entstanden sein. Das ist eine einleuchtende und mechanistisch nachprüfbare Hypothese, die weitere Nachforschungen verdient, insbesondere in Bezug auf die Entwicklung neuer Behandlungsansätze bei Depressionen.

Es wäre aber auch möglich, dass die kausalen Beziehungen zwischen Stress, Entzündung und Depression nicht linear, sondern kreisförmig verlaufen.[89] Es ist keineswegs ungewöhnlich, wenn Patienten feststellen, dass ihre Depressionen größere soziale Belastungen mit sich bringen – im depressiven Zustand neigen sie eher zu sozialem Rückzug und Antriebslosigkeit. Mit Sicherheit erleben sie bis zu einem gewissen Grad, dass sie stigmatisiert werden, dass ihre unterstützenden Beziehungen vielleicht zu bröckeln beginnen, dass sie Einkommen und Status einbüßen und von staatlichen Vorsorgeleistungen abhängig werden. Mit anderen Worten, es gibt viele soziale Situationen, in denen eine Depression Stress auslösen kann, zusätzlich zu den neuroimmunologischen Faktoren, die bekanntermaßen bewirken, dass Stress der Entstehung von Depressionen Vorschub leistet.

Auf diese Weise könnte ein Teufelskreis in Gang gesetzt werden. Stresserfahrungen in frühen Lebensjahren – beispielsweise Misshandlung oder Missbrauch während der Kindheit –

könnten die natürliche Neigung des Körpers verstärken, Entzündungen als Reaktion auf schwerwiegende Belastungen im späteren Leben zu entwickeln. Das erhöhte Entzündungsrisiko infolge von Stress könnte größere Veränderungen im Gehirn anstoßen und die Depression noch intensivieren. Die Depression – Diagnose und Behandlung bei schwerem Verlauf – könnte wiederum dazu beitragen, dass in Zukunft noch mehr Stress entsteht, und so weiter und so fort.

Ich erinnere mich an eine Patientin, eine junge Frau, die vom elften bis zum dreizehnten Lebensjahr von ihrem Stiefvater missbraucht wurde. Als Heranwachsende traten bei ihr einige geringfügig ausgeprägte depressive Symptome auf, wie bei vielen jungen Frauen, aber zunächst schien sie die Situation einigermaßen zu bewältigen. Dann starb der Stiefvater, als sie etwa zwanzig war, und alles wurde wieder an die Oberfläche gespült und in der Familie offengelegt, was eine schwere depressive Störung zur Folge hatte. Es ging ihr eine Weile sehr schlecht – sie hasste sich, fügte sich selbst ernsthafte Verletzungen zu und glaubte, dass ihr Stiefvater der Teufel war, dem sie in die Hölle würde folgen müssen. Sie wurde zur Behandlung in eine psychiatrische Klinik zwangseingewiesen. Nach ihrer Entlassung vier Monate später ging es ihr zunächst besser, und sie wirkte weniger depressiv, als ich ihr in der ambulanten Nachsorge die üblichen Fragen stellte. Aber sie hatte ihren Platz in der Welt verloren. Sie musste aus der Wohnung ausziehen, die sie gemeinsam mit Freunden gemietet hatte. Sie verpasste Termine für Vorstellungsgespräche. Ihre Familie war nach dem Tod des Stiefvaters nach wie vor zerrissen. Sie hatte professionelle Hilfe und Leute aus ihrem privaten Umfeld, die sie unterstützten, aber sie wirkte dennoch haltlos, gestresst durch ihre soziale Isolation, und es dauerte nicht lange, bis sie wieder in der Klinik landete, dieses Mal fest entschlossen, ihrem Leben ein Ende zu setzen. Dass sie schlussendlich wieder auf die Beine kam, war nach meinem Dafürhalten vor allem der Tatsache geschuldet, dass ihre Familie wieder zusammenfand und sie unterstützte.

Wenn ich an diese Geschichte zurückdenke – bei Weitem kein Einzelfall in der psychiatrischen Versorgung –, frage ich mich, in welchem Ausmaß ein Entzündungsaspekt daran beteiligt sein könnte. Waren die Makrophagen in ihrem Blut und Gehirn durch den Missbrauch aktiviert, während der Adoleszenz in erhöhte Alarmbereitschaft versetzt und durch den Stress, der mit dem Tod des Stiefvaters verbunden war, explosionsartig reaktiviert worden? War das der Grund für die erste depressive Episode? Und herrschte unter den Makrophagen, wie im Fall der ausgebrannten Lehrer, immer noch höchste Alarmbereitschaft, als sie nach Verlassen der Klinik neuen sozialen Stresssituationen ausgesetzt war? Litt sie, wie die Lehrer im Trier Social Stress Test, zusätzlich zur Belastung der sozialen Abwertung und Orientierungslosigkeit auch noch unter einer entzündlichen Überreaktion, verursacht durch die erste depressive Phase? War das der Grund für den zweiten depressiven Schub? In ihrem Fall werden wir nie genau erfahren, ob eine positive Rückkopplung vorlag, bei der ein Signal in dem Teufelskreis aus Stress, Entzündung und Depression verstärkend auf sich selbst wirkt. Es kam uns einfach nicht in den Sinn. Wir kamen gar nicht auf die Idee, über eine Entzündung nachzudenken und führten bei Psychiatrie-Patienten auch keine Blutuntersuchungen durch, um festzustellen, ob Immun-Biomarker vorhanden waren.

In Zukunft werden wir mehr über den Regelkreis aus Stress, Entzündung und Depressionen in Erfahrung bringen und sollten imstande sein, dieses Wissen zu nutzen, um bei der Behandlung von Depressionen einen Unterschied zu bewirken (siehe Abb. 12). Doch damit ist die ultimative Frage noch nicht beantwortet: Warum löst eine Entzündung Depressionen aus?

Die Antwort führt schlussendlich immer zu Darwin zurück

Wenn es um biologische Systeme geht – oder das Leben, wie wir es auf der wissenschaftlichen Ebene kennen –, so ist die Antwort auf die Frage nach dem Warum immer die gleiche: natürliche Selektion. Warum haben die Finken auf den verschiedenen Inseln des Galapagos Archipels verschieden geformte Schnäbel? Warum bringen einige Orchideenarten Blüten hervor, die wie Bienen aussehen? Warum hat ein Elefant einen Rüssel und ein Tiger Streifen? Der ultimative Grund für ein biologisches Phänomen oder Erscheinungsbild, das im Leben auftaucht oder in den wissenschaftlich dokumentierten Fossilberichten verschwindet, besteht darin, dass es mehr oder weniger anpassungsfähig oder in der Lage ist, einen Organismus »überlebenstüchtig« zu machen. Spontane willkürliche Veränderungen des Erbguts schaffen immer wieder geringfügige Variationen über das Thema der existierenden Arten. Wenn diese genetischen Abwandlungen zufälligerweise dafür sorgen, dass ein Organismus anpassungsfähiger, widerstandsfähiger oder auf der reproduktiven Ebene erfolgreicher ist, wird die mutierte Form des Gens für die Weitergabe an künftige Generationen ausgewählt und nach und nach den Entwicklungsverlauf nehmen, der durch die Genexpression – die Umsetzung der genetischen Informationen und Nutzbarmachung für die Zelle – in verschlüsselter Form vorgezeichnet ist. Die Standardantwort auf die Frage nach dem Warum bezüglich der Tigerstreifen lautet, dass der erste Tiger mit einem veränderten Pigment-Gen, das zufällig Streifen als Tarnung produzierte, den Beutegreifern oder Artgenossen seltener zum Opfer fiel und daher größere Überlebens- und Reproduktionschancen besaß. Auf diese Weise setzte sich die gestreifte Variante durch die natürliche Selektion in einer Folgegeneration nach der anderen durch, bis zu dem Punkt, an dem alle Tiger gestreift waren.

Diesen Artenwandel beschreibt die moderne Synthetische Evolutionstheorie, das bemerkenswerteste Konzept in der Biologie, das Genetik und Darwins Prinzip der natürlichen Selektion auf einen Nenner bringt und erklärt, warum beinahe alles im Leben so ist, wie es ist. Kann sie uns eine Antwort auf die allgemein gültige Frage liefern, warum so viele Menschen unter Depressionen leiden? Oder auf die mechanistische Frage, warum das Immunsystem Depressionen verursacht?

Wenn man bei Google die Begriffe Darwin und Depressionen eingibt, führen die Treffer ganz oben auf der Liste nicht zu seiner Evolutionstheorie der Depression, sondern zu den Theorien anderer Experten über *seine* Depression. Charles Darwin entwickelte im Verlauf seines Erwachsenenlebens alle nur erdenklichen Krankheitssymptome, sowohl körperliche wie häufiges Erbrechen und Blähungen, als auch psychische wie Panikattacken und seelische Erschöpfung. Er war dem Stress nicht gewachsen, öffentliche Reden zu halten, um seine kontrovers diskutierten Ideen zu verteidigen, und er übte genau genommen nie einen richtigen Beruf aus. Er sonderte sich von der Welt ab, lebte zurückgezogen in einem alten Pfarrhaus außerhalb von London von einem bescheidenen Privateinkommen und schrieb Bücher über Regenwürmer, Rankenfußkrebse und die Entstehung der Arten. Die vielen Ärzte, die er zu seinen Lebzeiten aufsuchte, waren ratlos angesichts seiner Beschwerden, aber Kurbehandlungen, Homöopathie und eine Ernährung ohne Molkereiprodukte verschafften ihm bis zu einem gewissen Grad Linderung.

Selbst nach seinem Tod blieb die Ursache von Darwins Krankheit ein überraschend lebendiges Thema. Mindestens dreißig verschiedene Diagnosen wurden gestellt, angefangen vom Orthostase-Syndrom, einer Regulationsstörung des Blutdrucks beim Wechsel in eine aufrechte Körperlage, bis hin zu Laktoseintoleranz und Schwermut. Es wäre aber auch denkbar, dass er sich die sogenannte Chagas-Krankheit zugezogen hat, eine schwere infektiöse Erkrankung, als er an Bord der HMS *Beagle* Argentinien erforschte und von einer »großen schwarzen, in der Pampa beheimateten Raubwanze« gestochen wurde, die als Überträgerin gilt. Diese Hypothese scheint gut zu meiner Hypothese zu passen: Es wäre vorstellbar, dass eine chronische bakterielle Infektion wie die Chagas-Krankheit Entzündungen verursacht haben könnte, die Darwins sozialen Rückzug und andere depressive Verhaltensweisen zur Folge hatten, als er nach England zurückkehrte. Ein Fazit meiner Hypothese lautet jedoch, dass wir Biomarker für die Befunderhebung einer entzündungsinduzierten Depression brauchen. Trotz einiger abwegiger Versuche in neuerer Zeit, Darwins Leichnam aus seinem Grab in der Westminster Abbey zu exhumieren und DNA-Proben zu entnehmen, gibt es keine Biomarker von ihm. Und ich persönlich bin der Ansicht, man sollte seine sterblichen Überreste in Frieden ruhen lassen.

Über Darwins Interesse an Geisteskrankheiten herrscht in der Fachwelt heute weniger Verwirrung als hinsichtlich seines eigenen Geisteszustands. Als junger Mann sprach er mit seinem Vater, einem Arzt, über Fälle von Geisteskrankheit in dessen Praxis, und im späteren Leben korrespondierte er darüber ausgiebig mit Henry Maudsley, einem englischen Psychiater aus dem 19. Jahrhundert, der das nach ihm benannte Krankenhaus in London gründete. Darwin wollte von Maudsley und anderen Leitern von Nervenheilanstalten, mit denen ihn ein reger schriftlicher Austausch verband, etwas über das äußere Erscheinungsbild ihrer Patienten erfahren, über die Gesichtsausdrücke, die für Melancholie oder Manie charakteristisch waren.

Darwin gelangte zu der Ansicht, dass menschliche Gefühle durch ein Zusammenziehen der Gesichtsmuskulatur zum Ausdruck kamen oder möglicherweise sogar verursacht wurden, und dass diese muskulären Mechanismen, die den emotionalen Ausdruck prägten, die gleichen waren wie bei Tieren, entstanden durch evolutionäre Entwicklungen, die auf unsere gemeinsame Herkunft deuteten. Diese Annahme könnten wir heute problemlos bestätigen. Natürlich können wir anhand einer lächelnden oder bekümmerten Miene sagen, ob jemand glücklich oder traurig ist. Und viele Leute behaupten, dass sie am Gesichtsausdruck eines Hundes oder Pferdes Langeweile, Angst oder Überraschung ablesen können. Darwins Idee von den »Kummermuskeln«, die Gefühlsregungen durch ihre mimische Ausdrucksweise hervorrufen, lässt sich sogar mit der Entdeckung vereinbaren, dass Botox-Injektionen, die eingesetzt werden, um altersbedingte Falten zu glätten, indem sie die Gesichtsmuskeln lähmen, eine stark antidepressive Wirkung haben.[90]

Doch dieses Konzept des emotionalen Ausdrucks legt aus der cartesianischen Warte einige problematische Schlussfolgerungen nahe. Wenn menschliche Gefühle durch körperliche Mechanismen zum Ausdruck gebracht oder erzeugt werden, die wir im Zuge der Abstammung von niederen Tierarten geerbt haben, können sie nicht auf der geistigen oder seelischen Ebene verortet sein. Darwins Vorstellung vom Ausdruck der Gemütsbewegungen bei Menschen und Tieren brachte seine

Theorie über die Entstehung der Arten dem Kern der menschlichen Natur näher und bot eine Erklärung für die subtilen Gefühle, denen viele seiner Zeitgenossen lieber eine spirituelle Bedeutung beigemessen hätten. Darwin bekam die Möglichkeit eines ideologischen Konflikts, der ihm nicht behagte, in den Griff, indem er Unmengen von Daten sammelte. Mit der Begründung, dass »Irre beobachtet werden sollten, da sie den leidenschaftlichsten Empfindungen unterliegen und ihnen Luft machen«, fügte er in seinem Buch *Der Ausdruck der Gemütsbewegungen bei dem Menschen und den Tieren* Beschreibungen aus zweiter Hand und als einer der Ersten Fotografien ein, die Gesichtsausdrücke der Insassen von Nervenheilanstalten zeigten und von Maudsley und anderen stammten.[91] (Abb. 11)

Darwin nutzte klinische Daten über »die Irren«, die in seine Evolutionstheorie einflossen. Er versäumte jedoch, die Evolutionstheorie umgekehrt zu nutzen, um sie in unsere Theorien über den Ursprung der Geisteskrankheiten einzubinden. Darwin und Maudsley waren sich des Umstands bewusst, dass psychische Störungen in manchen Familien vermehrt auftraten und daher erblich waren. Darwin befürchtete, dass auch in seiner eigenen weitläufigen Verwandtschaft das Risiko bestand, daran zu erkranken, denn er hatte seine blutsverwandte Cousine Emma geheiratet. Maudsley hatte genau wie Emil Kraepelin und andere namhafte Psychiater der damaligen Zeit bei zahlreichen Insassen von Nervenheilanstalten beobachtet, dass bei Schizophrenie, manisch-depressiven Erkrankungen, Psychopathie und unzähligen weiteren Fällen, die man diagnostisch den psychischen Störungen zugeordnet hatte, bestimmte Muster in Familien und Nachfolgegenerationen gehäuft vorkamen.

Laut Darwins Theorie hatte die Neigung zu Schwermut oder Depression wie jede andere Eigenschaft, die von einer

Generation zur nächsten weitergegeben wurde, das Raster der natürlichen Selektion passiert und die Anpassungs- und Überlebensfähigkeit depressiver Menschen auf irgendeine Weise verbessert. Doch diese Annahme widerspricht sowohl der Intuition als auch den Fakten: Wir wissen inzwischen, dass eine schwere psychische Erkrankung der Anpassungs- und Überlebensfähigkeit eines Menschen einen tödlichen Schlag versetzt, wie eine Statistik aus dem Jahre 2018 in Großbritannien zeigt: Patienten mit Schizophrenie und bipolaren Störungen sterben im Durchschnitt fünfzehn Jahre früher als der Rest der Bevölkerung. Auf den ersten Blick stellen schwere psychische Erkrankungen keinen Vorteil für das Überleben, keinen Wettbewerbsvorsprung und keine Belohnung im Reproduktionsprozess dar. Wie haben sie sich also entwickelt? Wie konnten sich Depressionen im Zuge der Evolution durchsetzen, wenn sie nicht dazu dienten, den Menschen besser an seinen Lebensraum anzupassen?

Die Erblichkeit psychischer Störungen warf eine Frage bezüglich der natürlichen Selektion auf, mit der sich Darwin vor seinem Tod nicht mehr befassen konnte. Maudsley hatte jedoch die Zeit, sie ausführlicher zu beantworten, wenngleich in einer Weise, die nicht Darwins Lehre entsprach und uns beinahe fünfzig Jahre lang vollkommen in die Irre führte, mit katastrophalen Folgen. Er gehörte zu den Psychiatern des ausgehenden 19. Jahrhunderts, die der Meinung waren, dass die Übertragung psychischer Störungen und krimineller Verhaltensmuster von einer Generation zur nächsten nicht durch Darwins natürliche Selektion gesteuert wurde, sondern sich vielmehr auf eine frühere Evolutionstheorie von Jean-Baptiste Lamarck zurückführen ließ, der geraume Zeit vor dem Aufbruch des jungen Charles Darwin zu seiner Forschungsreise auf der HMS *Beagle* im Jahre 1831 gestorben war. Lamarck

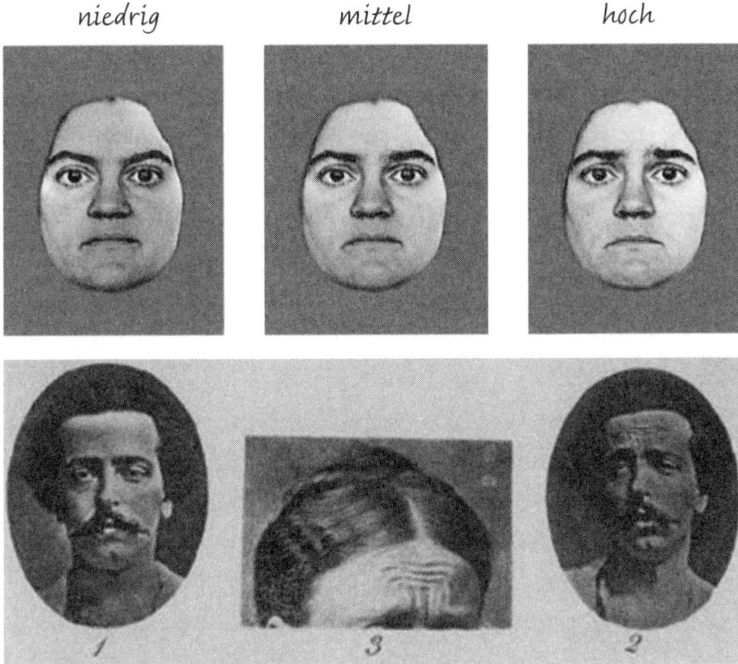

Abb. 11: Emotionale Gesichtsausdrücke und emotionale Gehirne. Darwin sammelte Berichte über Patienten, die an Schwermut und anderen Formen des »Irrsinns« litten und in den gut gefüllten Nervenheilanstalten namhafter europäischer Nervenärzte und Psychiater untergebracht waren. Seine besondere Aufmerksamkeit galt der Position der Augenbrauen und dem Muster der dazwischen befindlichen muskulären Erhebungen und Vertiefungen, dem sogenannten Omega-Zeichen, das seinen Namen der Ähnlichkeit mit dem 'Ω verdankt, dem letzten Buchstaben des klassischen griechischen Alphabets. Bei den Standardtest-Gesichtern, die über hundert Jahre später für eine fMRI-Studie ausgewählt wurden und eine traurige Mimik in ihrer normalen Bandbreite zeigen, liegt der Fokus genau wie bei Darwin auf dem Winkel der Augenbrauen als Stimmungsbarometer. Wie Darwin vorausgesagt haben könnte, aber nie erfuhr, lösen die traurigsten Gesichter eine Aktivierung des Gehirnnetzwerks für Emotionen aus, das wir im Zuge unserer Abstammung von anderen Tieren geerbt haben.

gebührt das Verdienst, die erste biologische Evolutionstheorie ausformuliert und den ersten Schritt auf einem Weg getan zu haben, der von der These im Alten Testament wegführte, alle pflanzlichen und tierischen Lebewesen wären von Gott geschaffen und folglich bis in alle Ewigkeit unwandelbar. Lamarcks Theorie ging davon aus, dass sich Lebensformen verändern, immer komplexer werden und sich stetig weiterentwickeln; doch diese Entwicklung war nach seinem Dafürhalten der Vererbung erworbener Merkmale statt der Selektion zufällig mutierter Gene geschuldet.

Angenommen, Ihr Vater hätte vor Ihrer Geburt im Übermaß dem Alkohol zugesprochen; diese schlechte Gewohnheit könnte negative Auswirkungen auf Ihr genetisches Erbe haben. Laut Lamarck wären Sie aufgrund Ihrer genetischen Disposition in stärkerem Maß gefährdet, ebenfalls Alkoholiker zu werden, genau wie Ihr Vater. Und Ihre Alkoholsucht hätte dann eine ähnliche, noch verheerendere Auswirkung auf die moralische Haltung und die psychiatrischen Risiken Ihrer eigenen Nachkommen. Eine unausgereifte, aber weit verbreitete Faustregel in der Psychiatrie des 19. Jahrhunderts besagte, dass Alkoholismus in der ersten Generation zu Wahnsinn in der zweiten Generation und zu Schwachsinn in der dritten Generation führt. Der Lamarcksche Mechanismus kurbelte einen immer stärker ausufernden degenerativen Prozess an, sodass sich das psychiatrische, kriminelle und moralische Fehlverhalten einer Generation in der nachfolgenden Generation wiederholte und um ein Vielfaches verstärkte.

Man könnte sagen, dass dieser Ausschluss der natürlichen Selektion als mögliche Antwort auf die Frage ›Warum gibt es psychische Erkrankungen?‹ Maudsley, Kraepelin und viele andere zu ethisch unannehmbaren Empfehlungen für die »Sozialhygiene«, die öffentliche Gesundheitsfürsorge und Gesundheitsprävention, bewog; im Klartext war damit die Ausrottung psychisch degenerativer Familienzweige und Rassen gemeint. Die eugenische Denkweise in der Medizin und Psychiatrie hatte nicht nur in Deutschland zwischen 1880 und 1940 eine starke Anhängerschaft, in einer Zeit, die man heute als »Eklipse des Darwinismus» bezeichnet, als die natürliche Selektion weitgehend in Vergessenheit geriet und die Theorie der sozialen Selektion in ihrer barbarischen Ausprägung vorherrschte. Wir alle wissen, was diese Theorien auf der politischen und psychiatrischen Ebene angerichtet haben. Es gibt keinen Grund, den gleichen Weg nochmals zu gehen.

Die Eklipse des Darwinismus endete in den 1940er und 1950er Jahren, ungefähr zur gleichen Zeit, als die moderne Synthetische Evolutionstheorie Gestalt annahm. Sie stützt sich auf die Schlüsselvorstellung, die so unumstößlich ist, wie sie in der Biologie oder Medizin nur sein kann, dass sich die Entstehung der Arten ausschließlich durch die natürliche Selektion der Gene erklären lässt. Wenn wir in diesem neo-darwinistischen Zusammenhang noch einmal über die Vererbbarkeit der Depression nachdenken, kommen wir wieder auf die gleiche Frage zurück: Welchen Vorteil hat eine Depression für den Erhalt der Art? Und die Antwort ist ebenfalls die gleiche: keinen.

Menschen, die an einer schweren Depression leiden, haben in der Regel eine geringere Lebenserwartung und die Neigung, chronische Krankheiten zu entwickeln; zudem sind sie häufiger arbeitslos oder weniger produktiv, wenn sie einen Beruf ausüben. Entscheidend ist in diesem Zusammenhang, dass sie meistens weniger Kinder haben und ihre Nachkommen die normalen Meilensteine der Entwicklung langsamer erreichen. Bei einer schweren Depression fehlt nicht nur ein sozialer oder materieller Vorteil zu Lebzeiten der Betroffenen, sondern auch ein sichtbarer Vorteil für die nächste Generation, ganz zu schweigen von der Aussicht auf die Unsterblichkeit der Gene, die daran beteiligt sind, diese depressiven Verhaltensweisen an unzählige Generationen weiterzugeben. Man könnte oberflächlich betrachtet zu der Schlussfolgerung gelangen, dass die Gene für Depressionen schon vor Jahrtausenden im Zuge der natürlichen Selektion ausgemustert wurden; inzwischen müssten wir die sonnigen Höhen der Entwicklung erreicht haben, auf die nie der Schatten der Schwermut fällt. Doch weit gefehlt. Und ich fürchte, wir werden nie dorthin gelangen. Depressiv zu sein muss also irgendetwas Gutes haben, irgendeinen Vorteil, der für die natürliche Selektion dieses Merkmals verantwortlich ist, aber worin besteht er?

Eine Überlebensgeschichte aus der Savanne

Die Frage lässt sich erheblich leichter beantworten, wenn wir den Wortlaut ein wenig abändern. Statt zu überlegen, welchen Überlebensvorteil eine Depression hat, sollte es heißen: »Welchen Überlebensvorteil *hatte* eine Depression«. Vielleicht wurde der genetische Code für depressives Verhalten vor Millionen von Jahren im Zuge der natürlichen Selektion ausgewählt, weil er damals einen Vorteil bot, der heute nicht mehr gegeben ist. Wir wissen, dass viele menschliche, im Gehirn aktive Gene uralt sind, beispielsweise die Gene für Serotoninrezeptoren; sie gehen auf Fadenwürmer wie *C. elegans* zurück, die vor mindestens 500 Millionen Jahren entstanden. Die Annahme, dass es in der Evolution Verzögerungszeiten gibt, ergibt also einen Sinn. Ein Gen, das in einem Wurm, einem Hund oder in einem unserer Vorfahren, einem Höhlenbewohner, ausgewählt wurde, könnte folglich auch noch im modernen menschlichen Genom – dem Träger der vererbbaren Informationen einer Zelle – vorhanden oder erhalten geblieben sein. Deshalb gehen wir vielleicht im Jahre 2018 genetisch vorprogrammierten Aktivitäten nach, die bei unseren Vorfahren in der Savanne vollkommen zweckmäßig waren, sich aber im Hier und Jetzt als weniger nutzbringend erweisen.

Zugegeben, wir wissen nicht viel über die afrikanische Savanne zur Zeit unserer Vorfahren und noch weniger über den Selektionsdruck auf die vormenschlichen Affen und Säugetiere. Uns gab es damals ja noch nicht. Und wir können auch keine Experimente mit Evolutionsprozessen durchführen, die seit mehreren Hundert Millionen Jahren im Gang sind. Wir müssen uns zusammenreimen, was damals geschehen sein könnte. Und danach versuchen, unsere Einschätzungen wissenschaftlich zu durchleuchten. Zufällig haben einige der überzeugendsten (und nachprüfbaren) evolutionsbasierten Theorien der Depression jüngeren Datums ihr Augenmerk auf die natürliche Selektion derjenigen Gene gelegt, die das Immunsystem regulieren.[92,93]

Die Geschichte der Frühmenschen-Stämme, die vor rund 150 000 Jahren um ihr Überleben in den weiten Ebenen des afrikanischen Kontinents kämpften, ist weit verbreitet. Es muss zur damaligen Zeit eine gewaltige Herausforderung gewesen sein, genug Nahrung zu beschaffen, Angriffe von Beutegreifern und rivalisierenden Stämmen abzuwehren, eine Gefährtin/einen Gefährten zu finden und Nachkommen aufzuziehen. Es gab zahlreiche Bedrohungen für das Überleben, doch die größte Gefahr stellten Krankheitserreger dar. Das Risiko, sich eine Infektion zuzuziehen, war in ihrer Lebenswelt gang und gäbe, beispielsweise bei der Geburt eines Kindes oder durch Verletzungen und Wunden, und wirksame Behandlungsmöglichkeiten waren kaum vorhanden. Die Kindersterblichkeit war sehr hoch, genau wie die Sterblichkeitsrate während der

Schwangerschaft und Entbindung, und die Männer, die ihren Lebensunterhalt mit Jagd und Fischfang verdienten, erreichten selten das dreißigste Lebensjahr. Dieser natürliche Rückgang einer Population war oft auf Infektionen zurückzuführen, die scheinbar belanglos mit einer Schnittwunde an der Hand oder am Stummel einer mit grobem Werkzeug durchtrennten Nabelschnur begannen. Und nicht zu vergessen die ansteckenden Krankheiten, Seuchen, die von Mensch zu Mensch übertragen wurden und einen Stamm zahlenmäßig schwächten. In diesem Kontext liegt es auf der Hand, dass alles, was der körperlichen Abwehr von Infektionen diente, als höchst vorteilhaft galt. Man kann sich vorstellen, dass Genmutationen, die dazu beitrugen, die Aktivität der Makrophagen zu erhöhen oder die Signalübertragung der Zytokine zu verstärken, von Vorteil waren, wenn dadurch die primären Abwehrmechanismen des angeborenen Immunsystems effektiver wurden, die Säuglinge und Kleinkinder an vorderster Front gegen Angriffe durch tödliche bakterielle Erreger verteidigten. Gene, die sich zufällig verändern und besser imstande sind, Erreger zu vernichten, werden bei der natürlichen Selektion bevorzugt, weil die Menschen, die sie erben, größere Chancen haben, zu überleben und das sexuell aktive Lebensalter der Pubertät zu erreichen. In einem Umfeld wie der Savanne, wo die Kindersterblichkeit in grauer Vorzeit infolge von Infektionen hoch war, herrschte mit Sicherheit ein starker natürlicher Selektionsdruck auf Genen, die eine angeborene Entzündungsreaktion bewirkten.

Diese inflammatorischen, sprich entzündungsfördernden Gene halfen den Menschen auf vielfache Weise, sich in einer lebensfeindlichen Welt zu behaupten. Sie konnten den Prozentsatz der Wundheilungen erhöhen und das Risiko verringern, dass sich eine lokale Infektionskrankheit ausbreitete. Sie waren außerdem in der Lage, das Verhalten zu verändern. Ähnlich wie ein verletztes Tier lässt auch ein verletzter oder kranker Mensch ein charakteristisches Verhaltensmuster erkennen, genau wie ich nach meiner Wurzelkanalbehandlung. Kranke oder gebrechliche Menschen ziehen sich zurück und meiden Sozialkontakte, fahren ihre physischen Aktivitäten herunter, verlieren ihren Appetit und ihre Lebensfreude. Ängste und Sorgen nehmen zu, und viele leiden unter Schlafstörungen. Dieses Verhaltensmuster ist tief verwurzelt und beständig, eingeschrieben in unsere DNA durch Gene, die sich im Verlauf von mehreren Millionen Jahren vor der Ankunft des *Homo sapiens* entwickelt haben. Dieses Krankheitsverhalten wird, wie bereits erwähnt, in hohem Maß von unseren angeborenen Entzündungsmechanismen angetrieben. Die Gene, die im Zuge der natürlichen Evolution für die Aufgabe ausgewählt wurden, Infektionen zu bekämpfen, indem sie Krankheitserreger an vorderster Front vernichten, tragen vermutlich auch zur Entwicklung des Krankheitsverhaltens bei. Doch welche Vorteile könnte dieser Krankheitsmodus für das Überleben in der Savanne gehabt haben?

Es ist vorstellbar, dass der vorübergehende soziale Rückzug unseres kranken Vorfahren dazu diente, ihn in einer Zeit, in der er Ruhe und seine ganze Kraft brauchte, um die Infektion zu bekämpfen, von anstrengenden Verpflichtungen gegenüber der Stammesgemeinschaft zu entbinden oder vor Konkurrenzdruck zu bewahren. In diesem anheimelnden Szenario ist der »isolierte Patient« geschützt, besitzt die offizielle Erlaubnis, wenig anderes zu tun als seine Genesung voranzutreiben. Der Appetitverlust könnte das Überleben gleichermaßen begünstigen, weil es ihn davon abhielt, in einer Zeit, in der die gesamte biologische Energie in seinem Körper auf den kräftezehrenden Kampf gegen die Infektion gerichtet war, Energie mit der Verdauung oder der Nahrungssuche zu verschwenden. Es hat also den Anschein, als wäre das Krankheitsverhalten eine genetisch vorprogrammierte Rekonvaleszenz: ein Segen für den Patienten, mit dem Ziel, die Genesung zu beschleunigen. Aber vorstellbar wäre auch, dass Krankheitsverhalten in der Savanne eine ganz andere, weniger anheimelnde Seite hatte. Wenn es Nacht wurde und der Rest des Stammes sich zur gemeinsamen Mahlzeit am Feuer einfand, konnte der abgeschottete Patient in den Schatten am Rande des Lagerplatzes, in denen die Beutegreifer lauerten, leicht in Vergessenheit geraten. Wenn der Stamm von einem verfeindeten Stamm angegriffen wurde oder sich aufgrund einer Dürreperiode gezwungen sah weiterzuziehen, gehörte der Patient, der in der Gruppe eine besonders gefährdete Randstellung einnahm, vermutlich zu den ersten Todesopfern. Die Abschottung erhöhte die Bedrohungen von außen, denen er ausgesetzt war. Ein Krankheitsverhalten, das mit Ängsten und Schlafstörungen einherging, könnte daher für sein Überleben vorteilhaft gewesen sein, denn es sorgte dafür, dass er auf der Hut vor Gefahren blieb, auch wenn er sich bestimmt nichts anderes wünschte als Schlaf und Heilung seiner mit Keimen behafteten Wunde.

Das Krankheitsverhalten in Form des sozialen Rückzugs ist für den Patienten somit Schutz und Bedrohung zugleich. Für den Stamm hatte es überwiegend eine Schutzfunktion. Ansteckende Krankheiten stellten für die Frühmenschen eine besonders große Gefahr dar, denn die Stämme waren ursprünglich kaum mehr als ein erweiterter Familienverband, bestehend aus wenigen Hundert, eng miteinander verwandten Mitgliedern. Krankheiten breiteten sich in Windeseile aus, und die genetische Ähnlichkeit zwischen den Stammesangehörigen bedeutete, dass ein tödlicher Erreger auf alle übergreifen konnte, wenn er sich bei einem der Ihren als tödlich erwies. Eine Seuche katastrophalen Ausmaßes konnte den gesamten Genpool eines Stammes vernichten. Durch den immunologischen Aspekt des Krankheitsverhaltens in Form des sozialen Rückzugs verringerte sich das Ansteckungsrisiko für jene genetisch miteinander verwandten Stammesmitglieder, die noch nicht von der Infektion befallen waren. Man könnte sich den sozialen Rückzug als eine Art Quarantäne vorstellen. Das entzündungsinduzierte Verhalten des isolierten Patienten setzte ihn dem Angst auslösenden Risiko aus, dem Gemeinwohl geopfert zu werden, um die Widerstandsfähigkeit des Stammes gegen ansteckende Krankheiten zu erhöhen. Es ist vorstellbar, dass Krankheitsverhalten durch die natürliche Selektion gefördert wurde, um die DNA des Stammes und gleichzeitig die individuelle DNA des Patienten zu sichern. Man könnte sagen, die natürliche Selektion wählte Gene aus, die jemanden, der an einer ansteckenden Krankheit leidet, veranlassen, sich zugunsten des Gemeinwohls einem Risiko für Leib und Leben auszusetzen. Die Leprakolonie des 15. Jahrhunderts, die Paracelsus am Rande von Nürnberg besuchte, ist ein weiteres Beispiel für den hochgradig erhaltenen Instinkt eines Stammes oder einer Gemeinschaft, sich durch Quarantäne oder den Ausschluss eines möglicherweise infizierten Mitglieds vor Ansteckung zu schützen.

Wie dem auch sei, die Geschichte aus der Savanne legt die Vermutung nahe, dass an irgendeinem frühen Zeitpunkt in der Vorgeschichte des Menschen Gene ausgewählt wurden, die dazu dienten, die Entzündungsreaktion auf Infektionen voranzutreiben, sodass die Überlebenschancen unserer Vorfahren, oder zumindest der Stämme, zu denen sie gehörten, verbessert wurden. Die Anzahl der inflammatorischen Gene zu erhöhen war sinnvoll, denn dadurch wurde die körpereigene Abwehr einer akuten Infektion beschleunigt und um ein Vielfaches verstärkt. Aber Sie können sich gewiss auch vorstellen, dass es noch vorteilhafter wäre, Gene auszuwählen, die imstande sind, eine drohende Infektion bereits *im Vorfeld* zu erkennen und sie mit aller Macht zu bekämpfen, sobald sie sich im Anmarsch befindet.

Wenn die Makrophagen-Armee in Stellung gebracht wurde, bevor die ersten feindlichen Erreger auftauchen, hätte sie weit größere Chancen, die Eindringlinge zu vernichten, bevor sie sich vermehren und die Infektion einen schweren Verlauf nimmt. Es ist denkbar, dass eine Infektion in der endlosen Weite der Savanne in hohem Maß durch Traumata, Verletzungen oder Wunden, auf der Jagd oder bei Stammesfehden zugezogen, vorhersehbar war. Da selbst eine geringfügige bei Kampfhandlungen erlittene Verletzung eine tödliche Infektion nach sich ziehen konnte, wäre es sinnvoll, Gene auszuwählen, die in der Lage waren, Situationen, in denen Konkurrenzdruck herrschte oder Gefahr drohte, vorherzusehen, das Immunsystem in Alarmzustand zu versetzen und es für das unmittelbar bevorstehende Risiko einer Infektion zu rüsten. Dann wäre im Körper unseres Patienten aus grauer Vorzeit bereits eine Entzündungsreaktion erfolgt, bevor er dem Risiko ausgesetzt war, von einem Feind seines Stammes verwundet zu werden und bevor die Makrophagen den bakteriellen Widersacher überhaupt erstmals zu Gesicht bekommen hätten.

Diese Evolutionsgeschichte könnte uns bei der Beantwortung der Frage nach dem Warum helfen. Wir haben von unseren Vorfahren Gene geerbt, die alle Aspekte einer angeborenen Entzündung, depressives Verhalten eingeschlossen, als Reaktion auf aktuelle oder drohende Infektionen untermauern. Und dieselben Gene, die einen Überlebensvorteil als Reaktion auf eine aktuelle oder drohende Infektion in der Savanne übertragen haben, wurden über viele Generationen hinweg an uns weitergegeben, als scheinbar nachteilige Gene, die eine Entzündung als Reaktion auf soziale Konflikte und eine Depression als Reaktion auf die Entzündung verstärken.

Mrs P. war möglicherweise anfällig für die Entwicklung depressiver Symptome als Reaktion auf die Erhöhung der Zytokine, die von ihrer Gelenkerkrankung ausgelöst wurde, weil sie Gene geerbt hatte, die vor 100 000 Jahren das Überleben einer Vorfahrin nach der Geburt eines Kindes gesichert hatten. Das erhöhte Entzündungsrisiko bei den ausgebrannten Lehrern mit Anzeichen für einen Burn-out war möglicherweise eine Reaktion auf verschiedene soziale Bedrohungen, die das Leben im metaphorischen Dschungel eines modernen Klassenzimmers mit sich brachte; sie hatten womöglich Gene geerbt, die ihre Vorfahren vor posttraumatischen Infektionen schützte, wenn sie sich gegen einen rivalisierenden Stamm im echten Dschungel zur Wehr setzen mussten. Man könnte sich sogar fragen, ob die Stigmatisierung der Depression in unserer heutigen Zeit in irgendeinem Zusammenhang mit der Isolierung der Stammesmitglieder in grauer Vorzeit steht, die ein ähnliches Krankheitsverhalten wie bei einer Entzündung erkennen ließen. Könnte es sein, dass sich hinter dem weit verbreiteten Gefühl, dass wir »nicht wissen, was wir sagen sollen«, wenn Freunde an Depressionen leiden, der uralte geerbte Instinkt verbirgt, den Kontakt zu Menschen zu meiden, die sich verhalten, als litten sie an einer potenziell ansteckenden Entzündung?

Die Geschichte aus der Savanne ist verführerisch, weil sie einleuchtend erscheint und mit der neo-darwinistischen Theorie in Einklang zu bringen ist, da sie nahtlos von den verwundeten Jägern und Sammlern zu den stressgeplagten Patienten in unserer heutigen Zeit im staatlichen Gesundheitssystem übergeht. Aber sie bietet nur eine von vielen plausiblen entwicklungsgeschichtlichen Hypothesen, »Geschichten, nicht mehr«, wie einige Wissenschaftler skeptisch behaupten, Erzählungen, die sich jemand ausdenkt, um den Nutzen einer Depression für das Überleben zu erklären. Wir müssen die Geschichte aus der Savanne irgendwie überprüfen, um nachzuweisen, dass sie mehr ist als ein Produkt der Fantasie.

Wir können die menschliche Evolution mithilfe von Experimenten in einer keimfreien Umgebung nachstellen, angefangen von der Geburt des Erregers *C elegans* vor 500 Millionen Jahren, um zu zeigen, dass die Gene, die beim *Homo sapiens* im 21. Jahrhundert eine entzündungsinduzierte Depression auslösen, ohne das Infektionsrisiko, dem unsere Vorfahren ausgesetzt waren, im Zuge der natürlichen Selektion nicht ausgewählt und weitergegeben worden wären. Das bedeutet jedoch nicht, dass keine Chance besteht, die Geschichte wissenschaftlich zu überprüfen. Wenn die Geschichte des Überlebens in der Savanne auf Fakten beruht, sollten zumindest einige der Gene, die das Depressionsrisiko erhöhen, einen prägenden Einfluss auf das Immunsystem haben; und das ist eine Vorhersage, die wir in der realen Welt anhand von Experimenten überprüfen können.

Wir wissen, dass Depressionen erblich sind – sie »liegen in der Familie« –, sodass sich das Risiko, eine depressive Störung zu entwickeln, ungefähr verdreifacht, wenn beide Eltern davon betroffen sind, und doppelt so hoch ist, wenn ein oder mehrere Geschwister darunter leiden. Doch die Depression ist nicht in gleich hohem Maß erblich wie andere psychische Erkrankungen, beispielsweise die Schizophrenie oder eine bipolare Störung. Und das könnte zum Teil ein Grund dafür sein, dass vereinzelte Gene, die eine Weitergabe der Depression an die Nachkommen untermauern, schwerer zu identifizieren sind als die Gene für Schizophrenie oder Alzheimer Krankheit. Es ist außerdem wahrscheinlich, dass die Depression wie viele andere weit verbreitete Störungen und Erbkrankheiten nicht von einem oder zwei Genen mit stark beeinträchtigender Wirkung auf das Gehirn und das psychische Erscheinungsbild festgeschrieben wird, sondern von vielen Genen, von denen ein jedes einen kleinen Beitrag zum Depressionsrisiko leistet. Um eine größere Anzahl von Genen mit schwacher Wirkung auf eine moderat ausgeprägte erbliche Störung zu ermitteln, müssen wir alle 20 000 Gene im menschlichen Genom – dem materiellen Träger der vererbbaren Informationen – unter die Lupe nehmen; und das bedeutet wiederum, dass es Daten über eine sehr große Anzahl von Patienten zu sammeln gilt. Hier geht es um ein Zahlenspiel, und die psychiatrische Genetik ist erst seit Kurzem mit einer Datenerhebung dieser Größenordnung befasst.

Eine der ersten wichtigen Studien, die das gesamte Genom nach den entsprechenden Genen durchsuchte, zog eine Niete. Die Forscher fanden nichts, konnten keine merklichen Unterschiede in der Frequenz der verschiedenen DNA-Variationen zwischen Patienten mit Depressionen und gesunden Probanden entdecken. Doch obwohl diese Studien zur damaligen Zeit weitläufig erschien und Daten von mehreren Zehntausend Teilnehmern umfasste, stellte sich heraus, dass sie nicht fündig wurden, weil sie nicht groß genug angelegt waren. In einer im Internet veröffentlichten Studie jüngeren Datums analysierte ein internationales Forscherkonsortium die DNA von 130 000 Probanden mit Depressionen und 330 000 gesunden Kontrollpersonen. Sie ermittelten 44 Gene, die in signifikantem, sprich erheblichem Zusammenhang mit einer schweren Depression stehen.[94] Zumindest gelang 2018 zum ersten Mal eine Annäherung an die genetischen Wurzeln der Melancholie.

Um welche Gene handelt es sich, und was bewirken sie?

Viele von ihnen sind bekanntermaßen für das Nervensystem wichtig, was diejenigen, die Stimmungsschwankungen auf Vorgänge im Gehirn zurückführen, kaum überraschen dürfte. Noch bemerkenswerter ist aber, dass viele auch für das Immunsystem von Bedeutung sind, wie ebenfalls bekannt. Ein einzelnes Gen, das in besonderem Maß mit der Depression in Verbindung gebracht wird, ist Olfactomedin 4. Bis es einen Platz an der Spitze der Risikoliste für Depressionen belegte, war es vor allem aufgrund seiner Rolle bei der Regulierung der Entzündungsreaktion des Darms auf gefährliche Bakterien bekannt.[95] Menschen, die eine Mutation des Gens Olfactomedin 4 geerbt haben, das eine Darmwand-Entzündung infolge einer bakteriellen Infektion hochregelt, könnten von diesem Überlebensvorteil profitieren, weil sie widerstandsfähiger gegen Magengeschwüre sind; doch die Wahrscheinlichkeit, eine Depression zu entwickeln, ist ebenfalls höher. Das ist ein relativ neues Forschungsergebnis, das noch im Einzelnen wissenschaftlich überprüft werden muss, aber es stützt sich relativ gesichert auf eine riesige Datenmenge und erinnert an die Überlebensgeschichte aus der Savanne, die zu einer ähnlichen Prognose gelangt und letztendlich doch mehr als eine Geschichte sein könnte.

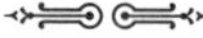

Das oberste cartesianische Wissenschaftsprinzip ist der Zweifel, und der sorgt für Aufrichtigkeit. Die Geschichte der Medizin und der Psychiatrie ist mit Therapien gespickt, die beide Bereiche in Verruf brachten, aber ungeschoren davonkamen, weil es den Experten an der gebotenen Skepsis mangelte. Doch was ist geblieben, um eine skeptische Einstellung zum Zusammenhang zwischen Entzündung und Depression zu untermauern?

Inzwischen steht über jeden Zweifel hinaus fest, dass dieser Zusammenhang besteht und dass es sich um eine kausale Beziehung handelt. Wir können den Weg von der körperlichen Entzündung über die Blut-Hirn-Schranke bis in die entzündeten Gehirnzellen und Gehirnnetzwerke, die schlussendlich die Stimmungs- und Verhaltensveränderungen der Depression verursachen, erklären und lückenlos nachvollziehen. Wir wissen, dass körperliche Entzündungen durch sozialen Stress entstehen können, ein allseits bekanntes Depressionsrisiko. Wir können uns vorstellen, dass diese Verbindung zwischen Stress, Entzündung und Depression für unsere Vorfahren im Kampf gegen Infektionen vorteilhaft gewesen sein könnte. Und neuere Studien belegen, dass Gene, die Entzündungsreaktionen auf eine Infektion steuern und vermutlich aus diesem Grund vor Urzeiten in der Savanne für die Weitergabe an nachfolgende Generationen ausgewählt wurden, auch das Risiko erhöhen, in unserer modernen Welt Depressionen zu verursachen.

Natürlich könnte man ein endgültiges Urteil aufschieben, mit der Begründung, dass die Daten immer noch nicht ganz überzeugen, dass es nach wie vor Ungereimtheiten auszuräumen gilt, dass es noch weiterer Experimente bedarf usw. Doch der »Seelenklempner« in mir würde darauf erwidern: Sind Sie sicher, dass Ihre scheinbar vernünftigen Vorbehalte keinen unbewussten Abwehrmechanismus darstellen, der darauf abzielt, Ihren cartesianischen blinden Fleck zu verteidigen? Wie der große Vordenker Descartes vermutlich erklärt hätte, würde der erste Grundsatz einer fortschrittlicheren Philosophie heute mit Sicherheit *immuno ergo sum* lauten.

7. KAPITEL
Und was nun?

Ein Wandel in der Medizin vollzieht sich oft nur langsam. Es handelt sich um eine hochgradig regulierte und professionell konservative Branche, und das aus gutem Grund. Dennoch kann dieses Schneckentempo frustrierend sein. Zahllose Menschen haben in ihrem eigenen Leben einen Zusammenhang zwischen Entzündung und Depression festgestellt. Es kommt nicht selten vor, dass jemand nach einer Knochenfraktur schwere Depressionen entwickelt oder bei entzündlichen Darmerkrankungen Stimmungsschwankungen unterworfen ist, die im Gleichklang mit dem schubweisen Auf und Ab der Beschwerden erfolgen. Das chronische Erschöpfungssyndrom, das einige Merkmale mit der Depression gemein hat, kann nach dem Pfeifferschen Drüsenfieber auftreten, einer viralen Infektion, die vor allem Jugendliche und junge Erwachsene betrifft. Der Übergang in die Menopause, der mit einer hohen Depressionsrate und vermehrtem Gebrauch von Antidepressiva unter Frauen mittleren Alters in Verbindung gebracht wird, könnte auch mit der Zunahme peripherer Entzündungen in Zusammenhang stehen.[96] Und es sind nicht nur biologische Faktoren, die sich sowohl auf den Gemütszustand als auch auf das Immunsystem auswirken können. Soziale Faktoren, wie Krisensituationen oder Konflikte sind ebenfalls imstande, Entzündungen herbeizuführen, was wiederum erklären würde, warum häufig auftretende depressive Episoden durch Stress oder seelische Belastungen in der Kindheit oder im Erwachsenenleben ausgelöst werden.

Doch welche praktischen Ratschläge kann die heutige wissenschaftlich ausgerichtete Medizin auf dieser theoretischen Grundlage bieten? Welche zukunftsweisenden Dienstleistungen sind für die Behandlung von Entzündungen im Gehirn und in der Seele verfügbar? Um diese Erwartungen von Anfang an in den Griff zu bekommen, sollten wir mittelfristig positiv denken, uns aber bewusst machen, dass die Behandlungsoptionen bei einer entzündungsinduzierten Depression derzeit noch begrenzt sind.

Viele Patienten haben damit zu kämpfen, sich Zugang zu einer Gesundheitsfürsorge zu verschaffen, die sich über die altüberlieferte cartesianische Trennlinie hinwegsetzt und Körper, Geist und Seele miteinander verbindet. Ärzte ziehen es häufig vor, sich Röntgenbilder anzuschauen, statt Augenkontakt herzustellen; Psychiater haben während ihrer Ausbildung gelernt, ihr Stethoskop zu Hause zu lassen. Es ist für einen Patienten mit einer entzündungsinduzierten Depression (aber auch mit Demenz oder einer Psychose) sehr schwierig, 2018 im staatlichen Gesundheitssystem Großbritanniens und anderer Länder eine Klinik zu finden, die den physischen wie den psychischen Aspekten ihrer Erkrankung gleichermaßen Rechnung trägt. Auf einer hohen staatlichen Ebene und in anderen wichtigen Institutionen ist oft die Rede von der »Gleichstellung« der körperlichen und der mentalen Gesundheit. Diejenigen, die in der Psychiatrie tätig sind, würden gerne glauben, dass es sich dabei um mehr als um eine inspirierende Formulierung handelt. Von Integration und Gleichstellung spezialisierter Dienstleistungen im Bereich der physischen und psychischen Gesundheit haben die Patienten bisher noch nicht viel zu sehen bekommen.

Man könnte den Einwand geltend machen, dass der Ärztestand die Bedeutung einer integrierten Herangehensweise an die physische und psychische Gesundheit nur langsam erkennt, nicht etwa, weil einige Ärzte oder Wissenschaftler inkompetent, nachlässig oder herzlos sind, sondern weil das cartesianisch geschulte Auge einen blinden Fleck aufweist. Wie alle blinden Flecken versperrt uns auch dieser den Blick auf etwas, das sich in voller Sichtweite verbirgt, und macht uns blind für unsere eigene Blindheit. Wir sind unfähig, etwas zu erkennen, was offensichtlich ist, und wir sind unfähig zu erkennen, dass wir es nicht erkennen.

Die Neuroimmunologie hat begonnen, uns eine neue Sichtweise zu vermitteln und zu erklären, wie und warum das Immunsystem imstande ist, Körper und Geist miteinander zu verbinden. Und was nun? Was fangen wir mit diesem neuen Wissen an, das für Menschen mit Depression einen spürbaren Unterschied bewirken könnte?

Die immunzentrierte Sichtweise auf Depressionen könnte uns mehrere neue Therapiemöglichkeiten eröffnen. Die Entwicklung von entzündungshemmenden Arzneien und Antikörpern als nächste Generation der Antidepressiva ist ein offensichtlicher Weg. Es ist ebenfalls wahrscheinlich, dass der immunologische Ansatz zunehmend Einfluss auf die Entwicklung neuer medikamentöser Behandlungsmethoden für andere Formen der hirnorganischen und psychischen Störungen gewinnt, beispielsweise Alzheimer und Schizophrenie. Doch die Erkenntnis, dass ein kausaler Zusammenhang zwischen Körper, Gehirn/Geist und Seele besteht, der durch das Immunsystem zustande kommt, führt nicht automatisch zur Entwicklung neuer medikamentöser Behandlungsoptionen und ist nicht nur für Biotechnologiefirmen und Pharmakonzerne von Belang. Die Neuroimmunologie könnte wertvolle Informationen für die Weiterentwicklung und Optimierung anderer bereits vorhandener Behandlungsmöglichkeiten liefern, die viele depressive Patienten, die ungerne Medikamente einnehmen, und viele Ärzte, die sie nur ungerne verordnen, vorziehen würden. Angesichts des heutigen Wissens, dass der Vagusnerv Entzündungen reguliert, könnte man unter Umständen nervenstimulierende Geräte zur Behandlung der entzündungsinduzierten Depression einsetzen. Und wenn wir uns an die wichtige Rolle erinnern, die Stress sowohl bei Entzündungen als auch bei Depressionen spielt, wäre es vielleicht möglich, die Wirksamkeit psychischer und sozialer Interventionen mithilfe von Rückmeldungen über den Entzündungsstatus zu überwachen.

Ich bin vom meinem Optimismus, was die Chancen betrifft, Fortschritte zu erzielen (Abb. 12), nicht abzubringen. Doch bisher sind diese Fortschritte ausgeblieben, und wir können erst dann sicher sein, dass sie tatsächlich erfolgen, wenn sie für Menschen mit einer schweren, das heißt, klinisch relevanten Depression einen echten Unterschied bewirken.

Medizinische Apartheid

Heutzutage werden medizinische Fachleistungen gewohnheitsmäßig voneinander getrennt, der cartesianischen Trennlinie zwischen Körper und Geist/Seele folgend. Patienten suchen einen Arzt auf, der sich um die physischen Aspekte ihrer Beschwerden kümmert, oder wenden sich an einen Psychologen oder Psychiater, der sich der mentalen Aspekte annimmt. Ärzte und Psychiater absolvieren ihre Fachausbildung getrennt voneinander in dem einen oder anderen dualistischen Bereich. Ein grenzüberschreitender Erfahrungsaustausch wird nicht ermutigt. Von Ärzten erwartet man, dass sie sich tiefgreifende

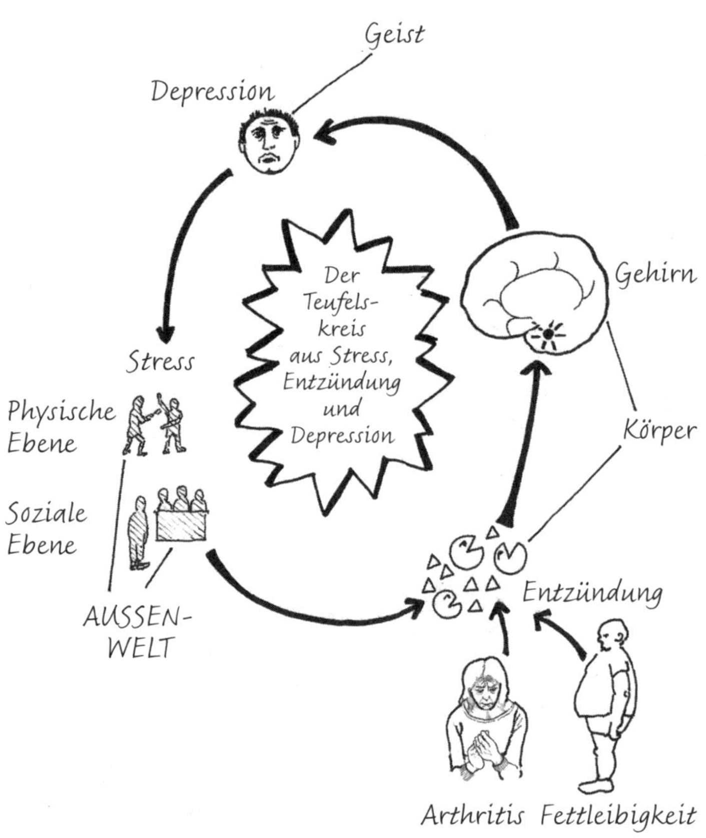

Abb. 12: Der Teufelskreis aus Stress, Entzündung und Depression – und wie man ihn durchbricht: Impressionen eines Künstlers. Eine Entzündung kann die Funktionsweise des Gehirns verändern, wodurch Stimmungsschwankungen und depressive Störungen ausgelöst werden, die wiederum das Stressrisiko erhöhen, das körperlichen Entzündungen Vorschub leistet usw. Es gibt mehrere Möglichkeiten, diesen Teufelskreis zu durchbrechen. In einer dualistischen Welt entsteht eine Depression ausschließlich im Kopf, und die Behandlung ist rein psychologisch ausgerichtet. Seit den 1950er Jahren werden Depressionen in der Praxis oft mit Medikamenten behandelt, die sich auf das Gehirn auswirken. Auch Meditation oder Achtsamkeitstraining bieten erwartungsgemäß Vorteile beim Abbau oder bei der Bewältigung psy-

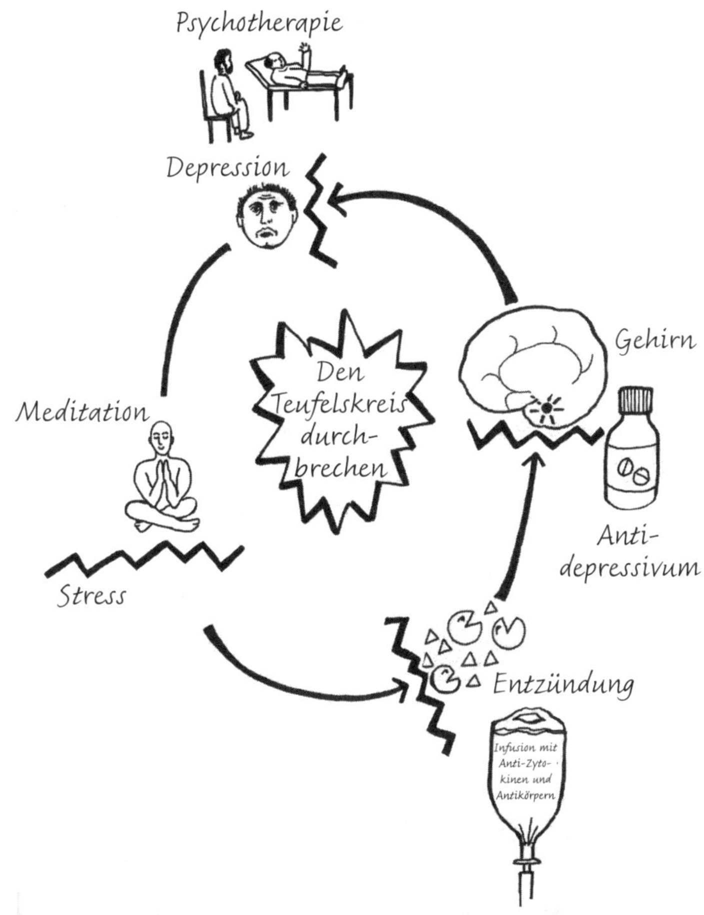

chischer Belastungen; schwerwiegende Ursachen von sozialem Stress, beispielsweise Armut oder Misshandlung/Missbrauch, lassen sich jedoch nicht so leicht beseitigen. Der neue therapeutische Ansatz sieht auch den Versuch vor, diesen Teufelskreis auf seinem Weg durch den Körper auszuhebeln: Er zielt auf die inflammatorischen Verbindungen zwischen Depression und sozialem Stress und zwischen Depression und physischen Gesundheitsproblemen wie Arthritis und Fettleibigkeit ab. Das könnte eine neue Zweckbestimmung von Medikamenten beinhalten, beispielsweise bei Infusionen mit Anti-Zytokin-Antikörpern, die bereits bei der Behandlung körperlicher Krankheitsanzeichen und Symptome, aber nicht bei entzündlichen Prozessen im Gehirn eingesetzt werden.

Kenntnisse der biologischen Mechanismen aneignen, die bei physischen Störungen zum Tragen kommen, aber es steht ihnen frei, die mentale Gesundheit ihrer Patienten zu ignorieren. Von Psychiatern erwartet man, dass sie über ein fundiertes Wissen hinsichtlich der psychischen Ursachen verfügen, die bei mentalen Störungen zum Tragen kommen, während sie alles, was die körperliche Gesundheit betrifft, getrost außer Acht lassen dürfen. Das ist natürlich leicht übertrieben. Ich hatte 1989 ein halbes Jahr lang die Möglichkeit, einen Blick auf beide Seiten dieser Trennlinie zu werfen: Zwischen dem Ende meiner medizinischen Ausbildung, als es hieß, es sei völlig in Ordnung, die psychischen Symptome von Patienten wie Mrs P. außen vor zu lassen, und dem Beginn meiner Ausbildung zum Psychiater, als es hieß, es sei beruflich fragwürdig, sich mit den physischen Symptomen von Patienten auseinanderzusetzen.

In den ersten Monaten meines neuen Lebens als Psychiater brachte ich mein Stethoskop zur Arbeit mit, was in der Klinik sofort als persönliche Marotte betrachtet wurde, und ich konnte nicht umhin zu bemerken, dass viele der sogenannten »psychisch gestörten Patienten« auf den Stationen an physischen Gesundheitsproblemen litten, die weder diagnostiziert noch behandelt wurden.

Ich erinnere mich an einen Mann, bei dem Panikattacken und Alkoholabhängigkeit festgestellt worden waren. Bei einem Blick in seine Krankenakte fiel mir auf, dass meine neuen Kollegen erklärt hatten, die primäre Ursache der Paniksymptome, beispielsweise Herzrasen und Hyperventilation, sei der Angstzustand und die Selbstmedikation mit Alkohol ein fehlgeleiteter Versuch, seine Ängste zu unterdrücken und die Panikattacken in den Griff zu bekommen. Reine Kopfsache. Ich hörte Herz und Lunge mit meinem Stethoskop ab und hatte den Eindruck, dass die Geschichte auch andersherum erzählt werden könnte. Der maßlose Alkoholkonsum hatte eine Schwächung des Herzmuskels bewirkt – es lag ein Fall von alkoholischer Kardiomyopathie vor, wie es in der medizinischen Fachsprache heißt –, und das Herzversagen hatte zur Folge, dass der Körper Adrenalin ausschüttete, die Triebkraft hinter seinen Panikattacken und Ängsten. Es war keineswegs eine reine Kopfsache. Es handelte sich eindeutig um die psychischen Symptome einer physischen Störung.

Nach einigen Fällen solcher Art nahm mich die Fachärztin für Psychiatrie, für die ich damals arbeitete, zur Seite. Natürlich sei es eine gute Sache, dass ich diesem und anderen Patienten zu einer angemessenen medizinischen Behandlung verhalf. Aber was ließ sich daraus über meine Einstellung als angehender Psychiater ablesen? Hatte ich uneingeschränkt akzeptiert – oder wollte ich nicht wahrhaben–, dass ich mich mit dem Wechsel der beruflichen Laufbahn auf einem völlig anderen Weg befand, der mich immer weiter von der Welt des Körpers hinwegführen und immer tiefer in die Welt des Geistes und der Seele hineinführen würde? In ihren Augen war mein Stethoskop eine »Kuscheldecke«, ein Symptom *meiner* Angst, die prestigeträchtige Welt der Halbgötter in Weiß zu verlassen und mich stattdessen den niederen Gefilden der Psychiater zuzuwenden. »Ich denke, Sie müssen die Nabelschnur durchtrennen«, sagte sie mit einem aufmunternden Lächeln, was bedeutete: Um als Psychiater wiedergeboren zu werden, ist es unumgänglich, die Tätigkeit als Mediziner aufzugeben. Ich hatte nicht den Eindruck, dass ich die Augen vor der Wahrheit verschloss ... aber das wäre Ihnen an meiner Stelle vermutlich genauso ergangen, oder? Mir wurde rasch klar: Wenn ich mit Nachdruck leugnete, dass ich die Realität ausblendete, könnte man dieses Verhalten aus Freud'scher Sicht als eine triebgesteuerte Stärkung meines unbewussten Abwehrmechanismus deuten, als einen Beweis dafür, dass sie mit ihrer Vermutung recht hatte. Ich habe mein Stethoskop noch immer, auf einem Regal in meiner Praxis, aber ich habe es seit 25 Jahren nicht mehr benutzt.

Ich weiß, das ist nur eine weitere Geschichte, aber meine Erfahrungen als Medizinstudent, als junger Arzt oder als frisch gebackener Psychiater waren keineswegs ungewöhnlich. Ich betrachte sie heute ausnahmslos als nebensächliche, aber typische Folgen der cartesianischen Trennung der menschlichen Natur in zwei qualitativ unterschiedliche Bereiche, die sich in der starren Demarkationslinie zwischen physischer und psychischer Gesundheit widerspiegelt. Eine schwerwiegendere Folge dieser medizinischen Apartheid ist, dass die Patienten bei dieser Übereinkunft das Nachsehen haben.

Wir haben bereits gesehen, dass die Apartheid Patienten wie Mrs P., die wegen ihrer körperlichen Symptome einen Arzt aufsuchen, zum Nachteil gereicht. Sie landete mit ihrer »komorbiden Depression« im Niemandsland. Die Ärzte, die sie behandelten, betrachteten es nicht als ihr Problem, fühlten sich nicht zuständig. Ein Psychiater könnte es nicht guten Glaubens als schwere, sprich klinisch relevante Depression bezeichnen. Der Erschöpfungszustand, unter dem sie litt, ihre negative Grundeinstellung und das Gefühl, »benebelt« zu sein, keinen klaren Gedanken fassen zu können, wurden auf beiden Seiten der Trennlinie nicht ausreichend erkannt oder behandelt. Mrs P. wurde sich selbst überlassen, sie musste die schwerwiegenden psychischen Symptome ihrer rheumatoiden Arthritis alleine »überwinden«, sie »abarbeiten« oder »sich weniger Sorgen« über ihren Zustand machen. Die Kultur der Stigmatisierung und Scham hätte sie davon abgehalten, die Medizin anzuprangern, die ihrer Aufgabenstellung nicht gerecht wurde – sie fühlte sich immer noch »wie das Letzte«. Als gute Patientin, und das war sie, *erwartete* man von ihr, dass sie darüber hinwegkommen, sich neu ausrichten und ihr Leben irgendwie fortsetzen würde, bewundernswerterweise. Seit damals, 1989, hat sich die psychologische Wahrnehmung in britischen Kliniken verbessert, aber Symptome wie Depressionen, Erschöpfungszustände und kognitive Funktionsstörungen werden bei Patienten mit schweren entzündlichen Erkrankungen nicht routinemäßig erfasst. Höchstwahrscheinlich gibt es viele Menschen mit schweren entzündlichen Erkrankungen, die unerkannte und nicht ausreichend behandelte psychische Symptome aufweisen. Es würde mich total überraschen, wenn es heute nicht noch weitere Patienten wie Mrs P. gäbe, die auf dem Radarschirm ihrer cartesianischen Ärzte unsichtbar sind.

Die medizinische Apartheid ist meines Erachtens auch für Psychiatriepatienten von Nachteil. Eine der erschreckendsten Gesundheitsstatistiken besagt, dass die Lebenserwartung von Patienten mit schweren psychischen Erkrankungen mindestens zehn Jahre unter dem Durchschnitt liegt.[97] Wer an einer langfristig beeinträchtigenden psychischen Krankheit leidet, beispielsweise an einer schweren Depression, an einer bipolaren Störung oder an Schizophrenie, stirbt wahrscheinlich wesentlich früher, selbst wenn er im Jahre 2018 in einer reichen europäischen Großstadt lebt. Anders ausgedrückt, die Auswirkungen einer chronischen Schizophrenie auf die Lebenserwartung, die Letalitätsrate der Schizophrenie, das heißt, die Anzahl der Verstorbenen im Verhältnis zur Anzahl der neuen Fälle, ist ungefähr die gleiche wie bei Tumorerkrankungen: Beide führen zu einem Lebenszeitverlust von zehn bis fünfzehn Jahren.

Wenn ich jemanden auf diese Statistiken hinweise, erhalte ich oft die Antwort, ja-aber … das liegt an der Suizidrate. Die Lebenszeit von Patienten mit schweren psychischen Erkrankungen ist mit Sicherheit geringer als der Durchschnitt, weil diese Störungen das logische Denkvermögen dermaßen beeinträchtigen, dass sich einige der Betroffenen umbringen, oft schon in jungen Jahren. Doch dieser cartesianische Reflex ist nicht die richtige Antwort. Selbst wenn man alle Selbsttötungsfälle ausschließt, ist die Lebenserwartung von Menschen mit schweren psychischen Erkrankungen um ein Jahrzehnt kürzer.[98] Patienten, die als psychisch krank gelten, sterben früher, jedoch infolge physischer Erkrankungen wie Diabetes, Herz- und Lungenkrankheiten. Das könnte darauf zurückzuführen sein, dass Schizophrenie und bipolare Störung in Apartheid-Gesundheitssystemen den Krankheiten zugeordnet werden, die ausschließlich die Psyche betreffen, obwohl viele Patienten an unerkannten und unzureichend behandelten körperlichen Störungen leiden. Menschen mit schweren psychischen Störungen fällt es oft schwer, auf eine angemessene Selbstfürsorge zu achten und sich Zugang zu adäquaten medizinischen, beratenden und sozialen Dienstleistungen zu verschaffen. Einige der weit verbreiteten Medikamente, die bei psychotischen Symptomen verordnet werden, führen zu Gewichtszunahme und Diabetes. Viele Faktoren spielen bei der Entwicklung schwerer psychischer Störungen eine Rolle, doch die grundlegende Tatsache, dass sie genauso tödlich sein können wie Krebs, lässt sich nicht als einseitige Datenauswertung und statistische Eigentümlichkeit abtun, die sich an der Suizidrate einer kleinen Anzahl junger Patienten mit schweren Depressionen, bipolaren Störungen oder Schizophrenie festmacht. Viele Patienten aller Altersstufen, bei denen schwere psychische Erkrankungen diagnostiziert wurden, leiden darüber hinaus auch an schwerwiegenden physischen Erkrankungen. Ihre Zukunftsaussichten sind erheblich getrübt, weil sie auf Gesundheitsdienste angewiesen sind, die strikt zwischen Körper, Geist und Seele trennen.

Könnte es jetzt schon anders laufen?

Nehmen wir an, Sie kennen jemanden, der unter Depressionen leidet, einen Freund oder ein Familienmitglied, und Sie fragen sich nach der Lektüre dieses Buches, ob die relativ neue Disziplin der Immunpsychiatrie auch für diese Person von Belang sein könnte. Gibt es irgendetwas, was man schon jetzt im Hinblick auf sein Immunsystem anders machen könnte, um den Genesungsprozess zu unterstützen?

Was wäre, wenn derjenige seine Hausärztin aufsuchen und sich erkundigen würde, ob seine Depression etwas mit einer Entzündung zu tun haben könnte? Welche Maßnahmen könnte sie in die Wege leiten, um herauszufinden, ob die Depression tatsächlich mit einer Entzündung in Zusammenhang steht? Und wie würde sie im Anschluss vorgehen, wenn sich herausstellen sollte, dass dem so ist? Ich befürchte, die Ärztin würde sich am Ende höchstwahrscheinlich überfordert fühlen, auch wenn sie kompetent, aufgeschlossen und gut informiert ist und darüber hinaus eine Menge Zeit für jeden einzelnen Patienten hat.

Was könnte sie tun, wenn dieser Patient vor ihr sitzt? Sie könnte ihm eine Menge Fragen stellen, um herauszufinden, ob eine körperliche Erkrankung wie Mrs P.s rheumatoide Arthritis vorliegt, die bekanntermaßen schwere Entzündungen auslöst. Doch wenn die Antwort auf alle Fragen Nein lautet – es ist keine entzündliche Vorerkrankung bekannt –, bedeutet das nicht, dass die Entzündung zu unerheblich ist, um eine Depression auszulösen. Es könnte sein, dass der Patient nichts davon weiß, weil sie bisher noch nicht diagnostiziert wurde. Oder es handelt sich um eine leichte Entzündung aufgrund seines Übergewichts, oder weil er durch die Pflege seiner an Alzheimer erkrankten Frau gestresst ist, weil er als Kind Gewalt erlebt hat, weil er nicht mehr der Jüngste ist, oder weil eine Kombination aus diesen und anderen weit verbreiteten Faktoren vorliegt, die bekanntlich Entzündungen verursachen.

Die Ärztin würde seufzen. Um mehr über die Ursachen zu erfahren, muss eine Blutuntersuchung durchgeführt werden. Aber welche Tests zur Feststellung einer Entzündung sind in einer Allgemeinpraxis sowohl finanziell tragbar als auch verfügbar? In Großbritannien ist die Auswahl derzeit begrenzt. Die Ärztin würde sich vermutlich zu einem großen Blutbild überreden lassen – um die Anzahl der Makrophagen, Lymphozyten und anderer weißer Blutzellenarten zu bestimmen und den Blutspiegel des C-reaktiven Proteins, CRP, zu überprüfen.

Angenommen, sie würde bei der Blutuntersuchung feststellen, dass der CRP-Wert bei 4,8mg/L liegt. Was bedeutet das? Der Wert ist nicht extrem erhöht – man kann also nicht daraus schließen, dass eine schwere, bisher unerkannte Störung vorliegt; das ist die gute Neuigkeit. Aber er weicht von den Normalwerten ab. Die meisten Ärzte sind der Ansicht, dass der CRP-Wert unter 3mg/L liegen sollte; 4,8 reicht also aus, um als geringfügige oder milde Form der Entzündung zu gelten. Ihr Freund oder Familienmitglied könnte somit einen Grund mehr für die Überzeugung haben, dass seine Depressionen mit der körperlichen Entzündung zusammenhängen; aber was könnte seine Ärztin infolgedessen anders machen?

Eine naheliegende Möglichkeit wäre der Versuch, eines der vielen entzündungshemmenden Medikamente auszuprobieren, die bereits in großem Umfang angewendet werden, wie Aspirin. Wenn die Depression durch eine Entzündung hervorgerufen wird, ist der Einsatz eines entzündungshemmenden Arzneimittels theoretisch sinnvoll; aber in der Praxis würde die Ärztin es wohl nicht empfehlen. Es gibt zwei gute Gründe dafür, dass Ärzte derzeit zögern, Patienten mit einer entzündungsinduzierten Depression entzündungshemmende Medikamente zu verordnen. Erstens fehlen hieb- und stichfeste Beweise, dass Aspirin oder irgendein anderer bereits im Handel befindlicher Entzündungshemmer eine antidepressive Wirkung haben. Die klinischen Tests, die erforderlich wären, um diesen Nachweis zu erbringen, wurden bislang nicht durchgeführt. Es gibt gleichwohl starke Indizien, die darauf hinweisen, dass einige entzündungshemmende Medikamente (insbesondere Minocyclin und Diclofenac) auch gegen Depressionen wirken, wenn sie bei Schmerzen oder anderen Entzündungssymptomen verordnet werden.[99] Doch entzündungshemmende Medikamente sind für die Behandlung von Depressionen offiziell nicht zugelassen. Und der zweite Grund ist: Selbst wenn die Hausärztin Ihres Freundes bereit wäre, ein entzündungshemmendes Medikament »zulassungsüberschreitend« oder spekulativ zu verordnen, ohne einen klaren Nachweis der Wirksamkeit, könnten einige damit verbundene Sicherheitsrisiken sie abschrecken. Zu den möglichen Nebenwirkungen von Aspirin gehören beispielsweise Magenverstimmungen, Magengeschwüre und Magenblutungen. Ein Arzt, der sich dem Hippokratischen Eid verpflichtet fühlt und darauf bedacht ist, dem Patienten keinen Schaden zuzufügen, würde kein Medikament verordnen, von dem nicht hinreichend bekannt ist, dass die Vorteile die potenziellen Risiken höchstwahrscheinlich aufwiegen.

Vorsichtige Ärzte würden Ihrem Freund im Jahre 2018 also die Entzündungshemmer ausreden und versuchen, ihn von der Behandlung der zugrunde liegenden primären Ursache der Entzündung zu überzeugen. Und es gibt eine lange Liste möglicher Gründe für einen mäßigen Entzündungsgrad, die es zu bedenken gilt, einschließlich Fettleibigkeit, Alter, sozialer Stress oder der Jahreszeitenzyklus, die bereits erwähnt wurden, und einige weitere, die noch fehlen.

Die Parodontitis, eine bakteriell bedingte Zahnbettentzündung, stünde auf meiner Liste der üblichen Verdächtigen ganz oben, wenn ich an Entzündungen und Depressionen leide. Hier handelt es sich um eine niedriggradige chronische Infektion, die man leicht vergisst, weil die meisten Ärzte ihr keine Beachtung schenken und es als Sache der Zahnärzte betrachten, sich darum zu kümmern, während die meisten Zahnärzte nicht dafür bezahlt werden, dass sie sich über den Zusammenhang zwischen Zahnbettinfektion und Depression den Kopf zerbrechen. Hat Ihr Freund Mundgeruch? Das könnte für die Diagnose von Belang sein.

Auch verschiedene Magen-Darm-Probleme, beispielsweise ein Reizdarmsyndrom oder eine Dickdarmentzündung, die sich immer wieder in Schüben bemerkbar machen, kommen als mögliche Verursacher infrage. Der Darm ist dicht von bakteriellen Antigenen besiedelt, artfremden Eiweißstoffen, von denen einige toxische Eigenschaften besitzen, und die Darmwände sind acht Meter lang, ungefähr vier- bis fünfmal länger als unsere Durchschnittsgröße. Rund um die Wachtürme an dieser langen Frontlinie, zwischen dem körpereigenen Terrain und den Horden potenziell feindlicher körperfremder Bakterien, werden die Makrophagen-Streitkräfte zusammengezogen. Es kommt ständig zu Gefechten zwischen Darmbakterien, die einzudringen versuchen, und Makrophagen, die den Angriff abwehren, indem sie Zytokine in die Blutbahn pumpen und die CRP-Werte in die Höhe treiben. Das Ausmaß der Entzündung beim sogenannten Leaky Gut Syndrom, einer Zerstörung der Schutzbarriere der Darmwand, ist eine Folge der schädlichen bakteriellen Darmflora – des Mikrobioms – und der Stärke der Immunantwort. Wenn also jemand Entbehrungen oder Misshandlungen in der Kindheit erlebt hat, befindet sich die Makrophagen-Armee bereits in erhöhter Alarmbereitschaft, da sie ja schon in jungen Jahren schwerwiegendem sozialen Stress ausgesetzt war, und reagiert noch Jahre später mit stärkeren Entzündungsprozessen und Depressionen auf feindliche Bakterien im Mikrokosmos des Darms. Der Vorgang ist kompliziert. Es gibt nicht nur viele verschiedene Faktoren, die zu einer niedriggradigen Entzündung beitragen können, sondern diese sind auch imstande, sich gegenseitig zu beeinflussen und ihre entzündungsfördernde Wirkung zu verstärken.

Wenn der Hausarzt helfen kann, den Ursachen der niedriggradigen Entzündung auf die Spur zu kommen, kann Ihr Freund versuchen, sie in Angriff zu nehmen. Er könnte abnehmen, wenn er übergewichtig ist, wodurch auch die Zytokinwerte zurückgehen. Er könnte den Zahnarzt wechseln oder seine Ernährung umstellen. Es gibt zahlreiche vernünftige Maßnahmen, beispielsweise mehr körperliche Bewegung, erholsamer Schlaf und Verzicht auf übermäßigen Alkoholkonsum, die sich vorteilhaft auf die Bekämpfung der Entzündung auswirken. Doch in Bezug auf eine nachhaltige Änderung der Lebensführung erweisen sich solche Ratschläge oft als vergebliche Liebesmüh: Sie sind gut und vertraut, aber schwer zu befolgen. Und es mag Gründe für die Entzündung geben, die Selbsthilfemaßnahmen nicht immer zugänglich sind: Wie kann Ihr Freund beispielsweise dem Stress entgehen, einen pflegebedürftigen Angehörigen zu betreuen, ohne Schuldgefühle zu entwickeln, wenn er diese Aufgabe künftig anderen überlässt? Wie kann er seine schlimmen Kindheitserfahrungen ausradieren? Oder den Alterungsprozess des Körpers aufhalten?

Mit anderen Worten, was könnte Ihr Freund anders machen? Und genau deshalb hat die Hausärztin Ihres Freundes womöglich geseufzt. Sie hat es kommen sehen. Keine noch so intensive immunologische Detektivarbeit, um die möglichen Ursachen der Depression zu ermitteln, führen kurzfristig zu einem Behandlungserfolg. Studien belegen, dass Patienten mit Entzündungen sogar schlechter auf eine Therapie mit konventionellen Antidepressiva wie SSRI ansprechen. Wohl wissend, dass sich die CRP-Werte ihres Patienten auf 4,8 belaufen und daher von den Normalwerten abweichen, wird sie es sich zweimal überlegen, ob sie ihm einen anderen Serotonin-Wiederaufnahmehemmer verordnet, wenn er bereits einen ausprobiert hat, der nicht hielt, was er versprach. Das ist aus der Sicht Ihres Freundes kein atemberaubender therapeutischer Fortschritt – eine bestimmte Behandlungsoption auszuschließen –, obwohl es theoretisch ein Fortschritt wäre, CRP oder gleich welchen anderen Biomarker für die Prognose zu benutzen, wie der Patient auf die Behandlung mit Antidepressiva reagiert. Doch die Aussichten sind alles andere als blendend. Tatsache ist, dass es keine wie auch immer geartete Therapie gegen Depressionen gibt, die sich auf eine Eindämmung der Entzündung konzentriert. Deshalb kann es jetzt noch nicht anders laufen. Es wurden viele Fortschritte im Hinblick auf die wissenschaftliche Theorie erzielt, in welcher Wechselbeziehung Immunsystem und Nervensystem stehen; doch die neuen Erkenntnisse reichen nicht aus, um einen Unterschied in der realen Erfahrung einer Depression zu bewirken. Das Einzige, was einen echten Wandel in der medizinischen Praxis vorantreibt, ist eine neue Behandlungsmethode.

Marktversagen

In den Jahrzehnten seit der Markteinführung von Prozac im Jahr 1989 haben die pharmazeutischen und biotechnischen Industrien Milliarden in die Suche nach neuen Behandlungsmethoden für Depressionen investiert. Die Rendite – wissenschaftlich, therapeutisch und kommerziell – war entmutigend, gelinde ausgedrückt. Erfolge gab es so gut wie keine. Es wurden etliche vielversprechende neue Wege erkundet und Hunderte von klinischen Versuchen durchgeführt; doch nach der ersten Innovationswelle bei der Entwicklung von Antidepressiva, die mit der zufälligen Entdeckung von Iproniazid begann und mit der Einführung der SSRI ihren Höhepunkt erreichte, blieben weitere bahnbrechende Neuerungen aus.

Da Unternehmen rational handeln, traten sie einen Schritt zurück, um keine Gelder zu verschwenden. Die Ausgaben für die Forschung und Entwicklung (F&E) von Medikamenten gegen Depressionen und andere psychische Störungen wurden zurückgefahren, Projekte schlagartig beendet, Wissenschaftler wurden entlassen oder in andere therapeutische Bereiche versetzt. Inzwischen befinden sich weniger neue Arzneimittel gegen Depressionen in Vorbereitung als noch vor dreißig Jahren. Trotz des hohen Investitionsniveaus war es in der Vergangenheit nicht gelungen, neue Antidepressiva auf den Markt zu bringen, daher erfordert es einen unerschütterlichen Optimismus zu glauben, dass man in Zukunft mit weniger Ausgaben mehr zu erreichen vermag. Unter sonst gleichen Bedingungen führen geringere Investitionen zu einer geringeren Wahrscheinlichkeit, dass neue Behandlungsmethoden am Horizont erscheinen, und das in einer Zeit, in der Depressionen auf der Liste mit den weltweiten Ursachen der Arbeitsunfähigkeit im Erwachsenenalter regelmäßig einen der vorderen Plätze belegen. Das Ausmaß des unbefriedigten klinischen Bedarfs könnte kaum höher sein, während das Ausmaß der Investitionen im öffentlichen und privaten Sektor unverhältnismäßig gering ist. In einer idealen Marktwirtschaft würde man versuchen, ein solches Ungleichgewicht zu vermeiden. Ein hoher Bedarf sollte hohe Investitionen in die Bereitstellung neuer Produkte anstoßen, die der Nachfrage entsprechen und die Marktlücke schließen. Geld und Kompetenz sollten rein theoretisch in die Erforschung der Depression einfließen, doch in Wirklichkeit fließen sie ab. Ein Wirtschaftswissenschaftler würde vermutlich einen typischen Fall von Marktversagen diagnostizieren. Die Branchenkenner sprechen von einem überholten, nicht länger tragbaren Geschäftsmodell.

Ich habe die Episode bereits erwähnt: 2010 erlebte ich einen kleinen Teil dieser Geschichte hautnah mit, als ich ungefähr fünf Jahre lang in Teilzeit für den britischen Pharmakonzern GlaxoSmithKline tätig war. Eines Montagnachmittags klinkte ich mich in eine dringlich anberaumte Telefonkonferenz ein, wo ich die Neuigkeit erfuhr, dass GSK seine psychiatrischen Forschungszentren in Italien und England schloss, mit sofortiger Wirkung. Man hatte beschlossen, mehr als fünfhundert Mitarbeiter zu entlassen, alle laufenden Projekte zu beenden oder an kleinere, neu gegründete Ableger des Unternehmens auszulagern und das italienische Werk zu verkaufen. Rein strategisch zogen wir uns damit aus dem gesamten Bereich der psychischen Gesundheit zurück. Und GSK war nicht das einzige große Unternehmen, das sich zu diesem Schritt veranlasst sah; wenige Wochen kündigte der internationale Pharmakonzern AstraZeneca einen ähnlich tiefen Einschnitt in das Forschungs- und Entwicklungsbudget für die psychische Gesundheit an. Die finanzielle Nutzenrechnung hinter diesen Entscheidungen ist unübersehbar, und man erkennt leicht, warum das alte Geschäftsmodell nicht mehr tragbar war.[100] Die Überlegung, wie es weitergehen sollte (und soll), stellt jedoch eine größere Herausforderung dar.

Das überholte, nicht mehr tragbare Geschäftsmodell für die Entwicklung von Medikamenten gegen Depressionen war auf eine Arbeitsweise zugeschnitten, die sich in der gesamten Branche eingebürgert hatte und dem Weg folgte, der von 1990 bis 2010 durch Prozac vorgezeichnet war. Sie begann mit der Suche nach einem sogenannten Target, einem Wirkstoff, der gezielt in das Krankheitsgeschehen im Gehirn eingreifen sollte; oft handelte es sich dabei um Serotonin, Noradrenalin, Dopamin oder ein verwandtes Molekül. Dann wurden Tausende Wirkstoff-Kandidaten von Robotern im Labor auf ihre biochemische Fähigkeit analysiert, an das Targetmolekül zu binden und seine Funktionsweise im Reagenzglas zu verändern. Sobald einige wenige aussichtsreiche Kandidaten unter den Tausenden anfangs in Betracht gezogenen ausgesiebt wurden, erprobte man sie in Tierversuchen, hauptsächlich, um ihre Unbedenklichkeit zu erforschen, aber auch in der Hoffnung, erste Anzeichen des gewünschten Behandlungseffekts zu entdecken.

Wenn eine Maus am Schwanz aufgehängt wird, sodass sie kopfüber in der Luft baumelt, zappelt sie eine Weile, um sich zu befreien oder sich auf die veränderte Situation einzustellen; dann hört sie auf zu kämpfen und bleibt reglos hängen. Dieses Verfahren wurde als Tail Suspension Test bekannt und jahrzehntelang als Tiermodell der Depression beschrieben, trotz offenkundiger Einschränkungen, die damals wie heute gültig sind. Man ging grundlegend davon aus, dass einige der ersten Substanzen gegen Depressionen beruhigende Nebenwirkungen hatten, da die Mäuse beim Tail Suspension Test weniger verbissen kämpften, und mit einem neuen Antidepressivum sollte eine ähnliche Wirkung erzielt werden. Es wurde nie zwingend nachgewiesen, dass die Mäuse vor oder nach dem Aufhängen am Schwanz depressiv waren. Die Branche setzte die Mäuse also nicht wirklich ein, um neue Antidepressiva zu entdecken, sondern um neue Medikamente zu finden, die dem Nebenwirkungsprofil der alten Antidepressiva entsprachen. Man muss kein eingefleischter Cartesianer sein, um zu erkennen, dass eine kopfüber hängende Maus kein besonders wirklichkeitsgetreues Tiermodell ist, aus dem sich Hinweise auf menschliche Depressionen ableiten lassen.

Die vielversprechendsten Wirkstoffkandidaten, die es durch diesen vorklinischen Prozess der chemischen Analyse und Tierversuche schafften, wurden dann an Menschen getestet. Die Versuche in der ersten Phase wurden an gesunden Probanden durchgeführt, um zu bestätigen, dass die Substanz unschädlich war, und die Höchstdosis zu ermitteln. Danach folgte die zweite Phase und damit ein kritischer Schritt: Die ersten klinischen Tests an depressiven Patienten. Wie bei den Tierversuchen waren die Studien oftmals nach Schema F gestaltet, nach althergebrachtem Muster angelegt. Die Teilnehmer, mehrere Hundert Patienten mit schwer ausgeprägten Depressionen, wurden zwei oder drei Monate lang mit einem Placebo oder mit dem neuen Wirkstoff behandelt; die Zuordnung zur jeweiligen Gruppe erfolgte im Verhältnis 50:50 nach dem Zufallsprinzip. Am Anfang und Ende jeder Testperiode wurden die Patienten von einem Psychiater befragt oder füllten einen Fragebogen aus, in dem sie Auskunft über ihre depressiven Symptome erteilten. Falls sich die Symptome der Patienten, denen man den Wirkstoff verabreicht hatte, in weit höherem Maß als bei den Placebo-Patienten gebessert hatten, galt der Test als Erfolg, und die Substanz gelangte in die dritte und letzte Phase der klinischen Erprobung. Die dritte Phase folgte grundlegend dem gleichen Versuchsprotokoll wie die zweite Phase, lediglich in erheblich größerem Maßstab, wobei die Studien insgesamt nicht einige Hundert, sondern in der Regel einige Tausend Patienten einbezogen. Wenn die placebokontrollierte Wirkung der Substanz am Ende der dritten Phase statistisch immer noch signifikant war – das heißt, dass sich die Ergebnisse über die Stichprobe hinaus auch auf andere Teile der Bevölkerung mit den gleichen Symptomen übertragen ließen –, konnten die Daten der Zulassungsbehörde zur Begutachtung vorgelegt werden.

Die Kosten stiegen, angefangen bei einer Größenordnung von etwa einer Million US-Dollar für eine Studie in der ersten Phase auf zehn Millionen US-Dollar für eine Studie in der zweiten Phase und auf hundert Millionen US-Dollar für eine Studie in der dritten Phase. Die Gesamtinvestitionen in die Entwicklung eines Targetmoleküls bis hin zur Einführung in den Psychopharmaka-Markt wurden 2010 auf annähernd 850 Millionen US-Dollar geschätzt. Doch die meisten potenziellen Wirkstoffe scheiterten irgendwo auf diesem Weg. Die Erfolgswahrscheinlichkeit lag bei weniger als 10 Prozent, und die kleine Anzahl derer, die den Härtetest bestanden, musste gewaltige Geldmengen erwirtschaften, wenn sie ihre eigenen Entwicklungskosten und die Ausgaben für sämtliche Fehlversuche mit den weniger erfolgreichen Kandidaten decken wollten. Ein glückliches Ende der Geschichte war nur dann gegeben, wenn man einen kommerziellen Blockbuster entdeckt hatte, ein Medikament, das jährlich Milliardengewinne einfuhr, weil es der größtmöglichen Anzahl depressiver Patienten verordnet wurde.

Rückblickend überrascht es wohl nicht, dass dieses Geschäftsmodell irgendwann untragbar wurde. Bemerkenswert ist vielmehr, dass es überhaupt jemals eine Zeit gab, in der es tragbar war. Heute gilt es aus der wissenschaftlichen Perspektive als vollkommen sinnlos. Bei der Auswahl der Targetmoleküle und Tierversuche wurden häufig Produktlinienerweiterungen oder Analogpräparate, die den erfolgreichen Vorgängern möglichst ähnlich waren, bevorzugt. Um es ganz unverblümt zu formulieren: Die Branche war auf Serotonin, Dopamin und verwandte Targets fixiert, statt den Blick auf alternative Biomoleküle zu richten, um einen innovativen Wirkstoff anbieten zu können. Und darüber hinaus setzte sie bei ihren klinischen Versuchen und Marketingkampagnen im Allgemeinen auf eine »Allheilmittel«-Strategie: Man ging davon aus, dass ein Medikament gegen Depression bei allen Patienten mit Depression gleichermaßen anschlagen würde. Normalerweise gab man sich keine große Mühe zu ergründen, wie und warum eine medikamentöse Behandlung bei psychischen Störungen wirkte. Bei klinischen Versuchen nach althergebrachtem Muster warf man weder einen Blick auf Biomarker noch auf die DNA-Sequenz oder Gehirnscans. Fairerweise muss man einräumen, dass in den 1990er Jahren und Anfang 2000 nicht alle diese biomedizinischen Verfahren zur Verfügung standen. Und einige, die damals vielleicht nützlich gewesen wären, wie Gehirnscans zur Überprüfung der Serotoninwerte, sind auch heute noch nicht gang und gäbe. Doch der Mangel an biologischen Daten aus den Versuchen der Pharmaindustrie trug dazu bei, dass ein tiefgreifendes Verständnis der Wirkungsweise von Arzneimitteln fehlt, oder das Wissen, bei welchen Patienten sie die besten Behandlungseffekte erzielen, wie ich später im Maudley Hospital entdecken musste, als ich mich wie einer der Scharlatane fühlte, die Molière beschrieb.

Das Geschäft mit dem umsatzstarken Blockbuster-Modell wurde in einer cartesianischen Welt nicht allzu sehr von den philosophischen oder absurden Widersprüchen eines Medikaments gegen Depressionen getrübt. Falls ein Entwicklungsprogramm sämtliche Hürden nahm und vom Mäuseschwanz-Test zu einem positiven Ergebnis in der dritten Erprobungsphase gelangte, war es durch seinen eigenen unverhofften Erfolg gerechtfertigt. Was will man mehr? Doch sobald der Markt von den ersten Gewinnern dieser Lotterie überlaufen war und der kommerzielle Erfolg für die »Nachzügler« in immer weitere

Ferne rückte, geriet das Geschäftsmodell selbst auf den Prüfstand und wurde als mangelhaft empfunden. Es war nicht imstande, seine Misserfolge zu erklären. Es war nicht imstande, seine Erfolge vorauszusagen. Es war wissenschaftlich ausgeschöpft und bankrott. Hier lag kein Marktversagen vor, sondern das unvermeidliche Schicksal eines Geschäftsmodells, dem der Dampf ausgegangen war und das von den Marktkräften abgehängt wurde. Das gleiche Los war 150 Jahre zuvor dem einst blühenden Geschäftszweig der Kräutermedizin für unausgewogene Körpersäfte beschieden.

Wirtschaftswissenschaftler reden gerne über die schöpferischen Aspekte der Zerstörung – über das Aussterben alter Wirtschaftszweige, herbeigeführt von den unsichtbaren Händen des Marktes, der Platz für neue, bessere und aufblühende Wirtschaftszweige schafft. Manchmal geraten die alten Wirtschaftszweige durch einen aufstrebenden neuen Konkurrenten aus der Spur oder brechen aus anderen Gründen zusammen, noch bevor ein starker Wettbewerber auf dem Markt erscheint. Als das alte Geschäftsmodell für Medikamente gegen Depressionen 2010 zusammenbrach, lag es nicht etwa daran, dass sich ein neues Geschäftsmodell für Antidepressiva als Ersatz in den Startlöchern befand. Der Grund war, dass sich das alte Geschäftsmodell nicht länger aufrechterhalten ließ: Es warf nicht genug Rendite ab; es mangelte an therapeutischen Innovationen, um die massiven Entwicklungskosten zu rechtfertigen. Das alte Geschäftsmodell segnete das Zeitliche, bevor ein neues bereitstand. Und es gibt kein ökonomisches Gesetz, das die Geburt eines neuen Modells innerhalb von sechs Monaten, sechs Jahren oder sechzig Jahren nach dem Tod des alten Geschäftsmodells vorschreibt. Ein Unternehmen oder ein Wirtschaftszweig kann sich Zeit lassen, bevor es in einen Bereich investiert, in dem gerade ein Kahlschlag stattgefunden hat. Die ökonomische Zerstörung mag unumgänglich sein, aber darauf baut nicht immer auf Anhieb ein schöpferischer Prozess auf.

Ein paar Wochen nach der Telefonkonferenz am Montagnachmittag wollte ich von meinem Chef bei GSK wissen, ob das Unternehmen nach seiner Einschätzung jemals wieder in die Erforschung der Depression und den Psychiatriesektor investieren würde. »Ich würde niemals nie sagen. Aber falls wir dorthin zurückkehren«, erwiderte er mit einem Ernst, als wäre der Zielort Tschernobyl, »dann nur unter vollkommen anderen Voraussetzungen. Es ist ausgeschlossen, dass wir unsere Aktivitäten einstellen, eine Weile warten und dann weitermachen wie bisher. Also verlangen Sie gar nicht erst mehrere zehn Millionen von mir, um wieder, wie gehabt, in Phase Zwei einzusteigen, denn das wird in absehbarer Zeit nicht passieren. Zuerst müssten Sie in der Lage sein, mir zu erklären, was wir beim nächsten Mal anders machen würden.«

Jenseits der Blockbuster: Besser aber nicht breiter aufgestellt als Prozac

Von Allheilmitteln kann keine Rede mehr sein. Wir müssen uns von der Vorstellung verabschieden, dass eine Depression ein homogenes Erscheinungsbild bietet, ähnlich wie Krebs, den wir längst nicht mehr als einköpfiges Monster betrachten, sondern als eine Ansammlung Tausender unterschiedlicher Krankheitsbilder, die zu einem Formenkreis gehören. Wir müssen uns bewusst machen, dass es viele unterschiedliche Ursachen für eine Depression geben kann, und somit die Möglichkeit eines einzigen Allheilmittels infrage stellen. Wie kann eine bestimmte Behandlungsoption, beispielsweise die Verordnung von SSRI oder eine kognitive Verhaltenstherapie, die denkbar beste für sämtliche Patienten sein, ungeachtet der individuellen grundlegenden Ursachen ihrer Depression?

Allheilmittel sind wissenschaftlich längst ausgemustert. Wir müssen stattdessen überlegen, wie wir die primären Auslöser einer Depression ermitteln und diejenigen Patientengruppen definieren können, deren Erkrankung sich auf eine gemeinsame Ursache zurückführen lässt und die in besonderem Maß von einer bestimmten Therapie profitieren. Dieser Ansatz ist zweifellos gut aus der Sicht des Patienten, weil es die Risiken der Behandlung für diejenigen verringert, denen sie allem Anschein nach am wenigsten nutzt. Um die wissenschaftlichen Erkenntnisse der Neuroimmunologie in Einklang mit dieser Leitlinie auf Antidepressiva zu übertragen, ist eine Neugestaltung der therapeutischen Maßnahmen erforderlich; sie sollten auf entzündliche Mechanismen abzielen, die bei einer Untergruppe von Patienten, aber nicht zwangsläufig bei allen, Depressionen auslösen. Man kann davon ausgehen, dass Medikamente, die Entzündungen bekämpfen, bei Patienten mit einer entzündungsinduzierten Depression gut anschlagen. Es gibt andere Patienten mit depressiven Symptomen, bei denen keine Entzündung vorliegt; sie könnten von einer Behandlung mit bereits vorhandenen Antidepressiva oder neuen, nicht-immunologischen Therapieformen profitieren, die möglicherweise in Zukunft entwickelt werden.

Prozac und seine Anverwandten waren in zweifacher Hinsicht Blockbuster: Sie erzielten sagenhafte kommerzielle Erfolge und besaßen buchstäblich einen Freibrief. Sie wurden als Allheilmittel eingesetzt, als Einheitslösung bei Depressionen (und vielen anderen Störungen). Die nächste Generation der Antidepressiva wird vermutlich aus stärker personalisierten Produkten bestehen, die Patienten, deren Depression sich auf bestimmte Ursachen zurückführen lässt, merkliche therapeutische Vorteile bieten. Die Entwicklung und Markteinführung neuer Medikamente gegen Depressionen wird vermutlich mit einer sogenannten therapieweisenden Begleitdiagnostik gekoppelt sein, Biomarker, die aufgrund ihrer diagnostischen und prognostischen Aussagekraft in Verbindung mit den neuen Arzneimitteln bestätigt und abgesegnet wurden. Ein einfaches klinisches Verfahren – beispielsweise eine Blutuntersuchung – kann Aussagen darüber ermöglichen, welchen depressiven Patienten das neue Medikament höchstwahrscheinlich am meisten zugutekommt. Könnten solche »Nischenprodukte» kommerziell genauso erfolgreich sein wie die umsatzstarken althergebrachten Blockbuster, die wie Prozac als Allheilmittel gelten?

Wer weiß? Doch aus der wirtschaftlichen Perspektive ist die Größe des potenziellen Marktes offenbar eine wichtige Überlegung. Wie groß könnte der Markt für ein Medikament sein, das gut anschlägt, aber nur bei einem bestimmten Prozentsatz der Patienten, deren Depressionen in Zusammenhang mit einer Entzündung stehen? Das wird von den Kriterien abhängig sein, die man bei der Bestimmung zugrunde legt, welche Patienten unter einer Entzündung leiden und welche nicht. Des Weiteren hängt es davon ab, ob man eine Depression als ausschließlich psychische Störung betrachtet, wie in der konventionellen psychiatrischen Diagnose beschrieben, oder bereit ist, auch über komorbide Depressionen nachzudenken, wie im Fall von Mrs P., bei der gleichzeitig eine physische Erkrankung vorlag. Um sich eine bessere Vorstellung von der Größenordnung zu machen, von der wir hier sprechen, beginnen wir mit der Tatsache, dass 2012 bei ungefähr 350 Millionen Menschen oder etwa 7 Prozent der Weltbevölkerung eine schwer ausgeprägte depressive Episode auftrat. Bei wie vielen der Betroffenen wurde schätzungsweise eine Blutuntersuchung anberaumt, um eine mögliche Entzündung zu entdecken? Wenn wir CRP als Biomarker und 3 mg/L als Schwellenwert für entzündliche Prozesse im Körper zugrunde legen, kann man davon ausgehen, dass rund ein Drittel der Patienten mit schweren Depressionen für eine Behandlung mit entzündungshemmenden Medikamenten infrage käme. Das sind mehr als hundert Millionen Menschen. Dass es weltweit eine so große Anzahl Betroffener gibt, hat ein Gutes: Aus der wirtschaftlichen Warte besteht damit die Chance, ein personalisiertes Produkt für eine Marktnische zu entwickeln, die von einem Biomarker definiert wird und die Größenvorteile eines Massenmarktes verspricht.

Die Entwicklung neuer Medikamente gegen entzündungsinduzierte Depressionen beinhaltet, dass Blutuntersuchungen eingesetzt werden, um zu entscheiden, ob diese Behandlungsoption für bestimmte depressive Patienten geeignet ist; danach müssen die Substanzen an Patientengruppen getestet werden, deren inflammatorischer Biomarker darauf hinweist, dass sie auf die Behandlung ansprechen (oder nicht). Die konsequente Durchführung dieser Maßnahmen entsprechend den Standards, die es für die Zulassung eines neuen Arzneimittels gegen Depressionen einzuhalten gilt, erfordert viel Zeit und Geld. Bestenfalls würde es nach meiner Einschätzung von heute an etwa fünf Jahre dauern, bis die neuen entzündungshemmenden Medikamente Patienten zugänglich sind, die wie Mrs P. unter einer komorbiden Depression leiden; bei einigen Patienten mit klinisch relevanten Depressionen müsste man sogar fünf bis zehn Jahre veranschlagen. Ein langer Zeitraum, wie es scheint. Doch aus dem nüchternen Blickwinkel der Pharmaindustrie liegt die Erfolgswahrscheinlichkeit dennoch bei weniger als 50 Prozent. Die meisten Entwicklungsprojekte scheitern, wie bereits gesagt, vor allem im Bereich der Antidepressiva, wo der Prozentsatz der klinischen Studien mit positiven Ergebnissen zeitweilig enttäuschend gering ist. Würde man heute in der Pharma- und Biotechnologie-Industrie eine Umfrage starten, wäre vermutlich die Einschätzung vorherrschend, dass die Chance, eine entzündungshemmende Substanz als neue Wirkstoffklasse gegen Depressionen durch den gesamten Entwicklungsprozess bis zur Marktreife zu schleusen, gerade mal 20 Prozent beträgt. Könnte man in den nächsten Jahren positive neue Ergebnisse von klinischen Studien vorlegen, würde diese 20-prozentige Erfolgswahrscheinlichkeit dramatisch steigen. Doch in der Geschichte der Psychiatrie gab es viele trügerische Morgendämmerungen, und die jüngste Welle der Zuversicht hinsichtlich immunologischer Wirkstoffe gegen Depressionen könnte sich als eine weitere entpuppen: Das Gesamtpaket enthält nach wie vor Risiken, heißt es. Und das wird so bleiben, bis überzeugende positive Daten aus klinischen Studien vorliegen – die wir bisher noch nicht gesehen haben.

Dass es bereits Dutzende von entzündungshemmenden Medikamenten gibt, die für andere Befindlichkeitsstörungen entwickelt oder zugelassen wurden und möglicherweise auch für die Behandlung entzündungsinduzierter Depressionen nützlich sein könnten, spornt die Pharmaindustrie an, die Suche nach wirksamen Substanzen bis zur Phase der klinischen Studien voranzutreiben. In der Branche bezeichnet man diesen Prozess als Umnutzung.[101] Sie ermöglicht einem Unternehmen im Prinzip, eine Reihe von Immunmechanismen als Target ins Visier zu nehmen, ohne sich mit dem Gesamtpaket der Entwicklungskosten zu belasten, das mit einem neuen entzündungshemmenden Arzneimittel einhergeht, angefangen bei den ersten biochemischen Massentests bis hin zu Tierversuchen und Unbedenklichkeitsstudien der ersten Phase. Wenn man den Pharmaunternehmen gestatten würde, mit der zweiten Phase zu beginnen, kann es erheblich kostengünstiger, weniger zeitraubend und mit geringeren Risiken verbunden sein zu erforschen, ob eine bereits bekannte Substanz, die ihr Ziel im menschlichen Immunsystem ohne schädliche Nebenwirkungen erreicht, auch bei depressiven Patienten wirksam sein könnte.

Trotz des radioaktiven Niederschlags durch die Implosion des alten Geschäftsmodells, der nach wie vor wie eine unsichtbare Wolke über der Depression schwebt, und der noch frischen Erinnerung an die riesigen Investitionen, die sich nicht wie geplant ausgezahlt haben, könnte eine Umnutzung den Wiedereinstieg der Pharmaindustrie in diesen Forschungsbereich erleichtern. Bestenfalls würde eine Innovationswelle angestoßen, gestützt auf die Umnutzung von Hunderten entzündungshemmender Medikamente, die sich bereits im Handel befinden, bislang aber nicht bei psychischen Störungen in Betracht gezogen wurden. Und im allerbesten Fall könnte das relativ schnell geschehen, vielleicht innerhalb von fünf bis zehn anstelle von zwanzig Jahren, die man normalerweise braucht, um von einem neuen Target zu einem neuen Arzneimittel zu gelangen, wie bei Prozac, das 1990 in den Markt eingeführt wurde, zwanzig Jahre nachdem Serotonin als Targetmolekül ermittelt wurde.

Ermutigend ist auch, dass es eine buchstäblich unbegrenzte Anzahl von potenziellen Biomarkern gibt, die Voraussagen gestatten, welche Patienten aller Wahrscheinlichkeit nach eher auf entzündungshemmende Medikamente ansprechen. Ich habe oft das C-reaktive Protein erwähnt, doch das heißt nicht, dass dieses Plasma-Eiweiß der beste oder einzige Biomarker für entzündungsinduzierte Depressionen wäre. Es spiegelt lediglich die Tatsache wider, dass es in der Medizin schon seit

Langem eine bekannte Größe ist, dass es für die ersten immuno-psychiatrischen Studien in den 1990er Jahren problemlos verfügbar war und seither als wegweisendes Licht einen ursprünglich undurchsichtigen Bereich erhellt hat. Dennoch gehe ich davon aus, dass es bessere Biomarker gibt: Tests, die imstande sind, größere Unterschiede zwischen Patientengruppen aufzuzeigen oder sich genauer mit dem Wirkungsmechanismus eines neuen Medikaments in Verbindung bringen lassen als erhöhte CRP oder Zytokine im Blut. Die moderne Immunologie verweist stolz auf eine außergewöhnliche Reihe von Verfahren, die dazu beigetragen haben, ein Profil des peripheren, sprich außerhalb des Gehirns arbeitenden Immunsystems zu erstellen, aber erst jetzt Eingang in die Depressionsforschung finden. CRP ist nachweislich der erste nützliche Biomarker für Depressionen, aber er wird nicht der letzte oder der am besten geeignete für alle Verwendungszwecke sein.

Wir werden auch bis zu einem gewissen Grad ermutigt, die Daten aus den alten klinischen Studien aus einer neuen Perspektive zu betrachten. In den letzten zehn Jahren wurden infolge der Pionier- und Führungsrolle der TNF-Blocker (Tumornekrosefaktor) bei der Behandlung der rheumatoiden Arthritis Dutzende von Anti-Zytokin-Antikörper für verschiedene entzündliche Erkrankungen in klinischen Versuchen getestet. Wie erwartet, waren alle bisher veröffentlichten Anti-Zytokin-Antikörpertests auf Testpläne oder Testprotokolle ausgerichtet, die der Wirkung einer Substanz auf die körperliche Gesundheit des Patienten eine höhere Bedeutung beimisst. Die meisten Studien, die sich beispielsweise mit der Suche nach neuen Antikörpern bei rheumatoider Arthritis befassen, benutzen die physische Untersuchung geschwollener Knöchel als primären Endpunkt, das Schlüsselkriterium, das die Wirkung einer Substanz misst und darüber bestimmt, ob der Versuch erfolgreich war. Die psychische Gesundheit wurde bei diesen klinischen Studien zur physischen Gesundheit nicht völlig außer Acht gelassen. Sie wurde oft, wenngleich oberflächlich, als sekundärer Endpunkt ausgelotet, beispielsweise mithilfe von Fragebögen, in denen Patienten auf einer Skala von 1 bis 4 nur bewerten müssen, wie depressiv sie sich fühlen oder wie es um ihre Energie bestellt ist. Es besteht daher die Möglichkeit, diese sekundären Endpunkte, die Bewertung der psychischen Gesundheit, noch einmal genauer unter die Lupe zu nehmen, als wäre sie das wichtigste Ergebnis einer Studie, die darauf angelegt ist, die Wirkung einer Substanz auf Depressionen (statt auf Gelenkschwellungen bei Arthritis) zu testen. Und die Ergebnisse sind allem Anschein nach beeindruckend. Die Auswertung von Daten zur psychischen Gesundheit aus Dutzenden placebokontrollierten Studien, an denen Zehntausende Patienten mit verschiedenen Erkrankungen teilnahmen, rheumatoide Arthritis, Schuppenflechte und Asthma eingeschlossen,[102,103,104] haben gezeigt, dass die entzündungshemmenden Substanzen, die getestet wurden, einen antidepressiven Wirkungsgrad von durchschnittlich 0,4 hatten. Wie ist dieses Ergebnis einzustufen? 0,4 mag keine spektakuläre Zahl sein, aber es gilt zu bedenken, dass der durchschnittliche Wirkungsgrad der SSRI auf derselben Skala nur 0,2 beträgt. Auf den ersten Blick könnten neue Entzündungshemmer also doppelt so wirksam bei der Behandlung von Depressionssymptomen sein wie die derzeit verwendeten Standardmedikamente gegen Depressionen.

Aber die Sache hat einen Haken, eine andere Spielart derselben alten cartesianischen Falle. In allen bisher durchgeführten klinischen Studien wurde die Wirkung der Medikamente bei Depressionen erst zwei oder drei Monate nach Beginn der Behandlung zum ersten Mal gemessen. Zu diesem Zeitpunkt hat sich der körperliche Gesundheitszustand der Patienten bereits erheblich gebessert. Patienten mit Arthritis verspüren weniger Schmerzen in den Gelenken, und auch auf den Röntgenbildern von den Gelenken ist eine Besserung zu erkennen; bei Patienten, die unter Schuppenflechte leiden, sind die entzündeten roten Hautstellen im Gesicht und an den Ellenbogen insgesamt zurückgegangen und kleiner geworden. Und worauf jeder Cartesianer unverzüglich hinweisen würde: Wer an einer unheilbaren Krankheit zu leiden glaubt und eine neue Therapie ausprobiert, die heilende Wirkung hat, sieht die Welt gleich in positiverem Licht; würde Ihnen doch genauso ergehen, oder? Die stimmungsaufhellende Wirkung der Anti-Zytokin-Therapie ist oberflächlich sichtbar, wird aber tiefgründig mit den gleichen Argumenten abgetan, die den Ärzten Gleichgültigkeit gegenüber den psychischen Symptomen einer entzündlichen Erkrankung zubilligen.

Das führt wieder zu der Frage nach dem kausalen Zusammenhang zurück. Um zu zeigen, dass entzündungshemmende Medikamente eine unmittelbare Verbesserung der psychischen Gesundheit zur Folge haben können, statt lediglich eine psychische Reaktion auf die bessere körperliche Verfassung zu sein, müssen wir uns bewusst machen, dass die positiven Auswirkungen auf die psychische Gesundheit allen späteren Auswirkungen auf die körperliche Gesundheit vorausgehen oder sie vorwegnehmen. Die zu wenig erforschte Hochstimmung, die das Medikament Remicade (Wirkstoff Infliximab) erzeugt – eine rapide eintretende Stimmungsaufhellung, die bei vielen Patienten schon nach der ersten Dosis eines Anti-TNF-Antikörpers eintritt –, deutet darauf hin, dass Entzündungshemmer eine gleichermaßen rapide antidepressive Wirkung haben könnten. Und natürlich wäre es sehr vorteilhaft für Ärzte und Patienten, Zugriff auf Antidepressiva zu erhalten, die ihre Wirkung nicht erst in zwei bis sechs Wochen wie bei SSRI, sondern schneller entfalten. Aber vorher müssen die erforderlichen Studien durchgeführt werden.

Bisher gibt es nur wenige placebokontrollierte klinische Studien, die darauf ausgelegt sind, die antidepressive Wirkung von entzündungshemmenden Medikamenten zu testen, und ihre Ergebnisse sind nicht eindeutig. Es ist nur eine Studie zu Anti-Zytokin-Antikörpern bekannt.[105] Sechzig Patienten mit einer behandlungsresistenten Depression, die nicht gut auf konventionelle Mittel ansprachen, erhielten nach dem Zufallsprinzip Anti-TNF-Antikörper oder ein Placebo. Nach acht Wochen berichtete die mit Antikörpern behandelte Gruppe, dass sich ihre depressiven Symptome erheblich verbessert hatten, doch das traf auch auf die Placebogruppe zu. Es gab im Durchschnitt keine aussagekräftigen Unterschiede zwischen den beiden Gruppen. In diesem Sinne war das Ergebnis der Studie negativ.

Doch als sich die Forscher ein wenig tiefer in die Daten einarbeiteten, stellten sie fest, dass nicht alle Patienten gleichermaßen auf die Behandlung reagiert hatten. Bei den Patienten, die vor Beginn der Studie erhöhte CRP-Werte aufwiesen, war die antidepressive Reaktion auf die Behandlung stärker als bei Patienten mit niedrigeren Eingangswerten. Anders ausgedrückt: Das entzündungshemmende Medikament war kein Allheilmittel. Es schien bei depressiven Patienten mit Entzündungen besser anzuschlagen. In diesem Sinne war das Ergebnis der Studie positiv.

Es deutet darauf hin, dass bei Studien zur Wirkung von entzündungshemmenden Substanzen auf Depressionen im Vorfeld regelmäßig inflammatorische Biomarker eingesetzt werden könnten, um diejenigen Patienten herauszufiltern, die höchstwahrscheinlich am besten auf die Behandlung ansprechen. Trotz der Risiken, die von Haus aus mit jedem Medikamentenentwicklungsprojekt verbunden sind, werden nach meinem Dafürhalten in naher Zukunft beträchtliche Investitionen in die Erforschung dieser neuen Antidepressiva-Gattung fließen. Und es wird mit Sicherheit interessant sein, diesen Bereich in den kommenden Jahren zu beobachten.

Doch was ist mit den nicht-medikamentösen Therapien bei entzündungsinduzierten Depressionen? Gibt es andere Möglichkeiten, den Teufelskreis zu durchbrechen, der Stress, Entzündung und Depression miteinander verknüpft?

Wir wissen seit der Entdeckung des Entzündungsreflexes, dass der Vagusnerv die Ausschüttung von Zytokinen durch Makrophagen in der Milz reguliert. Wir wissen auch, dass die Stimulierung des Vagusnervs durch ein bioelektronisches Gerät, das im Körper implantiert wurde, die Entzündung dramatisch verringern und die Symptome bei Patienten mit rheumatoider Arthritis verbessern kann. Weniger bekannt ist, dass die Vagusnerv-Stimulierung seit 2005 auch für die Behandlung von Depressionen zugelassen ist.

Viele depressive Patienten lassen sich stimulierende Elektroden in unmittelbare Nähe des Vagusnervs, der am Hals entlang abwärts verläuft, einsetzen; das Steuergerät befindet sich unmittelbar unter der Haut, sodass Zeitpunkt und Zeitdauer der Vagusnerv-Stimulation individuell angepasst werden können. Dieses Verfahren wurde zugelassen, weil es unbedenklich und allem Anschein nach wirksam ist. Es scheint zu funktionieren, obwohl der Placeboeffekt in den meisten Studien nicht kontrolliert wurde und der Zusatznutzen somit fraglich ist. Und selbst wenn es tatsächlich funktioniert, bleibt die Frage nach dem Wie.[106] Die althergebrachte Erklärung wird von den experimentellen Daten nicht überzeugend gestützt. Sie besagt, dass die vom Gerät ausgehenden elektrischen Impulse den Vagusnerv entlang bis zum Hirnstamm hinauf geleitet werden; dort aktivieren sie die Zellen, die Serotonin und Noradrenalin erzeugen, wodurch die Serotonin-Signalübertragung an den Rest des Gehirns verstärkt wird. Mit anderen Worten, man war der Meinung, dass die Vagusnerv-Stimulation wie SSRI – selektive Serotonin-Wiederaufnahmehemmer – wirkt. Doch möglicherweise wirkt sie eher wie elektrische Anti-Zytokin-Antikörper. Es könnte sein, dass die antidepressive Wirkung von den elektrischen Impulsen abhängt, die den Vagusnerv abwärts bis zur Milz und nicht aufwärts bis zum Gehirn verlaufen, eine Erklärung, die mit den rückläufigen inflammatorischen Zytokinen im Körper und der nicht erhöhten Serotoninproduktion im Gehirn übereinstimmen würde. Doch genau wissen wir es noch nicht.

Wenn klarer würde, dass die Vagusnerv-Stimulation durch ihre entzündungshemmenden Effekte auch bei Depressionen wirkt, könnte sich die Tür für die Verwendung von Blut-Biomarkern öffnen, die eine Prognose ermöglichen, welche Patienten am wahrscheinlichsten von einem chirurgischen Eingriff profitieren, bei dem ein teurer Stimulator eingesetzt wird. Und es könnte weiteren Forschungsprojekten den Weg ebnen, die der Entwicklung flexibler und weniger invasiver Methoden zur Nutzung der Vagusnervstimulation (VNS) dienen. Die Technologie der Bioelektronik-Geräte, die biologische und elektronische Bauelemente kombinieren und zur Überwachung und Stimulation biologischer Prozesse nutzen – befindet sich auf dem Vormarsch, aber noch nicht auf dem Weg zu neuen Behandlungsoptionen bei Depressionen. Es ist vorstellbar, dass sich das ändern könnte und wir in den nächsten rund zehn Jahren eine neue Generation bioelektronischer Geräte zu Gesicht bekommen, die imstande sind, Entzündungssignale, die Antriebskraft hinter der Depression, elektrisch zu unterdrücken.[107]

Wir wissen auch durch die Entdeckung des Zusammenhangs zwischen Stress und Entzündung, dass soziale und psychologische Erschütterungen oder Belastungen wie öffentliche Reden oder eine gewalttätige Beziehung Entzündungsprozesse im Körper anheizen können. Man könnte daraus schließen, dass eine Psychotherapie- oder ein Meditationslehrgang, der darauf abzielt, die Fähigkeiten von Patienten im Umgang mit Stress zu verbessern, entzündungshemmende Wirkung hat. Und es gibt in der Tat einige Belege für diese Theorie. Achtsamkeitstraining mindert sowohl das Gefühl der Einsamkeit bei älteren Erwachsenen als auch die Expression der inflammatorischen Gene – die Art, wie eine genetische Information zum Ausdruck kommt und in Erscheinung tritt – durch die weißen Blutkörperchen.[108] Die zusammengefassten Ergebnisse verschiedener Studien über die immunologischen Auswirkungen von Therapien wie Meditation oder Tai-Chi, die Körper, Geist und Seele gleichermaßen einbeziehen, weisen darauf hin, dass die Expression der Gene, die für eine Aktivierung der Makrophagen als Reaktion auf Infektionen zuständig sind, erheblich verringert wird.[109] Wie es scheint, kann das Gehirn darauf programmiert werden, die Entzündungsreaktion im Körper zu steuern; das könnte einer der Mechanismen sein, die zur Folge haben, dass Psychotherapien bei Depressionen wirksam sind.

Weniger offensichtlich ist, wie diese neuroimmunologische Erklärung die Psychotherapie-Ansätze bei Depressionen verändern könnte, da Meditation und andere Stressbewältigungstechniken bereits weitläufig und mit mäßigem Erfolg angewendet werden. Doch vielleicht besteht die Chance, Entzündungsmarker als eine Art Biofeedback zu nutzen und detaillierte Informationen zu erhalten, wie sich eine Entzündung im Körper zunehmend unter Kontrolle bringen lässt, wenn die Betroffenen meditieren und ihre Fähigkeiten im Umgang mit Stress verbessern. Dieses neue Feld könnte man als Zytokin-geleitete Psychotherapie bezeichnen. Meines Wissens ist das bisher noch nicht geschehen. Doch es gibt in einer post-cartesianischen Welt keinen gewichtigen Grund, warum die Wirkung einer psychotherapeutischen Behandlung auf Geist und Seele beschränkt sein sollte oder warum der Versuch sinnlos wäre, die Wirkung der Meditation auf die Makrophagen zu messen.

Alzheimer-Krankheit und das Yin und Yang der Mikrogliazellen

Obwohl das Wort Demenz altertümlich klingt, so alt wie Melancholie oder Entzündung, wurde es erst im 18. Jahrhundert geprägt, als ein paar lateinische Begriffe zu einem neuen Begriff zusammengewürfelt wurden, der das »Nachlassen der Verstandeskraft« beschrieb. Erst gegen Ende des 19. Jahrhunderts dämmerte es den ersten Generationen der Neurowissenschaftler, dass die Demenz durch eine Erkrankung des Gehirns verursacht werden könnte statt durch *anno domini,* die Zeit, die uns Sterblichen auf Erden beschieden ist. Der Psychiater Alois Alzheimer, der vornehmlich zu Beginn des 20. Jahrhunderts forschte, ist heute genauso bekannt wie Freud und wesentlich berühmter als sein Zeitgenosse und Mentor Emil Kraepelin, doch zu seinen Lebzeiten war er keine herausragende Gestalt. Sein Ruhm leitet sich aus einem einzigen Fall her, von einer etwa fünfzigjährigen Frau namens Auguste Deter, die seine Patientin in einer Heilanstalt bei Frankfurt war; ihre Demenz schritt rasch fort, aber sie war weit davon entfernt, als senil eingestuft zu werden.[110] Als sie mit 56 Jahren starb, ließ Alzheimer ihr Gehirn an das Anatomielabor schicken, das er in Kraepelins neu gegründetem psychiatrischen Forschungsinstitut in München eingerichtet hatte. Alzheimer betrachtete Teile ihres Gehirns unter dem Mikroskop und bemerkte, dass sich in den Zellen und um sie herum ungewöhnliche Fasern und Klumpen befanden. Heute ist bekannt, dass es sich um Plaques (Eiweißablagerungen) und Tau-Fibrillen (zu Knäueln verklumpte gedrehte Fasern) handelte. Alzheimer beschrieb sie so präzise, dass wir heute mit Sicherheit sagen können, was er sah; aber seine Kollegen konnte er damit nicht auf Anhieb beeindrucken.

Es heißt, dass die Teilnehmer der Psychiatriekonferenz im Jahre 1907, wo er in einem Vortrag erstmals seine Entdeckungen vorstellte, keine weiteren Fragen hatten, sodass man unverzüglich zu der mit größerer Spannung erwarteten Präsentation eines Falles von zwanghafter Masturbation übergehen konnte. Ich habe an früherer Stelle erklärt, dass eine Befragung vor Publikum stressreich ist; das gilt auch für Wissenschaftler, aber darüber hinaus ist es für sie auch demütigend, wenn sie am Ende ihrer Abhandlung keine einzige Frage zu hören bekommen. Daraus lässt sich schließen, dass der Inhalt nicht einmal interessant genug war, um Skepsis hervorzurufen. Frau Deters Gehirnplaques und Fibrillen wären im Verlauf der Geschichte möglicherweise für immer und ewig untergegangen, wenn sich Kraepelin nicht daran erinnert und sie 1910 mit der achten Auflage seines Lehrbuchs der Psychiatrie als ersten Alzheimer-Fall der Welt aus der Versenkung geholt hätte.

Kraepelin betrachtete die Alzheimer-Krankheit als eine seltene Ursache der Demenz, die bei einigen wenigen jüngeren Patienten wie Frau D. auftrat, aber nicht als Ursache der weiter verbreiteten senilen Demenz, die man einer Mangeldurchblutung des Gehirns zuschrieb. Das war es ungefähr, was man angehenden Medizinern in den 1980er Jahren am St Barts beibrachte und was wir insgeheim »Zerbröseln« der Persönlichkeit nannten. Erst während der letzten 25 Jahre, seit der frühere US-Präsident Ronald Reagan seine Diagnose im Jahre 1994 bekanntgab, ist Alzheimers Name in aller Munde. Wir haben erkannt, dass die Mehrzahl der Demenzfälle in unserer alternden Gesellschaft auf sein Krankheitsbild zurückzuführen ist, die Ansammlung von Plaques und Fibrillen im Gehirn.

Alzheimer hatte keine Ahnung, was es mit den Plaques und Fibrillen auf sich haben könnte. Er beschrieb sie einfach als »merkwürdige Substanz«. Inzwischen hat man entdeckt, dass sie aus Eiweiß bestehen, aus abnorm großen Mengen abnorm unlöslicher Eiweiße, den sogenannten Tau- und Amyloid-Proteinen. Wenn wir älter werden, entstehen bei uns allen bis zu einem gewissen Ausmaß Plaques und Fibrillen aus diesen angehäuften und fehlgefalteten Proteinen im Gehirn; das heißt aber nicht, dass wir alle an »Alzheimer» erkranken. Wir wissen nicht, warum Plaques und Fibrillen bei manchen, aber nicht bei jedem Menschen eine fortschreitende Demenz zur Folge haben, doch eine einleuchtende Erklärung hängt mit dem Immunsystem zusammen. Tau- und Amyloid-Proteine sind menschliche Eiweiße, die normalerweise aber nicht typisch für den Menschen sind. Aus der Sicht des Immunsystems handelt es sich um Antigene, artfremde Eiweißstoffe, und sie lösen, wie zu erwarten, eine Entzündungsreaktion aus. Die Mikrogliazellen, die RoboCops des Gehirns, schwärmen aus und umzingeln die Amyloid-Plaques, greifen sie an, verleiben sie sich ein und versuchen, dieses »merkwürdige, undurchdringliche« Protein, das sie enthalten, zu verdauen. Dass die Aktivierung der Mikrogliazellen als Reaktion auf die Eiweißablagerungen Kollateralschäden verursacht, war auch zu erwarten; Nervenzellen werden durch die toxischen Auswirkungen der Entzündung im Gehirn geschädigt oder sterben ab. Diese sekundäre Entzündungsreaktion der Mikrogliazellen könnte in stärkerem Maß für den Tod der Nervenzellen verantwortlich sein und damit den zunehmenden Verlust des Gedächtnisses und anderer kognitiver Funktionen stärker vorantreiben als das primäre Problem der Plaques und Fibrillen.

Wenn es stimmt, dass die Demenz nicht nur von den Plaques und Fibrillen, sondern im gleichen Maß von der Immunreaktion auf Alzheimers »merkwürdige Substanz« festgeschrieben wird, dann müssten die Behandlungsmethoden zur Bekämpfung der Entzündung imstande sein, das Fortschreiten der Alzheimer-Krankheit nachhaltig zu verlangsamen oder zu verhindern. Es liegen bereits Beweise vor, die diese Prognose bestätigen, wenngleich noch in begrenzter Zahl.[111]

Patienten wie Mrs P., die regelmäßig entzündungshemmende Medikamente einnehmen müssen, um die Symptome der Arthritis oder anderer Immunstörungen des Körpers in Schach zu halten, erkranken erheblich seltener an Alzheimer.[112] Umgekehrt hat man erkannt, dass eine unbehandelte Infektion oder eine Entzündung im Körper das Risiko erhöhen, an Alzheimer zu erkranken, und das Fortschreiten der Demenz beschleunigen.[113] Die inflammatorischen Zytokine, die von den Makrophagen im Kampf gegen eine chronische Entzündung wie die Parodontitis in den Blutkreislauf gepumpt werden, können die Blut-Hirn-Schranke (BHS) überwinden und die Mikrogliazellen aktivieren, sodass diese mit höherer Wahrscheinlichkeit aggressiv auf die Amyloid-Plaques reagieren und den Kollateralschaden an den Nervenzellen verstärken. Das ist einer der Gründe, warum ich auch weiterhin zum Zahnarzt gehe, auch wenn ich mich dadurch kurzfristig am Boden zerstört fühle. Ich denke, dass jede Maßnahme, die ich vernünftigerweise ergreife, um die Zahn- und Zahnfleischentzündung einzudämmen, auf lange Sicht meinem alternden Gehirn zugutekommt.

Doch die klinischen Studien zu entzündungshemmenden Substanzen gegen die Alzheimer-Krankheit haben bisher keinen eindeutigen Gewinner hervorgebracht. Wie beim Scheitern von Forschungsprojekten gang und gäbe, herrscht auch hier Uneinigkeit über die Gründe. Es ist unwahrscheinlich, dass alle getesteten Wirkstoffe in ausreichend hoher Dosierung überprüft wurden oder nachweislich imstande waren, die BHS zu passieren und ins Gehirn zu gelangen. Einige Forscher haben sogar die wichtige Gegenbehauptung aufgestellt, dass die Aktivität der Mikrogliazellen nicht unbedingt negativ sein muss. Die Mikrogliazellen bemühen sich schließlich, das Richtige zu tun. Sie versuchen, die Plaques vom alternden Gehirn zu entfernen, und unter dem Mikroskop kann man bisweilen erkennen, dass sie mit Amyloid-Proteinen angefüllt sind, die sie aufgenommen haben, aber nur schwer aufschließen können. Auf der therapeutischen Ebene ist es sinnvoll, die Mikrogliazellen zu unterstützen, die eine gute Tat vollbringen, und ihnen beizustehen, statt ihnen die Arbeit zu erschweren. Das ist der Grundgedanke hinter der Entwicklung von Anti-Amyloid-Antikörpern, die imstande sind, in das Gehirn des Patienten einzudringen und an die Plaques zu binden, sodass es den Mikrogliazellen leichter fällt, die Eiweißablagerungen zu erkennen und zu zerstören. Das ist auch der Grundgedanke hinter der Entwicklung von Impfstoffen gegen die Alzheimer-Krankheit; dabei spritzt man gesunden Probanden Amyloid-Fragmente, um die Produktion von Antikörpern anzukurbeln, die den Mikrogliazellen bei der Vernichtung der Amyloid-Plaques helfen, wenn sie in einer späteren Lebensphase entstehen. Bisher war jedoch keiner der neuen Antikörper oder Impfstoffe, die den »guten« Mikrogliazellen beistehen sollten, wirksamer als die entzündungshemmenden Medikamente, die den Aktivitäten der »bösen« Mikrogliazellen einen Riegel vorschieben sollten.

Ich vermute, dass der Hauptgrund für den mangelnden Fortschritt im Kampf gegen die Alzheimer-Krankheit höchstwahrscheinlich der gleiche ist wie der für den mangelnden Fortschritt im Kampf gegen Depressionen: der Fluch der Blockbuster, der umsatzstarken Medikamente. Obwohl ursprünglich als Einzelfall beschrieben und ungefähr achtzig Jahre lang für extrem selten gehalten, hat sich herausgestellt, dass die Alzheimer-Krankheit leider weit verbreitet ist. Sie gilt heute als eine der größten Herausforderungen für das Gesundheitswesen und die Volkswirtschaft, vor allem in den reichen Ländern mit schneller alternden Gesellschaften. Da sich auch in den ärmeren Ländern die durchschnittliche Lebenserwartung verbessert, sodass mehr Menschen sechzig Jahre und älter werden, ist voraussehbar, dass sich die Alzheimer-Krankheit auch in den Entwicklungs- und Schwellenländern irgendwann auf dem Vormarsch befinden wird. Es handelt sich dabei um ein globales Gesundheitsproblem. Und die meisten globalen Gesundheitsprobleme wie Depressionen, Fettleibigkeit, Bluthochdruck, Diabetes, Atherosklerose usw. haben multifaktorielle Ursachen, das heißt, sie werden durch das Zusammenspiel mehrerer Faktoren ausgelöst. Die Alzheimer-Krankheit stellt in dieser Hinsicht keine Ausnahme dar. Es wurde kein Gen entdeckt, das allein dafür verantwortlich ist; das gab es nie und wird es nie geben. Es gibt viele verschiedene Gene, die das Alzheimer-Risiko erhöhen können, von denen die meisten nur mäßige Auswirkungen haben, doch gemeinsam beeinflussen sie eine breit gefächerte Palette von biochemischen Leitbahnen im Gehirn. Und der lange Prozess des Verfalls der kognitiven Leistungsfähigkeit, der sich über Jahrzehnte erstrecken kann, die Kombination der verschiedenen klinisch relevanten Krankheitszeichen, die zur fortschreitenden Demenz gehören, werden nicht zwangsläufig von denselben biologischen Mechanismen angetrieben.

Auch hier sollten wir uns das Krankheitsbild nicht als einheitlich vorstellen und bestrebt sein, ein Allheilmittel zu finden. Wir sollten Behandlungen zielgenauer auf diejenigen Patienten ausrichten, bei denen die Chance, dass sie anschlagen, am größten ist. In diesem Sinn ist die Strategie für die Entwicklung einer Immuntherapie bei Alzheimer genauso hochrangig wie die Strategie, die bei entzündungsinduzierten Depressionen zum Tragen kommen sollte. Es gilt, mithilfe von Biomarkern diejenigen Patienten-Untergruppen zu ermitteln, die in klinischen Tests mit der höchsten (und geringsten) Wahrscheinlichkeit auf die Behandlung reagieren. Das genetische Profil von Alzheimer-Patienten wäre ein möglicher Biomarker, der weiterentwickelt werden könnte, um die Reaktion auf entzündungshemmende Substanzen vorauszusagen. Das Gen *TREM2*, das nach neueren Erkenntnissen das Risiko erhöht, an Alzheimer zu erkranken, ist beispielsweise wichtig für die Regulierung der Mikrogliazellen-Aktivität im Gehirn.[114] Möglicherweise wird die Demenz bei Patienten mit einer risikobehafteten *TREM2*-Mutation durch einen anormalen Mikroglia-Entzündungsstatus ausgelöst oder beschleunigt. Es ist denkbar, dass diese *TREM2*-positive Patientengruppe oder Alzheimer-Patienten mit eindeutigen Risikofaktoren für Entzündungen am meisten von einer Behandlung profitieren, die darauf angelegt ist, den Entzündungsprozess zu bekämpfen.

Alzheimer ist kein einheitliches, sondern ein vielgestaltiges Krankheitsbild, und das angeborene Immunsystem des Gehirns hat mindestens zwei Facetten, die wie Yin und Yang gegensätzlich und dennoch aufeinander bezogen sind, Kräfte, die sowohl schützen als auch selbstzerstörerisch wirken können. Das ist kein klassisches Blockbuster-Territorium. Therapeutisch kann es keine »Einheitslösung« geben, aber dennoch stehen die Chancen, in den nächsten fünf bis zehn Jahren Immuntherapien mit individuellem Zuschnitt gegen die Alzheimer-Krankheit zu entwickeln, gar nicht schlecht.

Schizophrenie und Autointoxikation

Als frisch gebackener Facharzt für Psychiatrie war ich 1999 in Cambridge Teil eines Teams aus Ärzten, Krankenschwestern und Psychologen, die mit dem Aufbau klinischer Dienste für Patienten mit den ersten Anzeichen einer Psychose befasst waren. Sie litten unter Halluzinationen: Sie hatten Stimmen gehört oder Objekte gesehen, die nachweislich nicht vorhanden waren. Und/oder sie hatten Wahnvorstellungen: Sie glaubten an Dinge, die nicht der objektiv nachprüfbaren Realität entsprachen. Halluzinationen und Wahn gelten als diagnostische Kennzeichen einer Psychose – oder Geisteskrankheit –, die schon seit Urzeiten bekannt sind.

Wir begutachteten viele junge Menschen, überwiegend im späten Teenageralter oder Anfang zwanzig, die gerade erst eine Psychose entwickelt hatten, und versuchten herauszufinden, was der Auslöser sein könnte und wie sich Abhilfe schaffen ließ. Es gab keine zwei Patienten mit einem vollkommen gleichartigen Krankheitsbild. Es gab keine familiären Übereinstimmungen. Zu uns kamen Studenten, die zielstrebig waren und ein College in Cambridge besuchten, aber auch ehemalige Insassen von Kinderheimen oder Jugendstrafanstalten. Ihre psychotischen Symptome gingen mit Ängsten und Depressionen unterschiedlich starker Ausprägung, gelegentlich auch mit einer manischen Euphorie einher. Manchmal ließ sich der Zeitpunkt, an dem sich die psychotischen Symptome bemerkbar machten, mit einem möglicherweise ursächlichen Vorgang in Verbindung bringen, wenn jemand beispielsweise bei einer Party viel Cannabis geraucht hatte oder gerade obdachlos geworden war. Zuweilen trat die Psychose abrupt, wie der Blitz aus heiterem Himmel, auf oder entwickelte sich so schleichend, dass der Zeitpunkt des Beginns schwer zu bestimmen war. Manchmal schlugen die Standardbehandlungen gut an, manchmal blieben sie wirkungslos. Insgesamt profitierten die meisten Patienten nach meiner Einschätzung mindestens im gleichen Maß von den unterstützenden menschlichen Kontakten mit dem Team wie von den Medikamenten. Doch eine unheilvolle Frage hatten alle Betroffenen stets im Hinterkopf: »Werde ich verrückt?«, »Ist meine Tochter dabei, den Verstand zu verlieren?«, »Ist das erst der Beginn, die erste Etappe auf einem gnadenlosen Weg in die geistige Umnachtung, die den Rest unseres Lebens zerstören wird?« Die Diagnose, die jeder fürchtete, das Wort, das niemand auszusprechen wagte, war Schizophrenie.

Dieser Begriff wurde arg missbraucht und weitgehend missverstanden. Es handelt sich dabei um eine Wortschöpfung, die sich ebenfalls aus dem Altgriechischen ableitet und ›gespaltener Verstand‹ bedeutet; der Begriff Schizophrenie wurde Anfang des 20. Jahrhunderts von einem der ersten Freud-Anhänger geprägt, der glaubte, dass Schizophrenie »ausschließlich im Kopf stattfindet«. Die Wörter Schizophrenie und schizophren werden heute oft in eine zwanglose Unterhaltung eingeflochten, wo sie nicht nur ›gespaltene Persönlichkeit‹, sondern auch ›konfliktbeladen‹, ›unentschlossen‹, ›gefährlich‹ oder ›politisch rivalisierend‹ bedeuten können. In der Psychiatrie verbindet man den Begriff eher mit dem Vorstellungsbild von Emil Kraepelin, der zum ersten Mal die von unseren Patienten und ihren Eltern gefürchtete Entwicklungsschiene beschrieb. Kraepelin war kein genialer Einzelgänger wie Freud, Ramòn y Cajal, Paracelsus oder Descartes. Er war ein Organisator, ein Systematisierer, Manager und Enzyklopädist. Er sammelte Spenden bei jüdischen Familien, um in München eine psychiatrische Klinik und Forschungseinrichtung aufzubauen – eine der allerersten Institutionen, denen es gelang, die Neurowissenschaft in die Nähe der Behandlungsoptionen bei schweren psychischen Störungen zu rücken. Er arbeitete in der ersten Hälfte des 20. Jahrhunderts, die in vieler Hinsicht ein goldenes Zeitalter war, mit vielen führenden Köpfen in der deutschsprachigen Psychiatrie und Hirnforschung zusammen oder bildete sie aus. Er übte großen Einfluss mit den elf Auflagen seines Lehrbuchs *Compendium der Psychiatrie*[115] aus, die zwischen 1883 und 1925 erschienen, ein Jahr vor seinem Tod.

Kraepelin sammelte und ordnete eine ungeheure Menge klinischer Beobachtungen, die eine einfache Theorie stützten: Die Psychose repräsentierte nach seiner Auffassung eine von zwei möglichen grundlegenden Krankheitsprozessen – *manisch-depressives Irresein* oder *Dementia praecox*. Einer der wichtigsten Unterschiede zwischen den beiden ist ihre schrittweise Entwicklung im Laufe der Zeit, ihre natürliche Geschichte. Bei Patienten mit einer manischen Depression erwartete man Stimmungsschwankungen, vielleicht heftig genug, um den Bezug zum gesunden Menschenverstand zu verlieren, die aber zwischen den Ausschlägen wieder ins Gleichgewicht zurückfanden. Der vorgezeichnete Entwicklungsweg war kurzfristig holperig, aber langfristig eben. Im Gegensatz dazu befanden sich Patienten mit Dementia praecox (damals auch Jugendirresein genannt, ein veralteter Fachbegriff, heute spricht man von einer Gruppe psychischer Erkrankungen aus dem schizophrenen Formenkreis) laut Kraepelins Lehrbuch auf einem gnadenlosen, fortschreitenden Kurs. Er beschrieb ihn als »subakute Entwicklung eines seltsamen einfachen Zustands geistiger Schwäche, die in jugendlichem Alter auftritt«. Junge Menschen wurden durch das Irresein dement, büßten zunehmend ihre Fähigkeiten und ihre Eigenständigkeit ein, waren dazu verdammt, jahrelang in den abgesonderten Zellen der großen psychiatrischen Anstalten dahinzudämmern.

Obwohl niemand, nicht einmal Kraepelin, vollkommen überzeugt war, dass sich Psychosen so einfach und klar diesen beiden Bereichen zuordnen lassen, ist dieser Ansatz im aktuellen diagnostischen und statistischen Leitfaden psychischer Störungen (DSM) noch heute vorhanden. Nur die Fachbegriffe haben sich geändert. Aus der manisch-depressiven Geisteskrankheit wurde die bipolare Störung. Und die Dementia praecox hat sich in das Wort verwandelt, über das die Familien unserer Patienten nie sprechen wollten.

Kraepelin stand Freud und der aufblühenden psychoanalytischen Bewegung, die er angestoßen hatte, mit äußerster Skepsis gegenüber. Nach seiner Ansicht war die Psychose, insbesondere die Art, die wir heute als Schizophrenie bezeichnen, physischen und nicht psychischen Ursprungs. Er blieb sein Leben lang auf derselben Seite der cartesianischen Trennlinie. Er wechselte nicht wie Freud die Spur, vom neurowissenschaftlichen Labor auf die Couch. Sein Institut führte zahlreiche Post-mortem-Untersuchungen an den Gehirnen schizophrener Patienten durch, doch man fand nichts, was sich mit Auguste Deters Krankheitsbild vergleichen ließ. Im Gegensatz zu Alois Alzheimer, der in unmittelbarer Nachbarschaft an Frau Deters Gehirn arbeitete, entdeckte Kraepelin nie etwas eindeutig Seltsames wie Plaques oder Fibrillen in den Gehirnen der Verstorbenen, die an Schizophrenie gelitten hatten. Zwar erkannte er, dass Schizophrenie gehäuft in Familien auftrat und erblich bedingt zu sein schien, aber er hatte nicht die Möglichkeit herauszufinden, welche Gene beteiligt waren. Er gelangte zu der Auffassung, dass die Gesellschaft womöglich den Wunsch verspürte, sich vom erblichen Risiko der Schizophrenie, des Irrsinns und anderer Gehirnerkrankungen zu befreien, beispielsweise mithilfe eines Eugenik-Programms, das sich die kontrollierte Fortpflanzung zum Ziel gesetzt hatte. Er starb, bevor die Nationalsozialistische Partei an die Macht kam, doch einige seiner Ideen überlebten ihn fatalerweise und beschädigten seinen Ruf bis zum heutigen Tage.

Am Ende seines Lebens wusste er immer noch nicht, welche Ursache der Schizophrenie zugrunde lag. Er wusste nur, dass sie nicht im Geist, sondern im Körper entstand, aber an welcher Stelle des Körpers? Während er sich mit den späteren Überarbeitungen seiner Lehrbücher abmühte, kam ihm ein Gedanke, der den Sprung in den sechzig Jahre später erscheinenden diagnostischen und statistischen Leitfaden für Schizophrenie nicht schaffte: der Gedanke, dass Schizophrenie eine Krankheit sein könnte, die den ganzen Körper betrifft, verursacht durch eine Autointoxikation oder »Selbstvergiftung« des Gehirns durch den Körper. Kraepelins Autointoxikationstheorie klingt vordergründig nach Autoimmunstörung – bei der sich das Immunsystem fälschlicherweise gegen körpereigene Strukturen richtet –, doch zu Beginn des 20. Jahrhunderts wusste man viel weniger über das Immunsystem als über das Hormonsystem des Körpers. Kraepelins Verdacht konzentrierte sich nicht auf die Lymphdrüsen, sondern auf die Sexualdrüsen als mögliche Übeltäter, die wahrscheinlichste Quelle eines Körpergifts, das Gehirn und Geisteskraft angriff. Er experimentierte etliche Jahre mit der

»Organotherapie«, injizierte Patienten, die an Schizophrenie litten, Hoden- oder anderes Drüsengewebe, gleichwohl ohne positive Wirkung.[116]

Es dauerte lange, aber jetzt wissen wir, dass Kraepelin zumindest in einem wichtigen Punkt recht hatte: Schizophrenie hat tatsächlich genetische Ursachen. Mit der Sequenzierung des menschlichen Genoms – der Bestimmung der Baustein-Abfolge in einem DNA-Molekül – entstand im Jahr 2000 eine Welle der Zuversicht, dass wir bald in der Lage sein würden, die Gene für Schizophrenie und für alles andere zu entdecken. Doch erst in den letzten Jahren hatte man genug DNA-Daten von 37 000 Patienten gesammelt, um ein abschließendes Ergebnis zu erzielen.[117] Wir wissen heute, dass es schätzungsweise 320 Gene gibt, die das Schizophrenie-Risiko erhöhen. Das am stärksten damit in Verbindung gebrachte Gen ist in einem Bereich des menschlichen Genoms angesiedelt, das bekanntermaßen für das Immunsystem und die Autoimmunität wichtig ist. Dieser Komplementfaktor, das sogenannte C4-Gen, produziert ein Protein, das am Entzündungsgeschehen beteiligt ist. Menschen können verschiedene C4-Genvarianten haben und leicht unterschiedliche Varianten des Proteins erzeugen. Das Schizophrenie-Risiko ist deutlich ausgeprägter bei Menschen mit genetischen Varianten, die mit erhöhten Entzündungssignalen in Verbindung gebracht werden, und dieselbe genetische Mutation schädigt nachweislich die synaptischen Verbindungen zwischen den Nervenzellen von Mäusen.[118] Die Abfolge der Entdeckungen ist atemberaubend, der Weg führte von null Genen bis hin zu 320 Genen und der Erkenntnis, dass das größte einzelne Risiko, an Schizophrenie zu erkranken, durch die Beteiligung des Immunsystems entsteht. Doch C4 ist dennoch nur eines von mehreren Hundert Risiko-Genen, und die kumulative Wirkung aller bekannten

Gene ist unter dem Strich mäßig. Es müssen noch andere Faktoren eine Rolle spielen.

Dass sich das Schizophrenie-Risiko bei Menschen, die in den Wintermonaten geboren wurden, erhöht, gehört zu den Fakten über die Schizophrenie, die seit Jahren bekannt sind.[119] Ich erinnere mich, dass ich Mitte der 1990er Jahre hörte, wie sich Epidemiologen ernsthaft über diese Theorie unterhielten, und ich dachte, sie wären nicht ganz bei Sinnen. Da hatte sich vermutlich ein Blip, sprich ein Virus, in die Daten eingeschlichen. Wie konnte die Jahreszeit, in der jemand das Licht der Welt erblickte, mit der Entwicklung einer Schizophrenie neunzehn oder fünfundzwanzig Jahre später in Verbindung stehen? Es sei denn, die Geburt stand unter einem unheilvollen Stern, beispielsweise unter dem Einfluss des Sternzeichens Schütze? Zum Glück habe ich mich damals nicht dazu hinreißen lassen, mich zu Wort zu melden, um meine sarkastischen Bemerkungen in aller Öffentlichkeit kundzutun. Inzwischen deutet einiges darauf hin, dass im Winter geborene Menschen in der Tat stärker gefährdet sind, weil die Gefahr, an einer Infektion zu erkranken, in den Wintermonaten größer ist. Die Mutter, das ungeborene Kind in den letzten Schwangerschaftsmonaten und der Säugling sind im Winter einem höheren Infektionsrisiko ausgesetzt. Und man stellte außerdem fest, dass Infektionen bei der Mutter, beim Fötus und beim Säugling mit einem höheren Risiko verbunden sind, an Schizophrenie zu erkranken. Bei Experimenten mit Ratten und Mäusen fand man heraus, dass eine Virusinfektion der Muttertiere oder ihrer ungeborenen Nachkommenschaft langfristige Veränderungen in der Entwicklung des Nervensystems nach sich zog. Und das Ausmaß, in dem ein Erreger die Entwicklung des Gehirns beeinflusste, wurde von der Immunreaktion auf die virale Infektion bestimmt. Es ist durchaus möglich, dass beim Menschen etwas Ähnliches passiert. Gene, die das Immunsystem steuern, könnten beim Säugling eine Anfälligkeit für weit verbreitete Virusinfektionen erzeugen, die in irgendeiner Weise dazu beiträgt, die künftige Entwicklung des Gehirns entgleisen zu lassen oder umzulenken und das Schizophrenie-Risiko zu erhöhen.[120]

Es wäre ein gewaltiger Fortschritt, wenn es uns gelänge, diese spannenden neuen Ideen im Einzelnen zu verstehen, um Licht in das Dunkel zu bringen, das die Entstehung der Schizophrenie noch heute umgibt. Aber kann die Neuroimmunologie mehr bewirken als uns dabei helfen, die Schizophrenie aus einer neuen Perspektive zu betrachten? Kann sie uns neue Behandlungsansätze liefern, die einen echten Unterschied bewirken? In diesem Forschungsbereich ist der Kenntnisstand weniger fortgeschritten als bei Depressionen oder Alzheimer-Krankheit. Es wurden weniger Versuche und weniger Medikamentenstudien durchgeführt. Dennoch gibt es bereits einige interessante Hinweise, denen man folgen sollte. Beispielsweise wissen wir, dass psychotische Symptome, die den Merkmalen einer Schizophrenie gleichen, bei Patienten mit hohen Autoantikörper-Vorkommen auftreten können, die an einen der wichtigsten Neurotransmitter-Rezeptoren im Gehirn, die sogenannten NMDA-Rezeptoren, binden. Wie alle Autoantikörper wird auch dieser fälschlicherweise vom Immunsystem des Körpers erzeugt, um körpereigenes Protein anzugreifen. Es ist ein irrtümlicher Beschuss der eigenen Streitkräfte, in diesem Fall gegen einen synaptischen Rezeptor gerichtet, der eine Schlüsselrolle bei Psychosen innehat, wie man heute weiß. Vor ungefähr acht Jahren beschlossen einige meiner früheren Kollegen im Psychose-Team des Cambridgeshire & Peterborough NHS Trust, die Anti-NMDA-Antikörper bei ihren Patienten zu messen. Bei den ersten 43 Patienten, die getestet wurden, waren die Autoantikörper-Werte hoch.[121] Und als sie einige der positiv getesteten Patienten immunologisch behandelten, um die Autoantikörper im Blut zu reduzieren, stellten sie eine unmittelbare und anhaltende Veränderung der psychotischen Symptome fest. Diese Vorgehensweise ist weder ein Heilverfahren noch eine kontrollierte Studie (die inzwischen aber stattfindet), und natürlich kein Allheilmittel (nur 5 Prozent der Psychose-Patienten haben Anti-NMDA-Autoantikörper). Aber sie bietet einen Grund mehr, zuversichtlich zu sein, dass neue immunologische Behandlungsansätze in einem weiteren Bereich der Psychiatrie entwickelt werden können, in dem therapeutische Fortschritte in den letzten Jahren zum Stillstand gekommen sind.

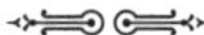

Und was nun? In den nächsten fünf, zehn oder zwanzig Jahren werden wir zunehmende Fortschritte bei der Entwicklung einer radikalen neuen Herangehensweise an die Behandlung von Depressionen und anderen psychischen Störungen erleben. Was könnte sich ändern?

Vielleicht gibt es irgendwann neue Medikamente, die im Gegensatz zu den alten Medikamenten nicht als Einheitslösung für jeden Patienten mit Depressionen gelten, sondern auf bestimmte Patienten mit einer wissenschaftlich fundierten, besonders positiven Behandlungsprognose zugeschnitten sind.

Vielleicht gibt es irgendwann neue Blutuntersuchungsmethoden, um genetische und inflammatorische Biomarker zu messen, die voraussagen, welche Therapieansätze bei welchen Patienten den größten Erfolg versprechen.

Vielleicht gibt es irgendwann neue Kliniken, die depressiven Patienten eine fachübergreifende, ganzheitliche Einschätzung ihrer psychischen und physischen Gesundheit bieten, die den Menschen individuell behandeln, nicht in zwei unzusammenhängende Bereiche unterteilt, sondern als eine untrennbar miteinander verbundene Einheit aus Körper, Geist und Seele.

Vielleicht gibt es irgendwann eine neue Gattung von Ärzten, die selbstbewusster auf beiden Seiten der traditionellen Trennlinie zwischen Medizin und Psychiatrie arbeiten.

Vielleicht gibt es irgendwann eine schrittweise Abkehr von der Kultur der Apartheid und Stigmatisierung, die das Leid einer psychischen Störung noch vergrößert, wenn den Betroffenen unterstellt wird, dass »alles nur im Kopf geschieht«.

Vielleicht werden wir damit einige weitere Siege im Kampf gegen die größten gesundheitlichen Herausforderungen des 21. Jahrhunderts erringen.

Vielleicht steht uns eine Revolution bevor. Sie wird nicht im Fernsehen übertragen. Und ich könnte mich irren. Aber ich denke, sie hat bereits begonnen.

DANKSAGUNG

Die Namen aller Kollegen in der Akademie, in der Industrie und im NHS aufzuführen, die mir geholfen haben, eine neue Denkweise über Depressionen und die Struktur neuer Behandlungsansätze zu entwickeln, würde den Rahmen dieses Buches sprengen.

Besonders danken möchte ich jedoch einigen Personen, die so freundlich waren, eine der ersten Versionen dieses Buches zu lesen: Matthew d'Ancona, Simon Baron-Cohen, Claire Brough, Amelia Bullmore, Jeremy Bullmore, Paul Higgins, Peter Jones, Golam Khandaker, Trevor Robbins, Lorinda Turner, Petra Vértes und Jeremy Vine.

Mein Dank geht auch an Rebecca Nicolson, Aurea Carpenter und Catherine Gibbs von Short Books, die aus dem Manuskript ein Buch gemacht haben; an Emma Craigie für das Lektorieren; und an Helena Maxwell für die Illustration.

Doch ohne meine Frau Mary Pitt, die mich zu diesem Projekt angespornt und mich dabei auf vielfache Weise unterstützt hat, wäre das Buch niemals zustande gekommen.

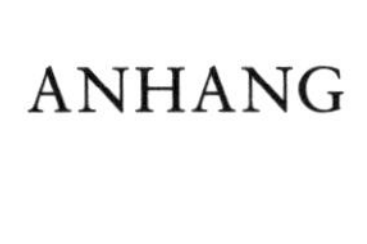

ANHANG

ANMERKUNGEN

1. Kapitel

1 Mental Health Foundation, *Fundamental Facts About Mental Health,* 2015.

2 Farmer P., D. Stevenson, *Thriving at Work,* UK Government, 2017.

3 Dantzer, R., J.C. O'Connor, G.G. Freund, R.W. Johnson und K.W Kelly, »From inflammation to sickness to depression: when the immune system subjugates the brain, in *Nature Reviews Neuroscience* Nr. 9, 2008, S. 46–56.

4 Raison, C.L., L. Capuron und A.H. Miller, »Cytokines sing the blues: inflammation and the pathogenesis of depression«, in *Trends in Immunology,* Nr. 27, 2006, S. 24–31.

5 Smith, R.S., »The macrophage theory of depression«, in *Medical Hypotheses* Nr. 35, 1991, S. 298–306.

6 Maes, M., »Evidence for an immune response in major depression: A review and hypotheses«, in *Progress in Neuropsychopharmacology and Biological Psychiatry* Nr. 19, 1995, S. 11–38.

7 Khandaker, G.M., R.M. Pearson, S. Zammit, G. Lewis, und P. B. Jones, »Association of serum interleukin 6 and C-reactive protein in childhood with depression and psychosis in young adult life: a population-based longitudinal study«, in *JAMA Psychiatry* Nr. 71, 2014, S. 1121–1128.

8 Dantzer, R., J.C. O'Connor, G.G. Freund, R.W. Johnson und K.W Kelly, »From inflammation to sickness to depression: when the immune system subjugates the brain«, in *Nature Reviews Neuroscience* Nr. 9, 2008, S. 46–56.

9 Harrison, N., L. Brydon, C. Walker, M. Gray, A. Steptoe und H. Critchley, »Inflammation causes mood changes through alterations in subgenual cingulate activity and mesolimbic connectivity«, in *Biological Psychiatry* Nr. 66, 2009, S. 407–414.

10 Miller, A.H., und C.L. Raison, »The role of inflammation in depression: from evolutionary imperative to modern treatment target«, in *Nature Reviews Immunology* Nr. 16, 2016, S. 22–34.

11 Anders, S., M. Tanaka und D.K. Kinney, »Depression as an evolutionary strategy for defense against infection«, in *Brain, Behavior, and Immunity* Nr. 31, 2013, S. 9–22.

12 Watson, J.D. und F.H. Crick, »Molecular structure of nucleic acids«, in *Nature* Nr. 171, 1953, S. 737–738.

13 Clinton, W.J.,«The Human Genome Project 2000«, https://www.youtube.com/watch?v=slRyGLmt3qc

14 Pittenger, C., und R.S. Duman, »Stress, depression, and neuroplasticity: a convergence of mechanisms«, in *Neuropsychopharmacology* Nr. 33, 2008, S. 88–109.

15 Slavich, G.M. und M.R. Irwin, »From stress to inflammation and major depressive disorder: a social signal transduction theory of depression«, in *Psychological Bulletin* Nr. 140, 2014, S. 774–815.

16 Danese, A., T.E. Moffitt, H. Harrington et al., »Adverse childhood experiences and adult risk factors for age-related disease: Depression, inflammation and clustering of metabolic risk markers«, in *Archives of Pediatric and Adolescent Medicine* Nr. 163, 2009, S. 1135–1143.

17 Raison, C.L., L. Capuron und A.H. Miller, »Cytokines sing the blues: inflammation and the pathogenesis of depression«, in *Trends in Immunology,* Nr. 27, 2006, S. 24–31.

2. Kapitel

18 MacPherson G. und J. Austyn, *Exploring Immunology: Concept and evidence,* Wiley-Blackwell, Deutschland 2012.

3. Kapitel

19 National Rheumatoid Arthritis Society, *Invisible disease; rheumatoid arthritis and chronic fatigue,* London 2014.

20 Lokhorst G-J., »Descartes and the pineal gland«, in *The Stanford Encyclopedia of Philosophy,* 2016, https://plato.stanford.edu/archives/sum2016/entries/pineal-gland/.

21 Descartes, R., *Über den Menschen,* Lambert Schneider Verlag, Heidelberg 1969.

22 Depression Alliance, *Twice as likely: putting long term conditions and depression on the agenda,* London 2012.

23 Feldmann, M., »Development of anti-TNF therapy for rheumatoid arthritis«, in *Nature Reviews Immunology* Nr. 2, 2002, S. 364–371.

24 Elliott, M.J., R.N. Maini, M. Feldmann et al., »Randomised double-blind comparison of chimeric monoclonal antibody to tumour necrosis factor α (cA2) versus placebo in rheumatoid arthritis«, in *The Lancet* Nr. 344, 1994, S. 1105–1110.

25 National Rheumatoid Arthritis Society, *Invisible disease; rheumatoid arthritis and chronic fatigue,* London 2014.

26 Hess, A., R. Axman, J. Rech et al., »Blockade of TNF-alpha rapidly inhibits pain responses in the central nervous system«, in *Proceedings of the National Academy of Scientists USA* Nr. 108, 2011, S. 3731–3736.

4. Kapitel

27 Telles-Correira, D.und J.G. Marques, »Melancholia before the twentieth century: fear and sorrow of partial insanity?, in *Frontiers in Psychology* 2015, S. 6.

28 American Psychiatric Association, *Diagnostic and Statistical Manual of Mental Disorders,* 5. Auflage, Hrsg. American Psychiatric Publishing, Arlington 2013.

29 Auden, WH., »In memory of Sigmund Freud«, in *Another Time,* Random House, London 1940.

30 Freud, S., »An autobiographical study«, in Strachey, J., Hrsg., *Standard Edition of the Complete Psychological Works of*

Sigmund Freud, Bd. 20, Hogarth Press, London 1927, 1959, 1–74.

31 Masson, J.M., *The Assault on Truth,* Farrar Straus Giroux, New York 1984.

32 Freud, S., »Project for a scientific psychology«, in Strachey J., Hrsg., *Standard Edition of the Complete Psychological Works of Sigmund Freud,* Bd. 1, Hogarth Press, London 1895, 1950.

33 Wampold, B.E., G.W. Mondin, M. Moody, F. Stich., K. Benson und H-N. Ahn, »A meta-analysis of outcome studies comparing bona fide psychotherapies: empirically, ›all must have prizes‹«, in *Psychological Bulletin* Nr. 122, 1997, S. 203–215.

34 Molière, *Der eingebildete Kranke, aionas Verlag, Weimar 2017.*

35 López-Muñoz F. und C. Alamo, »Monoaminergic neurotransmission: the history of the discovery of anti-depressants from 1950s until today«, in *Current Pharmaceutical Design* Nr. 15, 2009, S. 1563–1586.

36 Kline, N.S., »Iproniazid for the treatment of severe depression«, in *Albert Lasker Clinical Medical Research Award Citations,* 1964, http://www.laskerfoundation.org/awards/show/iproniazid-for-the-treatment-of-severe-depression/.

37 Schildkraut, J.J., »The catecholamine hypothesis of affective disorders: a review of supporting evidence«, in *American Journal of Psychiatry* Nr. 122, 1965, S. 509–522.

38 Wong, D.T., K.W Perry und F.P Bymaster, »The discovery of fluoxetine hydrochloride« (Prozac), in *Nature Reviews Drug Discovery* Nr. 4, 2005, S. 764–774.

39 Wurtzel, E., *Verdammte schöne Welt. Mein Leben mit der Psycho-Pille*, dtv, München 1996. *Prozac Nation: Young and Depressed in America,* Penguin, Vancouver 1994.

40 Coles, A.J., C.L. Twyman, DL Arnold et al., »Alemtuzumab for patients with relapsing multiple sclerosis after disease-modifying therapy: a randomized controlled phase 3 trial«, in *The Lancet* Nr. 380, 2012, S. 1829–1839.

41 Bentley, B., R. Branicky, C.L Barnes et al., »The multilayer connectome of *Caenorhabditis elegans*«, in *PLoS Computational Biology* Nr. 12, 2016, p.e1005283.

42 Kapur, S., A.G Phillips und T.R. Insel, »Why has it taken so long for biological psychiatry to develop clinical tests and what to do about it«, in *Molecular Psychiatry* Nr. 17, 2012, S. 1174–1179.
43 Cavanagh, J., J. Patterson, S. Pimlottt et al., »Serotonin transporter residual availability during long-term antidepressant therapy does not differentiate responder and nonresponder unipolar patients«, in *Biological Psychiatry* Nr. 59, 2006, S. 301–308.
44 Dantzer, R., und K.W Kelley, »Stress and immunity: an integrated view of relationships between the brain and the immune system«, in *Life Sciences* Nr. 44, 1989, S. 1995–2008
45 Smith, R.S., »The macrophage theory of depression, in *Medical Hypotheses* Nr. 35, 1991, S. 298–306.

5. Kapitel

46 Maes, M., »Evidence for an immune response in major depression: A review and hypotheses«, in *Progress in Neuro-psychopharmacology and Biological Psychiatry* Nr. 19, 1995, S. 11–38.
47 Haapakoski, R., J.Mathieu, K.P. Ebmeier, H. Alenius und M. Kivimaki, »Cumulative meta-analysis of interleukins 6 and 1-beta, tumour necrosis factor-alpha and C-reactive protein in patients with major depressive disorder«, in *Brain, Behavior, and Immunity* Nr. 49, 2015, S. 206–215.
48 Dowlati, Y., N. Herrmann, W. Swardfeger et al., »A meta-analysis of cytokines in major depression«, in *Biological Psychiatry* Nr. 67, 2010, S. 446–457.
49 Wium-Anderson, M.K., D.D. Orsted, S.F. Nielsen und B.G. Nordestgaard, »Elevated C-reactive protein levels, psychological distress, and depression in 73,131 individuals«, in *JAMA Psychiatry* Nr. 70, 2013, S. 176–184.
50 Khandaker, G.M., R.M. Pearson, S. Zammit, G. Lewis, und P. B. Jones, »Association of serum interleukin 6 and C-reactive protein in childhood with depression and psychosis in young

adult life: a population-based longitudinal study«, in *JAMA Psychiatry* Nr. 71, 2014, S. 1121–1128.

51 Bell, J.A., M. Kivimäki, E.T. Bullmore, A. Steptoe, L.A. Carvalho und M.I. Consortium, »Repeated Exposure to systemic inflammation and risk of new depressive symptoms among elder adults«, in *Translational Psychiatry* Nr. 7, 2017, S. 1208.

52 McDonald, E.M., A.H. Mann und H.C. Thomas, »Interferons as mediators of psychiatric morbidity: An investigation in a trial of recombinant alpha-interferon in hepatitis B carriers«, in *The Lancet* Nr. 330, 1987, S. 1175–1178.

53 Bull, S.J., P. Huezo-Diaz, E.B. Binder et al., »Functional polymorphisms in the interleukin-6 and serotonin transporter genes, and depression and fatigue induced by interferon-α and ribavirin treatment«, in *Molecular Psychiatry* Nr. 14, 2009, S. 1095–1104.

54 Conan Doyle, A., *Sherlock Holmes – Die Romane – Eine Studie in Scharlachrot,* Anaconda Verlag, Köln 2014.

55 Willians G. und R. Searle, *Down with Skool!*, Methuen, London 1953.

56 Louveau, A., I. Smirnov, T.J. Keyes et al., »Structural and functional features of central nervous system lymphatic vessels«, in *Nature* Nr. 523, 2015, S. 337–341.

57 Galea, I., I. Bachman und V.H. Perry, »What is immune privilege (not)?«, in *Trends in Immunology* Nr. 28, 2007, S. 12–18.

58 Tracey, K.J., »The inflammatory reflex«, in *Nature* Nr. 420, 2002, S. 853–859.

59 Koopman, F.A., S.S. Chavan, S. Miljko et al., »Vagus nerve stimulation inhibits cytokine production and attenuates disease severity in rheumatoid arthritis«, in *Proceedings of the National Academy of Sciences* Nr. 113, 2016, S. 8284–8289.

60 Hamilton, J.P., A. Etkin. D.J. Furman, M.G. Lemus, R.F. Johnson und I.H. Gotlib, »Functional neuroimaging of major depressive disorder: a meta-analysis and new integration of baseline activation and neural response data«, in *American Journal of Psychiatry* Nr. 169, 2012, S. 693–703.

61 Phan, K.L., T. Wagner, S.F. Taylor und I. Liberzon, »Functional neuroanatomy of emotion: a meta-analysis of emotion activa-

tion studies in PET and fMRI«, in *NeuroImage* Nr. 16, 2002, 331–348.

62 Fu, Ch., S.C. Williams, A.J. Cleare et al., »Attenuation of the neural response to sad faces in major depression by antidepressant treatment: a prospective, event-related functional magnetic resonance imaging study«, in *Archives of General Psychiatry* Nr. 61, 2004, S. 877–889.

63 Harrison, N., L. Brydon, C. Walker, M. Gray, A. Steptoe und H. Critchley, »Inflammation causes mood changes through alterations in subgenual cingulate activity and mesolimbic connectivity«, in *Biological Psychiatry* Nr. 66, 2009, S. 407–414.

64 Dantzer, R. und K.W. Kelley, »Twenty years of research on cytokine-induced sickness behavior«, in *Brain, Behavior, and Immunity* Nr. 21, 2007, S. 153–160.

65 Perry, V.H. und C. Holmes, »Microglial priming in neurodegenerative disease«, in *Nature Reviews Neurology* Nr. 10, 2014, 217–224.

66 Morris, G.P., I.A. Clark, R. Zinn und B. Vissel, »Microglia: a new frontier for synaptic plasticity, learning and memory, and neurodegenerative disease research«, in *Neurobiology of Learning and Memory* Nr. 105, 2013, S. 40–53.

67 Raison, C.L., R. Dantzer, K. W. Kelley et al., »CSF concentrations of brain tryptophan and kynurenines during immune stimulation with IFN-α: relationship to CNS immune responses and depression«, in *Molecular Psychiatry* Nr. 15, 2010, S. 393–403.

68 Maes, M., E. Bosmans, R. De Jongh, G. Kenis, E. Vandoolaeghe und H. Neels, »Increased serum IL-6 and IL-1 receptor antagonist concentrations in major depression and treatment resistant depression«, in *Cytokine* Nr. 9, 1997, S. 853–858.

69 Raison, C.L., L. Capuron und A.H. Miller, »Cytokines sing the blues: inflammation and the pathogenesis of depression«, in *Trends in Immunology,* Nr. 27, 2006, S. 24–31.

70 Anders, S., M. Tanaka und D.K. Kinney, Depression as an evolutionary strategy for defense against infection«, in *Brain, Behavior, and Immunity* Nr. 31, 2013, S. 9–22.

71 Clinton, W.J., »The Human Genome Project 2000«, https://www.youtube.com/watch?v=slRyGLmt3qc

72 Das UN. »Is Obesity an inflammatory condition?«, in *Nutrition* Nr. 17, 2001, S. 953–966.

6. Kapitel

73 Luppino, F.S., L.M. de Wit, P.F. Bouvy et al., »Overweight, obesity, and depression: a systematic review and meta-analysis of longitudinal studies«, in *Archives of General Psychiatry* Nr. 67, 2010, S. 220–229.

74 Chung, H. Y., M. Cesari. S. Anton et al., »Molecular inflammation: underpinning of aging and age-related diseases«, in *Ageing Research Reviews* Nr. 8, 2009, S. 18–30.

75 Dopico, X.C., M. Evangelou, R.C. Ferreira, et al., »Widespread seasonal gene expression reveals annual differences in human immunity and physiology«, in *Nature Communications* Nr. 6, 2015, S. 7000.

76 Kendler, K. S., L. M. Thornton und C.O. Gardner, »Stressful life events and previous episodes in the etiology of major depression in women«, in *American Journal of Psychiatry* Nr. 157, 2000, S. 1243–1251.

77 Mazure, C.M., »Life stressors as risk factors in depression«, in *Clinical Psychology: Science and Practice* Nr. 5, 1998, S. 291–313.

78 Kendler, K.S., J.M. Hettema, F. Butera, C.O. Gardner und C.A. Prescott, »Life event dimensions of loss, humiliation, entrapment and danger in the prediction of onsets of major depression and generalized anxiety«, in *Archives of General Psychiatry* Nr. 60, 2003, S. 789–796.

79 Boyle, P.J., Z. Feng und G.M. Raab, »Does widowhood increase mortality risk? Testing for selection effects by comparing causes of spousal death«, in *Epidemiology* Nr. 22, 2011, S. 1–5.

80 Carey, I.M., S.M. Shah, S. DeWilde, T. Harris, C.R. Victor und D.G. Cook, »Increased risk of acute cardiovascular events af-

ter partner bereavement: a matched cohort study«, in *JAMA Internal Medicine* Nr. 174, 2014, S. 598–605.
81 Wohleb, E.S., T. Franklin, M. Iwata und R.S.Duman, »Integrating neuroimmune systems in the neurobiology of depression«, in *Nature Reviews Neuroscience* Nr. 17, 2016, S. 497–511.
82 Reader, B.F., B.L. Jarrett, D. B. McKim, E.S. Wohleb, J.P. Godbout und J.F. Sheridan, »Peripheral and central effects of repeated social defeat stress: monocyte trafficking, microglia activation, and anxiety«, in *Neuroscience* Nr. 289, 2015, S. 429–442.
83 Schultze-Florey, C.R., O. Martínez-Maza, L. Magpantay et al., »When grief makes you sick: Bereavement induced systemic inflammation is a question of genotype«, in *Brain, Behavior, and Immunity* Nr. 26, 2012, S. 1066–1071.
84 Slavich, G.M. und M.R. Irwin, »From stress to inflammation and major depressive disorder: a social signal transduction theory of depression«, in *Psychological Bulletin* Nr. 140, 2014, S. 774–815.
85 Glaser, R. und J.K. Kiecolt-Glaser, »Stress-induced immune dysfunction: implications for health«, in *Nature Reviews Immunology* Nr. 5, 2005, S. 243–251.
86 Danese, A., T.E. Moffitt, H. Harrington et al., »Adverse childhood experiences and adult risk factors for age-related disease: Depression, inflammation and clustering of metabolic risk markers«, in *Archives of Pediatric and Adolescent Medicine* Nr. 163, 2009, S. 1135–1143.
87 Bellingrath, S., N. Rohleder und B.M. Kudielka, »Effort-reward-imbalance in healthy teachers is associated with higher LPS-stimulated production and lower glucocorticoid sensitivity of interleukin-6 in vitro«, in *Biological Psychology* Nr. 92, 2013, S. 403–409.
88 Anders, S., M. Tanaka und D.K. Kinney, Depression as an evolutionary strategy for defense against infection«, in *Brain, Behavior, and Immunity* Nr. 31, 2013, S. 9–22.

89 Kiecolt-Glaser, J.K., H.M. Derry und C. P. Fagundes, »Inflammation: depression fans the flames and feasts on the heat«, in *American Journal of Psychiatry* Nr. 172, 2015, S. 1075–1091.

90 Cohen, I.V., T. Makunts, R. Atayee und R. Abagyan, »Population scale data reveals the antidepressant effects of ketamine and other therapeutics approved for non-psychiatric indications«, in *Scientific Reports* Nr. 7, 2017, S. 1450.

91 Darwin, C., *Der Ausdruck der Gemütsbewegungen bei dem Menschen und den Tieren,* Schweizerbart`sche Verlagsbuchhandlung, Stuttgart 1908.

92 Miller, A.H., und C.L. Raison, »The role of inflammation in depression: from evolutionary imperative to modern treatment target«, in *Nature Reviews Immunology* Nr. 16, 2016, S. 22–34.

93 Anders, S., M. Tanaka und D.K. Kinney, Depression as an evolutionary strategy for defense against infection«, in *Brain, Behavior, and Immunity* Nr. 31, 2013, S. 9–22.

94 Psychiatric Genetics Consortium, »Genome-wide association analyses identify 44 risk variants and refine the genetic architecture of major depressive disorder«, in *bioRxiv* 2017.

95 Liu, W., M. Yan, Y. Liu et al., »Olfactomedin 4 down-regulates innate immunity against Helicobacter pylori infection«, in *Proceedings of the National Academy of Sciences* Nr. 107, 2010, 11056–11061.

7. Kapitel

96 Lee, C.G., M.C. Carr, S.J. Murdoch et al., »Adipokines, inflammation, and visceral adiposity across the menopausal transition: a prospective study«, in *The Journal of Clinical Endocrinology & Metabolism* Nr. 94, 2009, S. 1104–1110.

97 Chang, C. K., R. D. Hayes, G. Perera et al., »Life expectancy at birth for people with serious mental illness and other major disorders from a secondary mental health case register in London«, in *PLoS ONE* Nr. 6, 2011, p.e. 19590.

98 Nordentoft, M., K. Wahlbeck, J. Hällgren et al., »Excess mortality, causes of death and life expectancy in 270,770 patients

with recent onset of mental disorders in Denmark, Finland and Sweden«, in *PLoS ONE* Nr. 8, 2013, p.e. 55176.

99 Cohen, I.V., T. Makunts, R. Atayee und R. Abagyan, »Population scale data reveals the antidepressant effects of ketamine and other therapeutics approved for non-psychiatric indications«, in *Scientific Reports* Nr. 7, 2017, S. 1450.

100 Miller, G., »Is pharma running out of brainy ideas?«, in *Science* Nr. 329, 2010, S. 502–504.

101 Arrowsmith, J., und R. Harrison, »Drug Repositioning: the business case and current strategies to repurpose shelved candidates and marketed drugs«, in Barratt, M.J., und D.E. Frail, Hrsg., *Drug repositioning: Bringing new life to shelved assets and existing drugs,* John Wiley & Sons, Inc., Hoboken, NJ 2012, S. 9–31.

102 Köhler, O., M.E. Benros, M. Nordentoft et al., »Effect of anti-inflammatory treatment on depression, depressive symptoms, and adverse effects: a systematic review and meta-analysis of randomized clinical trials«, in *JAMA Psychiatry* Nr. 71, 2014, S. 1381–1391.

103 Kappelmann, N., G. Lewis, R. Dantzer, P.B. Jones und G.M. Khandaker, »Antidepressant activiy of anti-cytokine treatment: a systematic review and meta-analysis of clinical trials of chronic inflammatory conditions«, in *Molecular Psychiatry*, 2016.

104 Wittenberg, G., A. Stylianou, Y. Zhang et al., »A mega-analysis of immuno-modulatory drug effects on depressive symptoms«, in *bioRxiv,* 2018.

105 Raison, C.L., R.E. Rutherford, B.J. Wollwin et al., »A randomized controlled trial of the tumor necrosis factor antagonist infliximab for treatment-resistant depression: the role of baseline inflammatory markers«, in *JAMA Psychiatry* Nr. 70, 2013, S. 31–41.

106 Groves, D.A. und V.J. Brown, »Vagal nerve stimulation: a review of its applications and potential mechanisms that mediate its clinical effects«, in *Neuroscience and Biobehavioral Reviews* Nr. 29, 2005, S. 493–500.

107 Fox, D., »The electric cure«, in *Nature* Nr. 545, 2017, S. 20–22.
108 Creswell, J.D., M.R. Irwin, L.J. Burklund et al., »Mindfulness-based stress reduction training reduces loneliness and pro-inflammatory gene expression in older adults: a small randomized controlled trial«, in *Brain, Behavior, and Immunity* Nr. 26, 2012, S. 1095–1101.
109 Bower, J.E. und M.R. Irwin, »Mind-body therapies and control of inflammatory biology: a descriptive review«, in *Brain, Behavior, and Immunity* Nr. 51, 2016, S. 1–11.
110 Maurer, K., S. Volk und H. Gerbaldo, »Auguste D and Alzheimer disease», in *The Lancet* Nr. 349, 1997, S. 1546–1549.
111 Tuppo, E.E. und H.R. Arias, »The role of inflammation in Alzheimer`s disease«, in *The International Journal of Biochemistry & Cell Biology* Nr. 37, 2005, S. 289–305.
112 McGeer, P.L. und E.G. McGeer, »Inflammation and the degenerative diseases of aging«, in *Annals of the New York Academy of Sciences* Nr. 1035, 2004, S. 104–116.
113 Perry, V.H. und C. Holmes, »Microglial priming in neurodegenerative disease«, in *Nature Reviews Neurology* Nr. 10, 2014, 217–224.
114 Guerreiro, R., A. Woytas, J. Bras et al., »*TREM2* variants in Alzheimer`s disease«, in *New England Journal of Medicine,* Nr. 368, 2013, S. 117–127.
115 Kraepelin, E. und A.R. Diefendorf, *Clinical psychiatry: a textbook for students and physicians,* Macmillian, London 1915.
116 Noll R., »Kraepelins lost biological psychiatry? Auto-intoxication, organotherapy and surgery for dementa praecox«, in *History of Psychiatry* Nr. 18, 2007, S. 301–320.
117 Psychiatric Genetics Consortium, »Biological insights from 108 schizophrenia-associated genetic loci«, in *Nature* Nr. 511, 2014, S. 412–427.
118 Sekar, A., A.R. Bialas, H. de Rivera et al.,»Schizophrenia risk from complex variation of complement component 4«, in *Nature* Nr. 530, 2016, S. 177–183.
119 Davies, G., J. Welham, D. Chant, E.F. Torrey und J.A. McGrath, »A systematic review and meta-analysis of North-

ern Hemisphere season of birth studies in schizophrenia«, in *Schizophrenia Bulletin* Nr. 29, 2003, S. 587–593.
120 Khandaker, G.M., L. Cousins, J. Deakin, B.R. Lennox, R. Yolken und P.B. Jones, »Inflammation and immunity in schizophrenia: implications for pathophysiology and treatment«, in *The Lancet Psychiatry* Nr. 2, 2015, S. 258–270.
121 Zandi, M.S., S.R. Irani, B. Lang et al., »Disease-relevant autoantibodies in first episode schizophrenia», in *Journal of Neurology* Nr. 258, 2011, S. 686–688.

REGISTER

ABBILDUNGSNACHWEIS

Abb. 1: Immunzellen. 2018. Illustration by Helena Maxwell

Abb. 2: Entzündung. 2018. Illustration by Helena Maxwell

Abb. 3: Das Immunsystem. 2018. Illustration by Helena Maxwell

Abb. 4: Ein Versuch, die Zirbeldrüsen-Theorie vom menschlichen Körper und Geist zu erklären. Eine der Gravuren in Descartes letztem Werk, einer medizinisch-philosophischen Abhandlung mit dem Titel *Treatise of Man* (*Über den Menschen*). Harvard University Press, 1637

Abb. 5: Freuds erster Entwurf des Ich. Zeichnung von Sigmund Freud, *Project for a Scientific Psychology (Entwurf einer Psychologie)* – Manuskript von 1895, veröffentlicht

1950). In: Strachey J, ed. *Standard Edition of the Complete Works of Sigmund Freud, Vol 1,* London, Hogarth Press, 1895, 1950

Abb. 6: Der erste Prophet der Pharmazeutika. Holzschnitt von Paracelsus, *Astronomica et Estrologia Opuscula,* Köln, 1567

Abb. 7: Freudenszenen bei der Einführung von Antidepressiva. In: *Life Magazine, 3. März* 1952

Abb. 8: Der Seher und die Synapse. Santiago Ramón y Cajal und seine Zeichnung von Nervenzellen, mit freundlicher Genehmigung des Cajal Institute, Spanish National Research Council (CSIC), Madrid, Spanien

Abb. 9: Was ich während des Medizinstudiums gelernt habe. 2018. Illustration by Helena Maxwell

Abb. 10: Reflexkontrolle der Entzündung durch den Vagusnerv. 2018. Illustration by Helena Maxwell

Abb. 11: Emotionale Gesichtsausdrücke und emotionale Gehirne. Erste Reihe: Fu Ch, Williams SC, Cleare AJ et al.: »Dämpfung der neuronalen Reaktion in traurigen Gesichtern bei klinischen Depressionen durch eine Behandlung mit Antidepressiva: eine prospektive, ereignisbezogene fMRT-Studie«. Archives of General Psychiatry 2004, 61, S.877-889. Zweite Reihe: Darwin, Charles, *The Expressions of the Emotions in Man and Animals (Der Ausdruck der Gemüthsbewegungen bei dem Menschen und den Thieren)*, London, 1872

Abb. 12: Der Teufelskreis aus Stress, Entzündung und Depression – und wie man ihn durchbricht: Impressionen eines Künstlers. 2018. Illustration by Helena Maxwell